北京协和医院
神经科住院医师
病例报告汇编

（2021—2022）

主　编　朱以诚

中国协和医科大学出版社
北　京

图书在版编目（CIP）数据

北京协和医院神经科住院医师病例报告汇编：2021—2022 / 朱以诚主编. -- 北京：中国协和医科大学出版社, 2024.11. -- ISBN 978-7-5679-2481-9

Ⅰ. R741

中国国家版本馆CIP数据核字第2024JJ7657号

主　　编　朱以诚
责任编辑　沈冰冰
封面设计　邱晓俐
责任校对　张　麓
责任印制　黄艳霞
出版发行　**中国协和医科大学出版社**
（北京市东城区东单三条9号　邮编100730　电话010-65260431）
网　　址　www.pumcp.com
印　　刷　北京天恒嘉业印刷有限公司
开　　本　787mm×1092mm　1/16
印　　张　13
字　　数　250千字
版　　次　2024年11月第1版
印　　次　2024年11月第1次印刷
定　　价　109.00元

编者名单

名誉主编 崔丽英 彭 斌

主　　编 朱以诚

副 主 编 关鸿志 倪 俊 戴 毅

病例撰写（按姓氏笔画排序）

王一淳 王少英 王文君 王妍颖 史佳宇 付瀚辉
司倩倩 刘子悦 刘曼歌 严婧文 苏 宁 李 可
李 佳 李 静 李胜德 吴娟娟 沙宇惠 沈东超
张 哲 张 蕾 张羽彤 张宗慕雨 陈思娴
范思远 尚 丽 胡 南 柏 琳 姜 南 洪月慧
黄杨钰 韩广淞 翟菲菲 潘子昂

指导及审校（按姓氏笔画排序）

王 含 牛婧雯 毛晨晖 朱以诚 刘 智 刘明生
刘彩燕 关鸿志 杨洵哲 陈 琳 范思远 林 楠
金丽日 周 雁 周立新 柳 青 姚 明 钱 敏
倪 俊 徐蔚海 韩 菲 管宇宙 谭 颖 魏妍平

序

时光荏苒，日月如梭，手捧《北京协和医院神经科住院医师病例报告汇编（2021—2022）》（以下简称《汇编》），感慨万千，往事历历在目，好像就在昨天。

我情不自禁地想起了我的第一份大查房病历，主诉是李舜伟教授（协和称为李大夫）逐字逐句帮我推敲和修改的，那是一个原发性直立性低血压（Shy-Drager 综合征）的患者，现归为多系统萎缩。当时是一种从未听说过的疾病，我从中学到的太多了，患者的姓名至今仍记忆犹新，印象最深刻的是当我汇报主诉后，当时的神经科主任冯应琨教授笑眯眯点着头示意满意，只有我知道李教授付出的心血，让我在临床工作中始终受益。

神经科住院医师病例报告会始于 2006 年，我与时任副主任的陈琳和王建明教授一起商量决定住院医师的年终总结以病例报告会的形式呈现。因为条件的限制，最初的几届我们只能在病房举办。随着医院硬件设施的改善，2015 年开始改为开放式病例报告会，除了我们科室的教授参加（特别值得感谢的是郭玉璞教授、李舜伟教授和杨荫昌教授等），还邀请到院外的专家教授参与点评，受到国内同行的广泛好评，至今已经历时 18 年。

病历是“协和三宝”之一，每个医生的成长都离不开病历的书写，病历记录了医生对患者诊治的全过程，字里行间都能体现年轻医师的初长成、上级医师的心血和大查房教授们讨论的精彩纷呈。每一份病历都是协和人严谨求精的真实写照，这种低调平实的存在也是医疗质量、学术和管理水平的体现，在新的时代被赋予与时俱进的新使命。

似水年华，点滴积累，感谢朱以诚教授组织团队将病例报告整理成《汇编》，让更多年轻医生从中获益。

北京协和医院神经科 崔丽英

2024 年 9 月

前言

北京协和医院神经科住院医师病例报告会始于2006年，至今已连续举办了18年。18年磨一剑，病例报告会从最初对住院医师的年度考评逐步发展成为科室医疗及教学的重要活动，同时吸引了全国多家医院积极参与，发展成为线上线下同步参会的模式，得到全国同行广泛关注和认可，近两年线上参会的同道均超过50万人次。

报告会的病例均来自北京协和医院神经科住院医师亲自参与收治和管理的患者，每个病例都各具特色，既有急危重症的规范化治疗、疑难罕见疾病的追根溯源，更有常见病的不典型症状的谜底揭晓。住院医师们的汇报从主诉、病史采集到精准诊断、鉴别诊断与辅助检查环环相扣，临床经验与文献追踪双管齐下，从临床专业知识到临床实践中的沟通交流与人文关怀，选手们层层剥茧，厘清思路，从病情出发，探讨临床决策过程，锤炼临床诊疗思维，展现了北京协和医院神经科以患者为中心，以临床为基础，以问题为导向，真正解决临床问题的理念，以及住院医师规范化培训的丰硕成果。因此，我们将其以《北京协和医院神经科住院医师病例报告汇编》(以下简称《汇编》)的形式出版，由北京协和医院神经科全体住院医师编写，上级医师审阅，几乎每个病例后都附有对应的现场视频，有助于加深印象和理解。

本书将持续更新，两年为一期，本期为出版的第一期，可能其中仍存在疏漏与不足之处，恳请读者们阅读本书后提出宝贵的意见与建议，帮助我们与《汇编》共同成长。

最后，感谢《汇编》所有编委在忙碌的临床工作之余仍积极参与到书稿的撰写与修改之中。感谢各位教学老师和高年资医师，无论是病例分析还是住院医师们的台上汇报，他们在方方面面都给予了详细的指导，成为每一位住院医师坚实的后盾。最后，由衷感谢每一位患者对北京协和医院神经科的信任，你们是我们最好的老师。希望本书能够有助于神经科临床医师的成长，在今后的学习工作中起到积极作用。

编　者

2024年7月

目录

2021 年

2022 年

病例 1

抗 NF155 抗体介导的慢性炎性脱髓鞘性多发性神经病样郎飞结病

病例简介

神经束蛋白 155（neurofascin 155，NF155）是一种细胞黏附分子，表达于中枢神经系统的少突胶质细胞及周围神经系统的施万细胞。NF155 与轴突表面的 CASPR1 及 CNTN1 相互作用，维持郎飞结结构与功能。抗 NF155 抗体导致郎飞结结构破坏，影响神经冲动跳跃式传导。抗 NF155 抗体介导的慢性炎性脱髓鞘性多发性神经病（CIDP）样郎飞结病，是一种自身免疫性周围神经病，临床上多亚急性起病，症状较重，起病年龄多于 20～30 岁，以突出的感觉性共济失调伴震颤、肢体远端麻木无力为主要临床表现；脑脊液蛋白升高程度更高，神经根增粗明显；肌电图提示脱髓鞘样改变。

本例患者临床表现典型，糖皮质激素治疗有效，具有一定教学意义。

病例摘要

患者，女性，47 岁，主因“走路不稳 8 个月，手足无力、麻木 7 个月”于 2020-12-31 入院。

■ 入院情况

2020-04-23 无明显诱因出现走路不稳伴脚踩棉花感，日常生活不受限，未予重视。5 月初出现手足无力，表现为“握方向盘握不紧”“踩油门力弱”等，但梳头、蹲起等活动可，后无力症状进展缓慢。5 月底出现双手末端指节及双足趾麻木感。7 月初患者走路不稳、踩棉感加重，但尚可独立行走，就诊于当地医院。查体：四肢肌力正常、病理征（－），未见腱反射记录。完善腰椎穿刺：

脑脊液 WBC 4×10^6/L，Pro 1.13g/L；头 MRI（－）。考虑吉兰－巴雷综合征（GBS），予静脉注射免疫球蛋白治疗，上述症状仍缓慢进展。9 月中旬患者出现双下肢痛觉过敏，以足趾、足背为著，再次至当地医院就诊，仍考虑 GBS，予血浆置换 4 次，自觉无效。10 月走路不稳加重、无法独立行走，同期肢体疼痛加重，自觉性质为窜电样麻痛，NRS 7 分。外院予营养神经、加巴喷丁等治疗均无效。为进一步诊治，2020-12-25 就诊我院神经科，门诊以“周围神经病”收入院。病程中患者一般情况良好，无系统性免疫病相关表现。

既往史、个人史、家族史：无特殊。

■ 入院查体

内科查体（－）。神经内科查体：神清、语利，粗测高级认知正常，脑神经（－）。四肢肌容积偏低，肌张力正常，四肢肌力近端 5 级、远端 3～4 级。四肢腱反射消失，病理征（－）。共济运动：双侧指鼻试验不准、闭眼加重，跟－膝－胫试验不稳准，Romberg 征（+），双手可见意向性、姿势性震颤。步态：无法独立行走，搀扶下勉强行走，共济失调步态。感觉：针刺觉双上肢前臂中点及以远、双下肢膝关节以远减退，音叉振动觉双髋以远减退，双踝及以远关节位置觉减退，未及深、浅感觉平面。脑膜刺激征、自主神经查体（－）。

■ 诊治经过

入院后完善相关化验、检查。血常规、肝肾功能、感染 4 项、尿常规、便常规等大致正常。免疫检查：ESR、hsCRP、血 IgG 亚类、抗核抗体谱、ANCA、抗神经抗原抗体检测（Ri+Hu+Yo）（－），郎飞结相关抗体 5 项：NF155 抗体（+）1∶32。肿瘤相关检查：血清免疫固定电泳、血尿轻链 2 项、肿瘤标志物（－）。代谢相关检查：同型半胱氨酸、铜蓝蛋白、红细胞游离原卟啉（－）。脑脊液检查：压力 145mmH_2O，WBC 4×10^6/L，Pro 1.83g/L，SOB+24 小时 IgG 鞘内合成率、抗神经抗原抗体检测（Ri+Hu+Yo）（－）。肌电图检查：上下肢周围神经源性损害（图 1-1）；上下肢 SSR 未见异常；长节段运动传导：所检运动神经波幅降低，潜伏期延长，传导速度减慢。影像学检查：头 MRI+T2*WI（－）。腰骶神经根增强 MRI：双侧腰骶神经根增粗，强化略明显（图 1-2）。

治疗上予甲泼尼龙 1g qd×5d 序贯足量糖皮质激素治疗，并予 B 族维生素营养神经、加巴喷丁镇痛等。患者症状明显好转：可独立站立、行走；震颤明显减轻，仍有轻微意向性震颤；未再诉双脚踩棉感及肢体疼痛；肢体麻木范围同前，程度减轻。

运动神经传导检查

MNCS				
Nerve	潜伏期	波幅	传导速度	距离
	ms	mv	m/s	mm
Medianus Motor Left				
Wrist-APB	6.74（104% ↑）	6.2（64% ↓）		
Elbow-Wrist	16.7	4.5（70% ↓）	20.1（67% ↓）	200
Medianus Motor Right				
Wrist-APB	6.46（96% ↑）	7.3		
Elbow-Wrist	16.8	6.1	21.5（65% ↓）	222
Peroneus Motor Left				
Ankle-EDB	10.0（282% ↑）	0.54（92% ↓）		
Fib.head-Ankle	26.0	0.48（91% ↓）	18.8（70% ↓）	300
Fib.head-Tib.ant	7.74	2.3（85% ↓）		
Peroneus Motor Right				
Ankle-EDB	11.1（324% ↑）	0.074（99% ↓）		
Fib.head-Ankle	40.7	0.075（99% ↓）	10.8（83% ↓）	320
Fib.head-Tib.ant	9.11	1.71（89% ↓）		
Tibialis Motor Left				
Ankle-Abd hal	—	—	未引出肯定波形	
Tibialis Motor Right				
Ankle-Abd hal	—	—	未引出肯定波形	
Ulnaris Motor Left				
Wrist-ADM	4.42（70% ↑）	5.2（71% ↓）		
Bl.elbow-Wrist	9.32	4.6（67% ↓）	22.4（67% ↓）	110
Ab.elbow-Bl.elbow	17.0	3.5（73% ↓）	20.2（65% ↓）	155
Ulnaris Motor Right				
Wrist-ADM	4.25（63% ↑）	6.6（63% ↓）		
Bl.elbow-Wrist	9.85	5.3（62% ↓）	25.0（63% ↓）	140
Ab.elbow-Bl.elbow	16.5	4.2（68% ↓）	20.3（64% ↓）	135

感觉神经传导检查

SNCS				
Nerve	潜伏期	波幅	传导速度	距离
	ms	uv	m/s	mm
Medianus Sensory Left				
Dig Ⅰ -Wrist	—	—	未引出肯定波形	
Dig Ⅲ -Wrist	—	—	未引出肯定波形	
Medianus Sensory Right				
Dig Ⅰ -Wrist	—	—	未引出肯定波形	
Dig Ⅲ -Wrist	—	—	未引出肯定波形	
Peroneus Sensory Left				
calf-Fib.head	—	—	未引出肯定波形	
Peroneus Sensory Right				
calf-Fib.head	—	—	未引出肯定波形	
Tibialis Sensory Left				
Dig Ⅰ -Ankle	—	—	未引出肯定波形	
Tibialis Sensory Right				
Dig Ⅰ -Ankle	—	—	未引出肯定波形	
Ulnaris Sensory Left				
Dig Ⅴ -Wrist	—	—	未引出肯定波形	
Ulnaris Sensory Right				
Dig Ⅴ -Wrist	—	—	未引出肯定波形	

图 1-1　肌电图

F 波

Left Medianus FResponse			
	F(Mean-Lat)	F%	FCV
	ms	%	m/s
Wrist-APB	70.9	75.0	—

Right Medianus FResponse			
	F(Mean-Lat)	F%	FCV
	ms	%	m/s
Wrist-APB	70.7	89.5	22.9

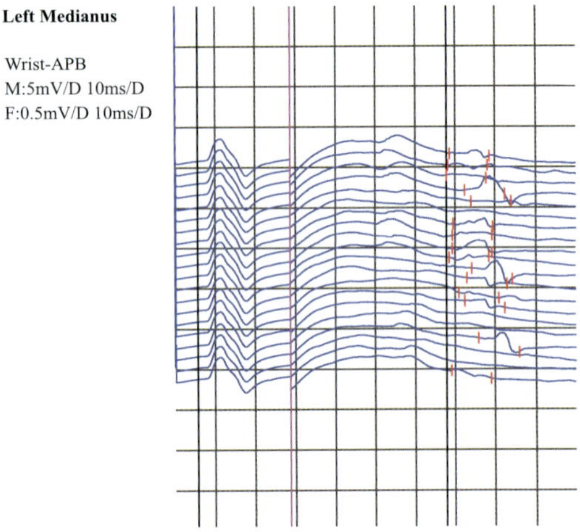

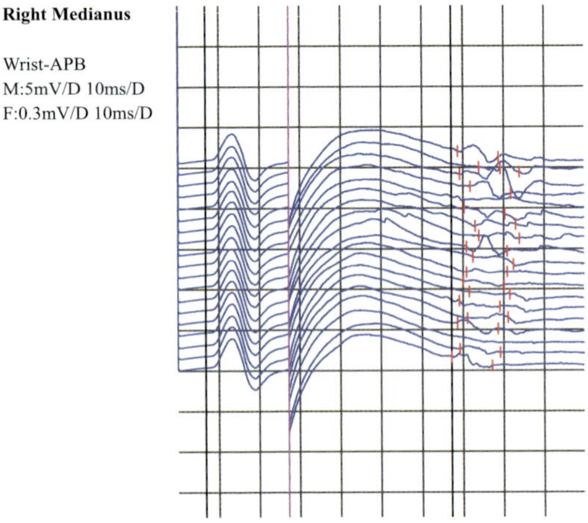

针极肌电图

	安静	Mean Amp	Mean Dur	Ploy(%)	Area	非多相时限	大力波幅
		uv	ms	%	ms*uv	ms	mv
Right Inteross dors I	（P+++++）	805	13.5（38% ↑）	25.0	1197	13.7	单混 4.2
Right Tibialis anterior	（P+++++）	868	18.9（41%）	37.5	1923	18.3	单混 2.9

图 1-1　肌电图（续）

注：提示上下肢周围神经源性损害，髓鞘损害为主伴有轴索损害。

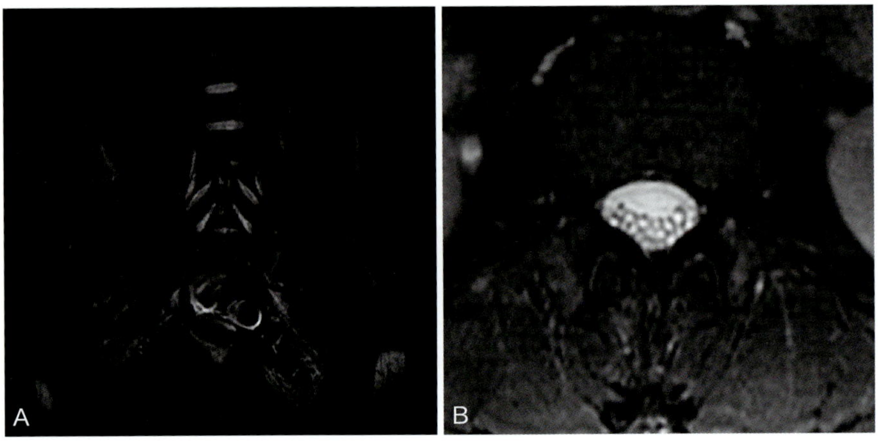

图 1-2　腰骶神经根增强 MRI

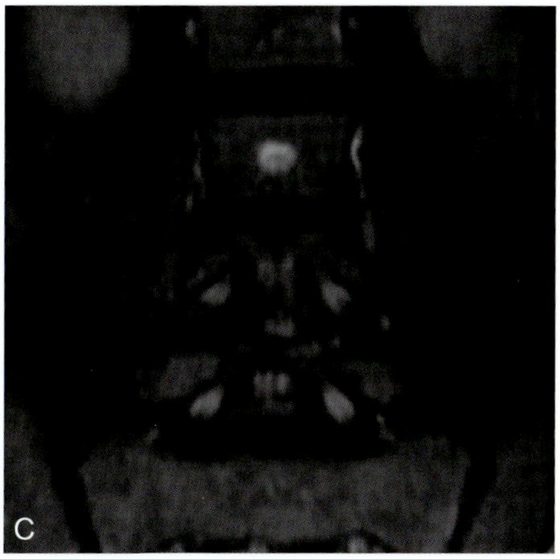

图 1-2　腰骶神经根增强 MRI（续）

注：T2 压脂序列冠状位（A）及轴位（B）可见腰骶神经根增强增粗；T1 增强序列（C）可见腰骶神经根轻度强化。

出院诊断

结旁抗体相关 CIDP

NF155 抗体介导可能大

（张　哲）

病例 2

为何脑子里一片空白——Fahr 病

病例简介

Fahr 病，又称原发性家族性脑钙化（primary familial brain calcification，PFBC），多中年起病，男女比例无差异；为排他性临床诊断，主要为常染色体显性遗传（*SLC20A2*、*PDGFRB*、*PDGFB*、*XPR1*），也有常染色体隐性遗传（*MYORG*、*JAM2*）和散发病例报道，70% 暂无明确致病基因；临床外显率 2/3。帕金森综合征和智力低下分别是最常见的运动表型和非运动表型；常染色体隐性遗传患者外显率更高，症状更重，钙化累及脑区更多，尤其易累及小脑和皮质下白质。

Fahr 病发病机制目前仍为假说阶段，大致可分为：①无机磷转运异常，*SLC20A2* 突变→磷摄入细胞受阻→磷酸钙沉积在血管细胞外基质；*XPR1* 突变→磷排出细胞受阻→磷酸钙沉积于内皮细胞。②破坏血脑屏障 + 周细胞稳态，*PDGFRB*、*PDGFB* 突变→配体、受体无法结合→血脑屏障功能和周细胞聚集障碍→血浆蛋白外漏至血管细胞外基质；突变→磷输入蛋白过表达→磷酸钙沉积于平滑肌细胞。③机制不明但功能试验证实致病，*MYORG* 参与成肌细胞分化，调节星形细胞内质网蛋白糖基化；*JAM2* 高表达于神经血管单位相关细胞→细胞间黏附、调节细胞极性和内皮细胞通透性、维持血脑屏障功能。

本例患者颅内钙化程度较重，基因突变类型相对少见，易被误诊，具有临床教学意义。

病例摘要

患者，男性，33 岁，主因“动作迟缓、行走不稳、口吃 2 年余”于 2021-03-22 入院。

■ 入院情况

2018-07 偶然发现直线行走困难、旁人觉其行走迟缓；半年左右进展至自觉平地行走不稳，步基宽，同时出现口吃、语音语调改变，之后稳定；间断在体力活动后发作性手足搐搦。

既往史：既往智力低下，10 岁出现 2 次意识丧失伴四肢抽搐，口服苯妥英钠 1 年后停药，未再发作。

个人史、婚育史、家族史：无特殊。

■ 入院查体

时间定向力、计算力、理解力、记忆力障碍，MoCA 评分 15 分，MMSE 评分 20 分（受教育 5 年），口吃，但无失语；四肢肌张力增高，四肢肌力正常；四肢腱反射对称引出，双侧 Babinski 征（+）；双侧指鼻、跟－膝－胫试验可，Romberg 征（−）；伴随动作尚可；步基宽，一字步行走困难，后拉试验（+）；感觉系统（−），脑膜刺激征（−）。

■ 辅助检查

代谢相关检查：血 Ca、P、PTH、β-CTX、T-25（OH）D、TP1NP、24h 尿钙 + 24h 尿磷（−）。感染相关检查输血 8 项、弓形虫抗体 –IgG/IgM（−）。头 CT（图 2-1）：双侧基底节区、丘脑、皮质下白质、小脑半球等部位对称性钙化。全外显子测序 + 家系验证：*JAM2* 基因无义突变，c.685C>T Chr21-27074569 p.R299*，父母、子女均为杂合突变。考虑到患者本人认知受限，父亲有所隐瞒，联系患者妻子获知：患者祖辈 1 人帕金森综合征，2 人智力低下，1 人帕金森综合征、口吃，同辈另有 1 人智力低下，家系图（图 2-2）首先考虑常染色体隐性遗传。

■ 诊治经过

经基因检测（图 2-3）和家系验证，*JAM2* 基因突变相关的常染色体隐性遗传 Fahr 病诊断明确。目前暂无延缓钙化进展的方法，对症为主（抗帕金森病药物、抗精神病药物部分有效），双膦酸盐（抑制破骨，减轻钙化）、维生素 D（促进 *SLC20A2* 表达）证据不足，经验性予美多芭对症后患者走路不稳和下肢发僵较前改善。于 2021-04-14 出院。

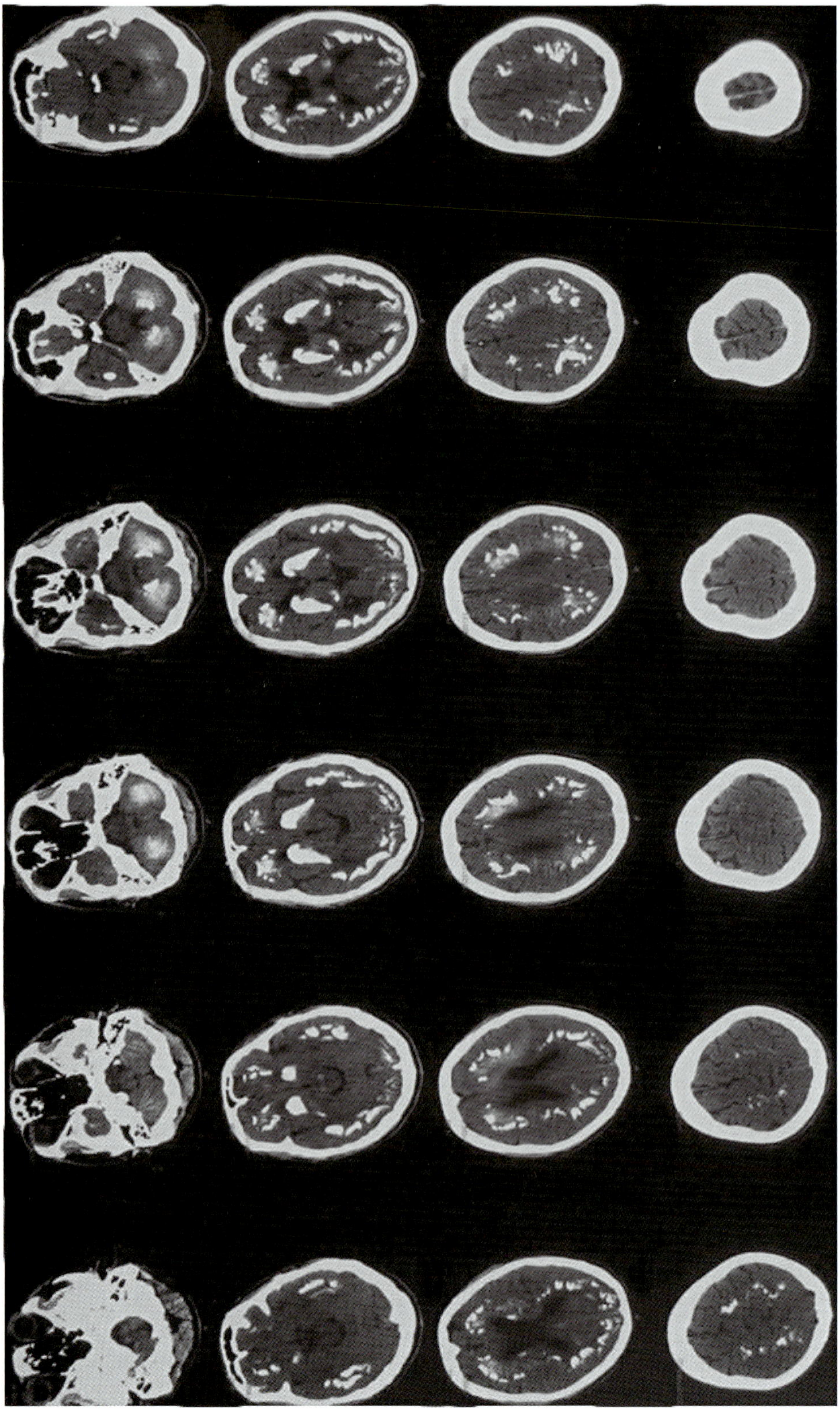

图 2-1 头CT

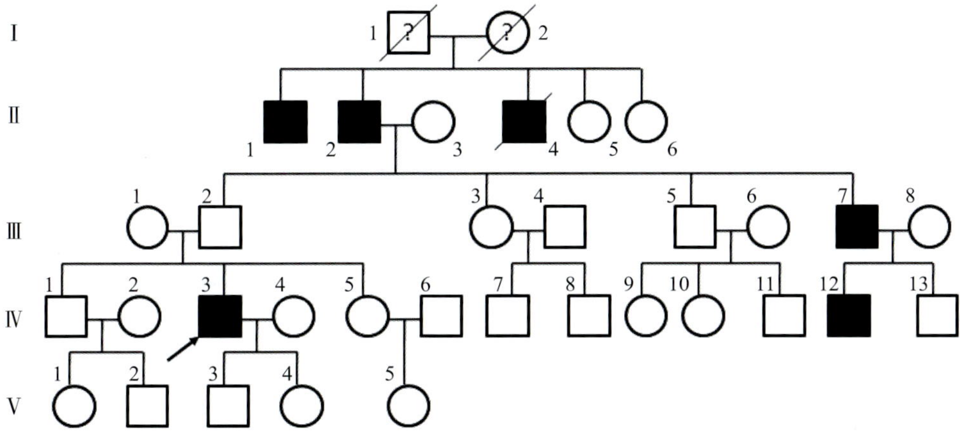

Ⅱ-1：80 岁，青年时出现手抖、走路发僵等帕金森样表现，易怒。
Ⅱ-2：78 岁，自幼反应迟钝、言语较少，不愿表达，74 岁曾患脑出血。
Ⅱ-3：自幼反应迟钝，17 岁时死亡。
Ⅲ-7：48 岁，20 岁左右出现手抖、易怒、口吃。
Ⅳ-3 先证者：33 岁，自幼学习困难、癫痫发作，青年时出现走路不稳、发僵，伴随动作减少、口吃。
Ⅳ-12：28 岁，9 岁时逐渐出现学习困难、记忆力下降、无法生育。
患者否认上述家庭成员存在近亲结婚，但妻子大多来自邻近村庄（距离 1 ~ 5km）。

图 2-2　患者家系图（基于临床症状）

基因	AI 评级	变异信息	HGMD 信息	基因疾病信息	人群携带率	Clinvar 信息
JAM2	cl PM2/	c.685C>T chr21-27074569 p.R229* nonsense	DM Primary familial brain calcification R229*	常染色体隐性特发性基底节钙化 8 型，少量案例，恶性突变占比较多	0.000021 0.000025 0	Pathogenic

图 2-3　患者基因检测图

■ 出院诊断

Fahr 病（*JAM2* 基因突变）

■ 出院随访

出院后继续口服美多芭，肢体发僵好转，病情稳定，未加重，日常生活不受限。

（潘子昂）

病例 3

他的脑膜为何频频发炎？——类风湿关节炎相关脑膜脑炎

病例简介

类风湿关节炎（rheumatoid arthritis，RA）是一种系统性的自身免疫病，通常表现为关节肿胀和疼痛，但也可能导致关节外表现，累及不同器官，包括中枢神经系统。RA 神经系统受累被分为中枢神经系统血管炎、类风湿结节及类风湿脑膜炎（rheumatoid meningitis，RM）。RM 临床表现多样，包括一过性神经系统体征、头痛、癫痫发作、神经精神症状等，头增强 MRI 表现为大脑半球凸面软脑膜及硬脑膜强化伴脑沟内 DWI 高信号。目前缺乏公认的诊断标准，免疫治疗有效，大多数预后较好。

病例摘要

患者，男性，64 岁，主因“头痛、发作性左侧肢体无力 3 个月，嗜睡 6 天”于 2021-03 入院。

■ 入院情况

患者 2020-12 上旬出现间断枕部疼痛，同期出现发作性左侧肢体麻木、无力，2～3 天发作 1 次。此后发作频率、时间渐增。2021-01-06 当地医院头常规 MRI 示右侧额顶叶为著的白质高信号病灶（图 3-1），考虑“脑梗死”或“脑炎”，未行腰椎穿刺，按脑血管病治疗后上述症状仍加重。2021-02 上旬左侧肢体麻木、无力持续不缓解，独立行走不能，外院头增强 MRI 示右侧额顶叶为著的白质高信号较前增多，伴脑沟 DWI 高信号、硬脑膜及软脑膜强化（图 3-2），考虑“脑肿瘤”不除外，住院期间患者进展为卧床状态。2021-03-12 患者出

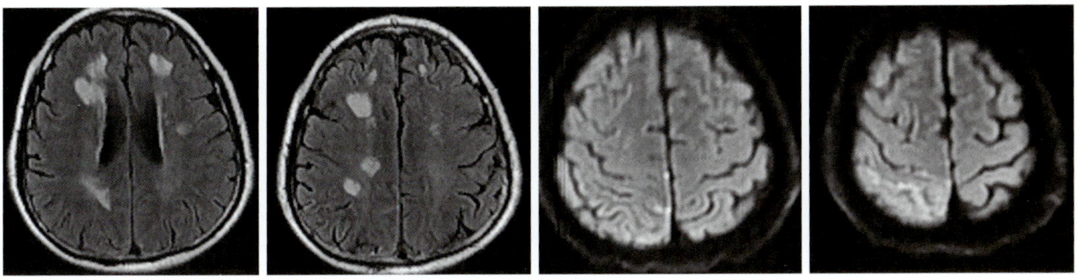

图 3-1 2021-01-06 头常规 MRI

注：当地医院头常规 MRI 示右侧额顶叶为著的白质高信号病灶。

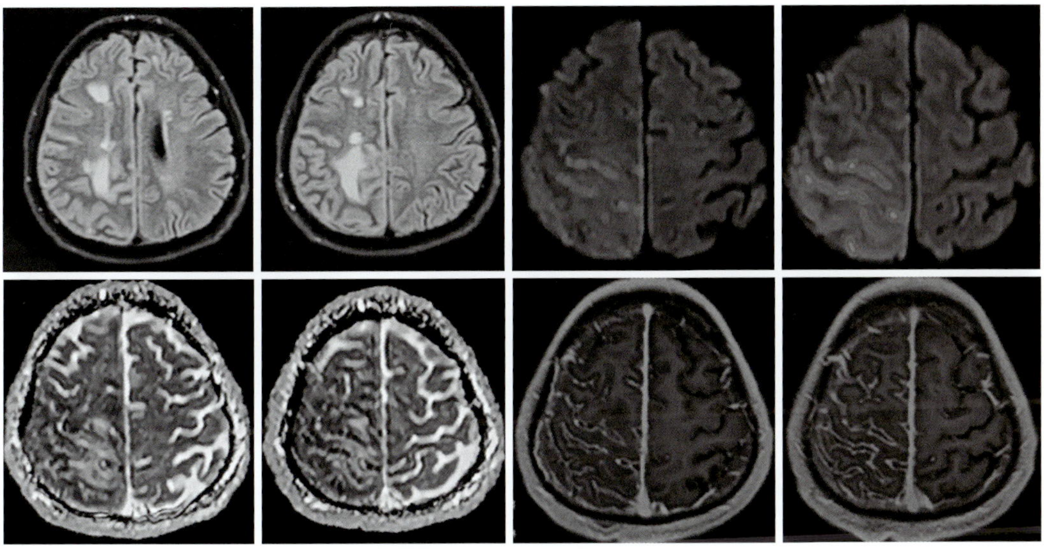

图 3-2 2021-02 头增强 MRI

注：外院头增强 MRI 示右侧额顶叶为著的白质高信号较前增多，伴脑沟 DWI 高信号、硬脑膜及软脑膜强化。

现嗜睡、言语不清、大小便失禁，予胃管置入。03-14 复查头增强 MRI 示上述病灶较前进展，右侧脑室受压变小（图 3-3）。腰椎穿刺脑脊液压力 290mmH_2O↑，WBC 200×10^6/L↑，Cl 117.1mmol/L↓，Glu 2.0mmol/L↓，Pro 0.9456g/L↑，T-SPOT.TB（+），脑脊液 NGS EBV 检出序列数 4。考虑“中枢神经系统感染可能性大”，予静脉滴注左氧氟沙星、美罗培南，口服利福平、氟康唑抗感染，同时静脉滴注甘露醇降颅压，患者病情无好转。03-18 为进一步诊治经门诊收入病房。

既往史及其他病史：无特殊。

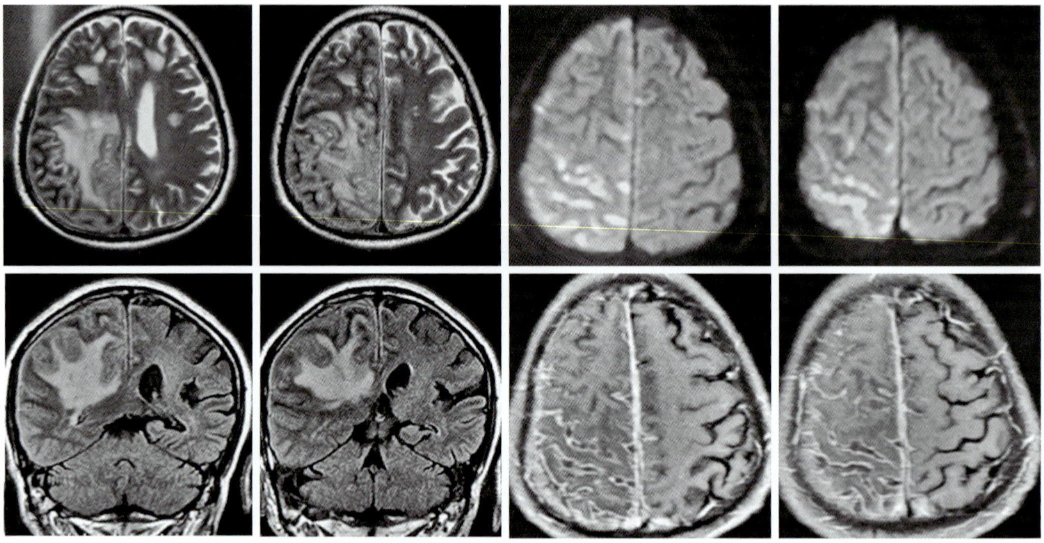

图 3-3 2021-03-14 头增强 MRI

注：复查头增强 MRI 示上述病灶较前进展，右侧脑室受压变小。

入院查体

全身查体：双手掌指关节、指间关节畸形（图 3-4）。神经系统查体：嗜睡，言语不清，查体部分合作。时间、地点、人物定向力差。左侧鼻唇沟稍浅，口角右偏。左侧肢体肌力 0 级，右侧肢体肌力 3 级。左侧上下肢腱反射活跃，右侧正常。双侧掌颏反射（+）；左侧 Hoffmann 征、Babinski 征（+），右侧（±）。颈抵抗，颏胸距 3 横指。左侧肢体针刺觉减退，余不能配合。共济、步态检查不能配合。

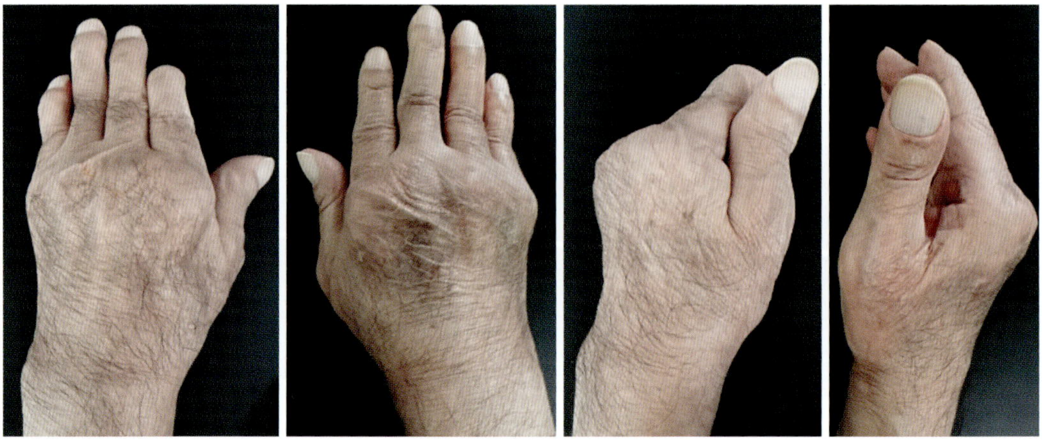

图 3-4 患者的双手查体表现

注：双手掌指关节、指间关节畸形，呈“天鹅颈”样。

■ 诊治经过

入院后完善相关检验、检查。炎症指标：hsCRP 166.63mg/L↑，ESR 89mm/h↑。脑脊液：压力 130mmH_2O，WBC 84×10^6/L↑，Pro 0.76g/L↑，Glu、Cl 正常，IL-6 244.0pg/ml↑，IL-10 正常，淋巴细胞性炎症。免疫指标：RA 抗体谱，APF、AKA、抗 CCP 抗体（+），RF 234U/ml↑；抗核抗体谱、ANCA 抗体谱（-），C3、C4 不低。感染指标：血 T-SPOT.TB（+）；血布氏杆菌凝集试验、G 试验、EBV-DNA、CMV-DNA、脑脊液细菌+真菌涂片+培养、抗酸染色+Xpert+分枝杆菌核酸、墨汁染色、血+脑脊液隐球菌抗原定性（-）。头增强 MRI：额顶叶大片异常信号，双额顶右颞叶脑沟异常信号，局部软脑膜、硬脑膜异常强化，大脑镰下疝（图 3-5）。全身骨显像：全身多发大小关节异常所见，炎性病变可能。

会诊及治疗：入院后经风湿免疫科会诊考虑 RA 诊断明确，结合脑炎专业组教授查房、风湿免疫科及感染科会诊意见，神经系统表现考虑 RA 相关。予静脉滴注甲泼尼龙 80mg qd 序贯口服甲泼尼龙 40mg qd、静脉滴注 2 程托珠单抗 400mg 治疗。患者症状、血及脑脊液炎症指标、影像学表现均明显改善。复查头增强 MRI 见右额顶叶片状异常信号较前范围减小，占位效应减轻（图 3-6）。于 2021-04-27 出院。

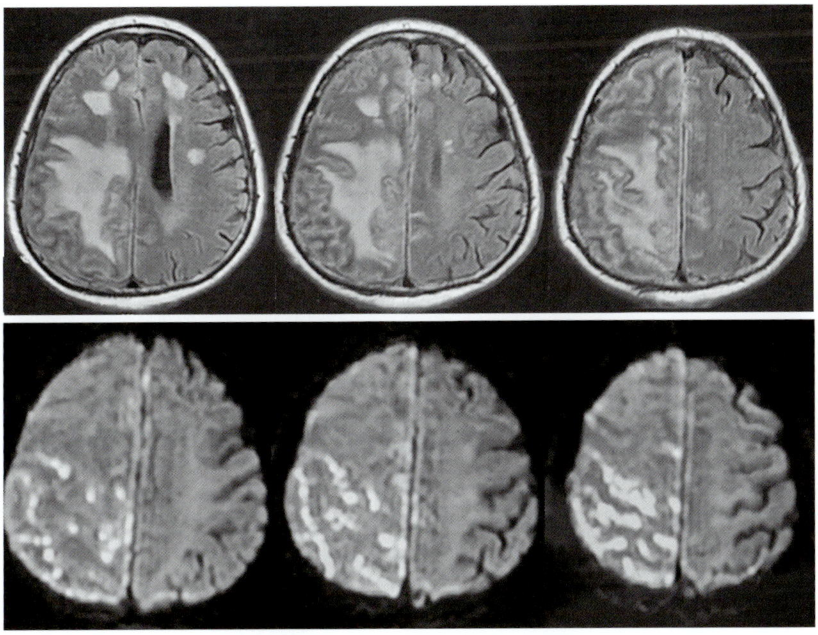

图 3-5　2021-03-22 头增强 MRI

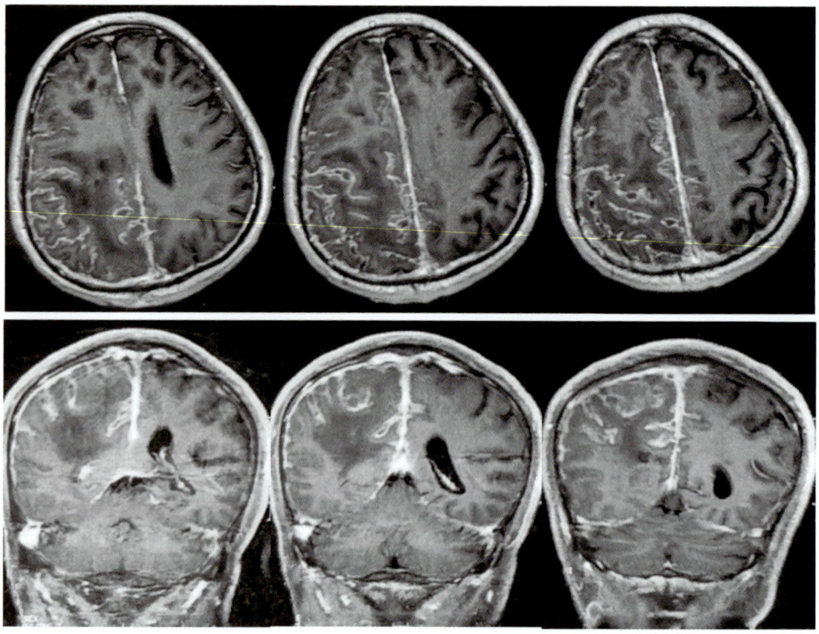

图3-5 2021-03-22 头增强MRI（续）

注：示额顶叶大片异常信号，双额顶右颞叶脑沟异常信号，局部软脑膜、硬脑膜异常强化，大脑镰下疝。

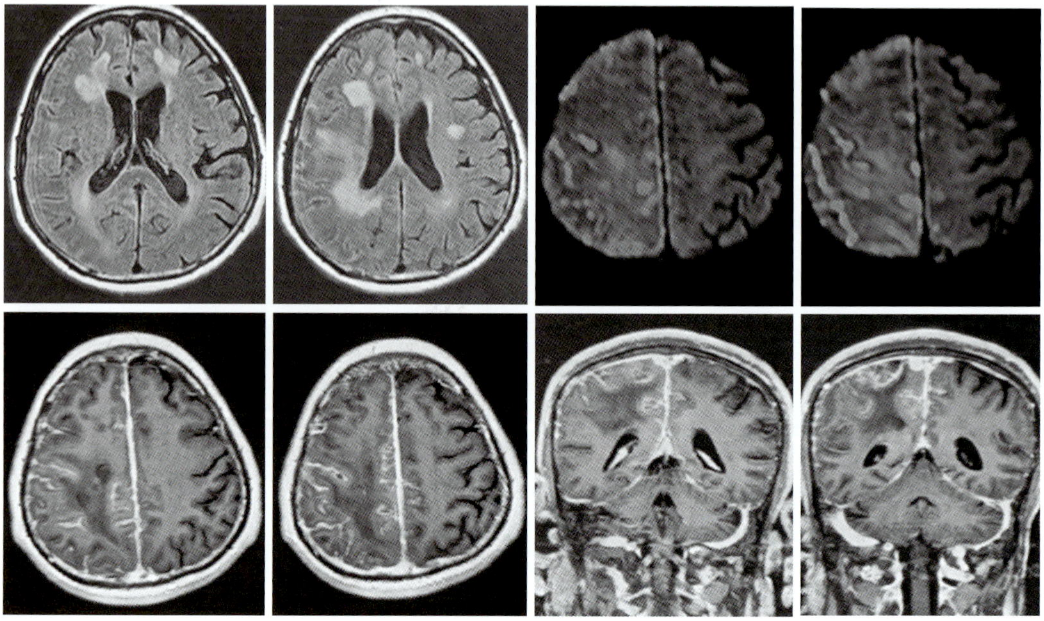

图3-6 2021-04-02 头增强MRI

注：见右额顶叶片状异常信号较前范围减小，占位效应减轻。

■ 出院诊断

脑膜脑炎

类风湿关节炎相关脑膜脑炎

■ 出院随访

出院后口服甲泼尼龙 36mg qd，每周减 4mg，至 24mg qd 时每周减 2mg，至 12mg qd 时维持，继续静脉滴注托珠单抗 400mg 每 4 周 1 次。出院 1 个月后随访，已可独立行走。查体：神清，言语欠清，无面舌瘫，四肢肌力 5 级，步态不稳，双侧 Babinski 征（-）。

（李　可）

病例 4

表现为先兆型偏头痛的神经元核内包涵体病

病例简介

神经元核内包涵体病（neuronal intranuclear inclusion disease，NIID）是以中枢、外周神经系统、内脏等器官内嗜酸性透明包涵体形成为病理特征的进行性神经变性病。NIID 的临床具有高度异质性，主要包括认知功能下降或痴呆，发作性脑病如意识障碍、脑炎样发作、类卒中样发作、癫痫、慢性头痛等，自主神经功能障碍，肌无力，运动功能障碍如震颤、帕金森综合征、小脑性共济失调等。NIID 患者可出现特征性影像学改变：①皮髓质交界区曲线样 DWI 高信号，从额顶颞叶皮髓质交界区开始，随病情发展向大脑后部延伸，形成皮质下“鸡冠花样”或“绸带征”的 DWI 高信号。这种选择性累及弓形纤维，不易消退的 DWI 高信号病灶具有一定的特异性。②胼胝体 DWI 高信号，提示胼胝体联络纤维和皮质下弓形纤维易受累。③对称性脑白质病变。④皮质肿胀和增强。⑤广泛的脑萎缩和沿小脑中轴对称分布的小脑白质病变。在 NIID 患者中存在 *NOTCH2NLC* 基因突变，GGC 重复扩展>60 次可致病，在少数阿尔茨海默病、帕金森综合征、多系统萎缩、特发性震颤等神经系统变性病患者中也可发现该致病基因。NIID 患者多种系统的组织细胞中可出现嗜酸性的核内包涵体，皮肤广泛泛素阳性核内包涵体对 NIID 具有特异性。对于 NIID，基因检查、皮肤活检有助于诊断。本例患者临床主体症状为先兆型偏头痛样发作，不伴随意识障碍、痴呆、癫痫发作等，症状较轻，在 NIID 中较为少见。临床上出现发作性症状，如偏头痛、意识障碍，影像呈持续的 DWI 高信号，需警惕 NIID 的可能。目前认识到的 NIID 临床表现、起病年龄、病程等均具有较大异质性，综合临床表现及特征性影像改变可以帮助临床诊断，提高对这个疾病的认识和警惕性可能更为重要。

本例青年患者临床以先兆型偏头痛为主要表现，临床表现不典型；影像上可见到胼胝体、双侧额叶皮髓交界区持续的 DWI 高信号，伴脑萎缩表现。对于先兆型偏头痛类表现伴影像上持续的 DWI 高信号，需考虑神经元核内包涵体病的可能。

病例摘要

患者，男性，39 岁，主因“发作性头痛、视物异常 3 年”于 2021-06 入院。

■ 入院情况

2018 年患者无诱因出现右颞部持续性搏动性及针扎样头痛，VAS 7 分，咳嗽时加重，伴畏光，改变体位无缓解，不伴眩晕、恶心、呕吐，持续 10 余小时，服用布洛芬后可缓解。上述症状反复发作，有时伴左眼视野中央区域视物模糊、变形，双颞侧视野缺损，多于头痛发作之前或之后 1～2 小时出现，持续数小时，休息后缓解。头痛及视觉异常症状约 2 个月出现 1 次，未诊治。2019-09 头痛加重，VAS 10 分，范围扩大至右颞部及右枕部，可伴有左眼视野中央区域视物模糊、变形，双颞侧视野缺损，视觉症状与头痛同时出现，注视强光可诱发；次日醒后视物模糊、变形及视野缺损消失，头痛减轻，约 3 天内头痛症状消失。2020-05 家属觉患者构音欠清，无饮水呛咳、表达困难，偶有双侧耳鸣及听力下降。于当地医院住院，完善 CRP、ESR 正常，ANA 谱、ANCA、狼疮抗凝物、抗心磷脂抗体、RF（－）。腰椎穿刺（05-26）：颅内压正常（具体不详），脑脊液 WBC 3×10^6/L，单个核 2×10^6/L，Pro 0.33g/L，Glu 4.06mmol/L，病原学抗酸杆菌、隐球菌细菌培养（－）。头部增强 MRI（05-23）：胼胝体膝部及压部多发斑片状长 T1、长 T2 异常信号，DWI 高信号，无强化；双侧额顶颞叶皮质下、侧脑室旁斑片状 FLAIR 高信号，部分 DWI 高信号（图 4-1 A～F）。头 MRA 未见明显异常。纯音测听：自阅检查单示右耳高频听力下降。视野检查：双眼旁中心暗点；OCT：双眼视网膜神经纤维层厚度大致正常；眼底血管造影：双眼黄斑区毛细血管扩张，渗漏荧光素。考虑“Susac 综合征，嗜酸性肉芽肿性血管炎可能”，05-26 起予甲泼尼龙 80mg iv × 7d→甲泼尼龙片 40mg qd，每周减 4mg 至减停，并予阿司匹林、阿托伐他汀治疗，患者出院后仍有间断“上感”时头痛伴视物模糊，遂自行停用降脂及抗血小板药物。2020-09 复查头 MRI 新见双侧额叶灰白质交界处 DWI 线样高信号，双侧顶叶及脑干可疑萎缩，胼胝体、双侧皮质下及侧脑室旁病灶较前无明显变化（图 4-1 G～L）。2021-04 患者乘公交车时突发头晕，视物旋转、变形，言语困难，左手麻木，需扶持下站立，坐位休息 5 分钟后好转，否认意识丧失、头痛、恶心、呕吐。外院复查头 MRI 示额叶灰白质交界处 DWI 线样高信号较前增多（图 4-1 M～R）。2021-04-09 就诊我院门诊，考虑“颅内病灶原因待查”，为进一步诊治入院。起病以

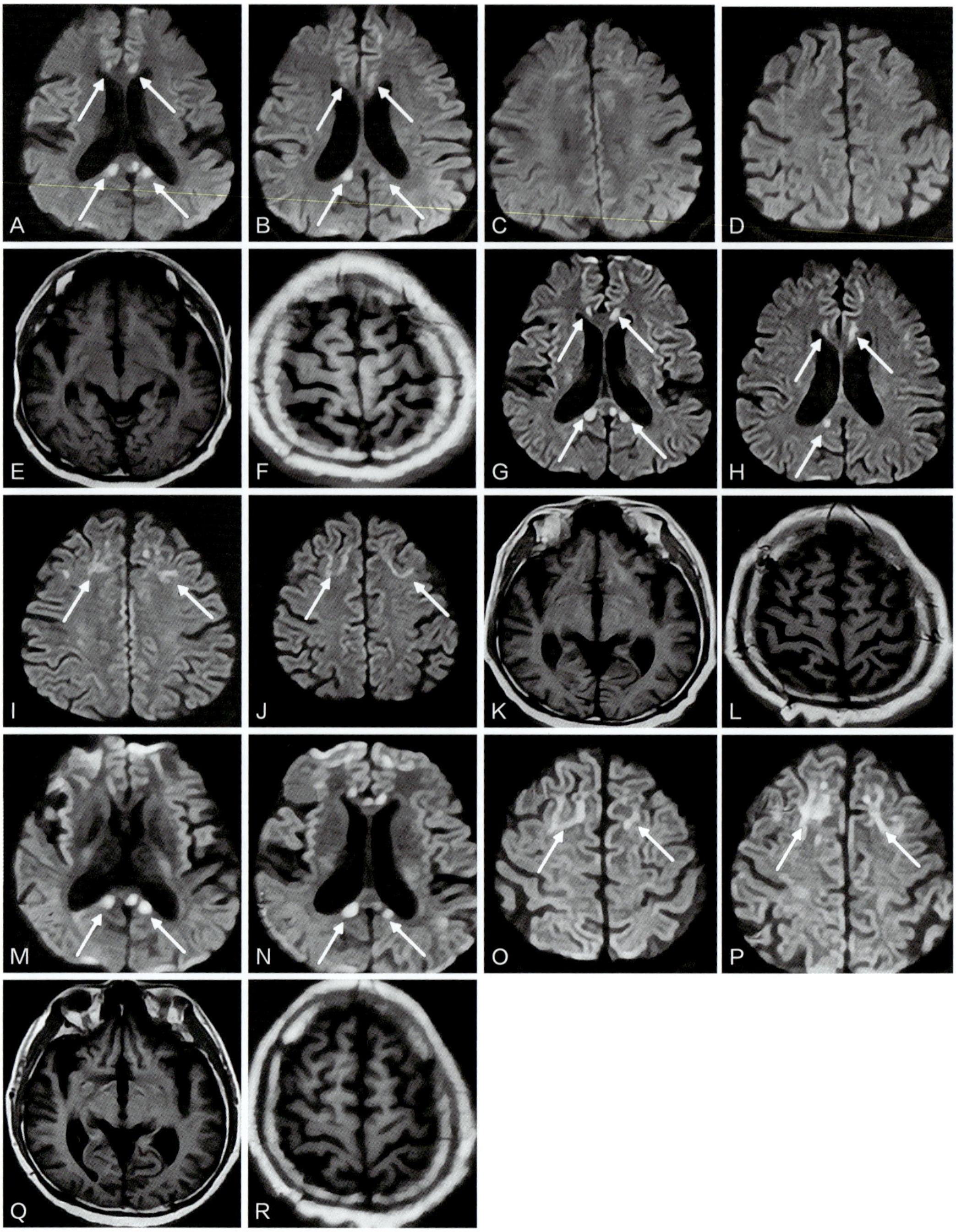

图 4-1 NIID 患者影像学表现

注：A～F. 2020-05-13，患者在外院完善头 MRI，可见胼胝体膝部、压部多发点状 DWI 高信号，额叶皮质下白质区可见稍高 DWI 信号；G～L. 2020-09-23，患者在外院复查头 MRI，可见双侧额叶皮质下白质区 DWI 线样高信号较前明显；M～R. 2021-04-02，患者在外院再次复查头 MRI，可见双侧额叶皮质下白质区 DWI 线样高信号较前明显增多，胼胝体病灶及脑萎缩情况较前变化不大。

来，出汗增多，精神、食欲可，睡眠如常，二便正常，服用糖皮质激素后体重增加 13kg。长期口腔溃疡，既往约每年 7 次，近期每年 5 次。

既往史、个人史、家族史：无特殊。

■ 入院查体

神清语利，对答切题，MMSE 评分 29 分（回忆 −1，受教育年限 16 年），MoCA 评分 26 分（回忆 −4）；脑神经（−）；四肢肌力 5 级，肌张力偏低，四肢腱反射低至未引出，病理征（−）；深、浅感觉（−）；共济及步态可，Romberg 征（+）；脑膜刺激征（−）。

■ 诊治经过

入院后完善相关化验、检查。抗磷脂抗体谱、抗核抗体谱、系统性血管炎抗体谱、甲状腺功能、ACE（−）。脑白质 6 项（−）。腰椎穿刺：脑脊液无色透明，压力为 125mmH_2O；常规：细胞总数 2×10^6/L，白细胞总数 2×10^6/L，单个核 2×10^6/L；生化：Pro 0.40g/L，Cl 124mmol/L，Glu 3.5mmol/L，LA 1.6mmol/L。病原学：细菌涂片、真菌涂片、墨汁染色、隐球菌抗原定性、TORCH 10 项、结核 / 非结核分枝杆菌培养、抗酸染色（−）。免疫：MBP 0.97nmol/L。24 小时 IgG 鞘内合成率：IgG（CSF）44.3mg/L，OB（CSF）（−）。Hu+Yo+Ri（血 +CSF）、自身免疫性脑炎抗体谱（血 + CSF）（−）。NCV：未见周围神经损害；双下肢 F 波潜伏期延长；EMG：未见神经源性或肌源性损害。SSR：上下肢 SSR 未见明显异常。BAEP：左侧中枢性损害，右侧周围性损害可能。EEG：发作间期脑电图印象示中度不正常。头增强 MRI+SWI 示胼胝体膝部及压部、双额叶皮质下白质多发异常信号，体积减小，考虑变性、代谢疾病可能，NIID 不除外（影像学所见同外院）。头 MRV：未见明显异常。头 MRA：未见明显异常。耳鼻喉科：双耳听力正常。眼科：FFA 示右眼黄斑区随时间延长可见斑驳样荧光增强，渗漏不明显。窗样缺损，余大致正常。OCTA：双眼黄斑区血管密度减低。

患者住院期间于 2021-07-03 出现右眼视物模糊、视野缺损，持续 10 余分钟后缓解，之后出现头痛，次日缓解，加用阿司匹林、他汀类药物、金纳多等治疗，之后未再有先兆性偏头痛样发作。送检全外显子、NIID 相关基因检查。NIID 基因检查：*NOTCH2NLC* 基因突变，致病重复次数 101 次（图 4-2）。停用阿司匹林、阿托伐他汀治疗。2021-07-27 患者在局麻下行左小腿皮肤活检术，皮肤病理活检可见汗腺上皮细胞及成纤维细胞核内可见 P62 染色阳性和泛素染色阳性的包涵体（图 4-3）。

■ 出院诊断

神经元核内包涵体病

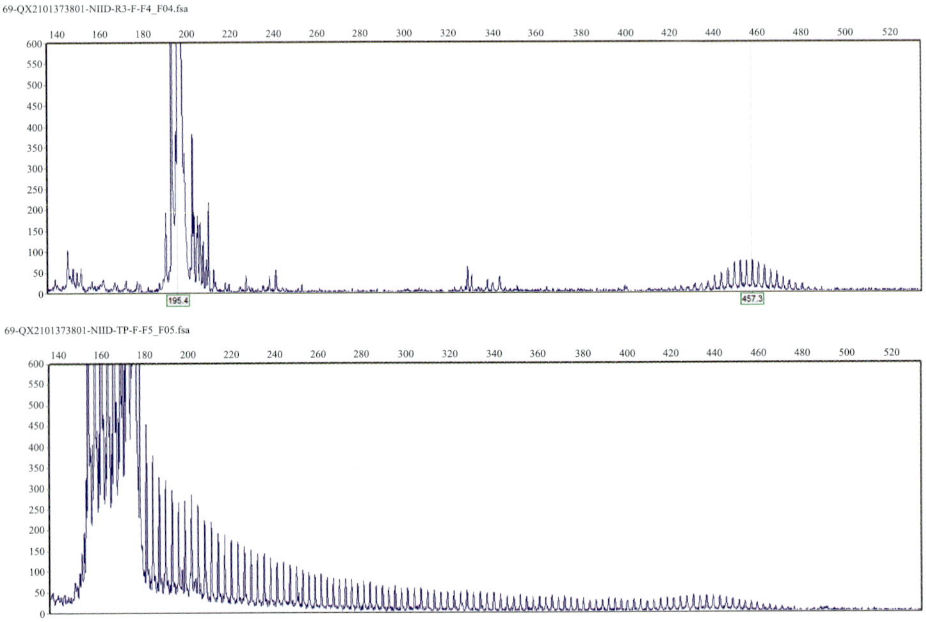

图 4-2 基因检查

注：提示 *NOTCH2NLC* 基因中有 101 个 GGC 重复序列异常扩增。

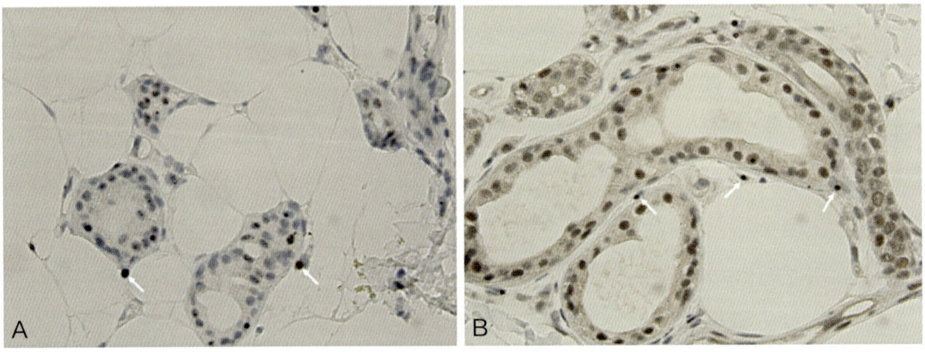

图 4-3 皮肤活检

注：皮肤活检见汗腺上皮细胞及成纤维细胞核内可见 P62 染色阳性和泛素染色阳性的包涵体。A. P62 染色；B. 泛素染色。

出院随访

患者出院后，一次感冒后再次出现发作性症状，表现为视觉先兆后出现头痛，头痛持续约 3 天，口服氟桂利嗪 5mg qn 对症治疗，后未再出现发作性症状。神经系统查体同前。

（苏　宁）

病例 5

愿“堵”不服输：双下腔静脉合并卵圆孔未闭相关卒中

病例简介

关于卵圆孔未闭（patent foramen ovale，PFO）合并卒中是否需要进行封堵治疗的讨论和临床试验层出不穷。成年人 PFO 的发生率约为 25%。既往临床试验表明对数十人进行封堵仅有一人可获益。同时封堵术可能导致围术期并发症及严重的非围术期房颤。因此为使患者利益最大化，术前明确是否符合 PFO 相关卒中是决定手术适应证的关键。

本例患者具有以下特征：①年轻，无其他脑血管病危险因素。②影像学检查呈多发小病灶，仅后循环受累，符合栓塞特征。③高危 PFO（长隧道，有静息右向左分流）。④双下腔静脉、左肾静脉受压，存在栓子来源风险。⑤临床风险评分 RoPE 9/10，考虑符合 PFO 相关卒中，行封堵术后疗效良好，但仍需要长期随访进一步证实该诊断。

病例摘要

患者，男性，34 岁，主因“突发眩晕、行走不稳 11 天”于 2021-03-08 入院。

■ 入院情况

2021-02-26 患者无明显诱因突发眩晕，伴行走不稳、左侧肢体麻木，伴恶心、喷射性呕吐。否认烟酒嗜好，否认颈部按摩，否认脑血管病家族史。外院查体：双眼左视有旋转性眼震，左侧 Babinski 征（±），左侧指鼻及跟－膝－胫试验、直线行走不稳。头 MRI（起病第 3 天）：左侧小脑半球及小脑蚓部、右侧枕叶多发点状、斑片状 DWI 高信号（图 5-1）。头 MRA：未见明显异常（图 5-2）。诊断

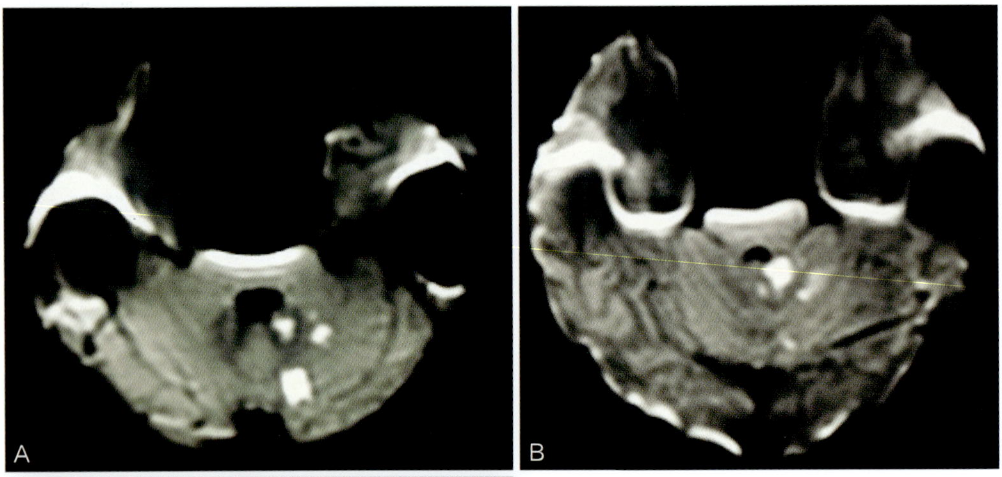

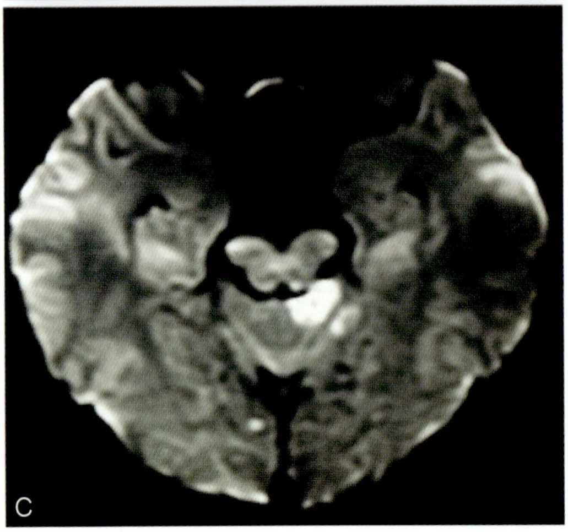

图5-1 头MRI

注：左侧小脑半球及小脑蚓部、右侧枕叶多发点状、斑片状DWI高信号。

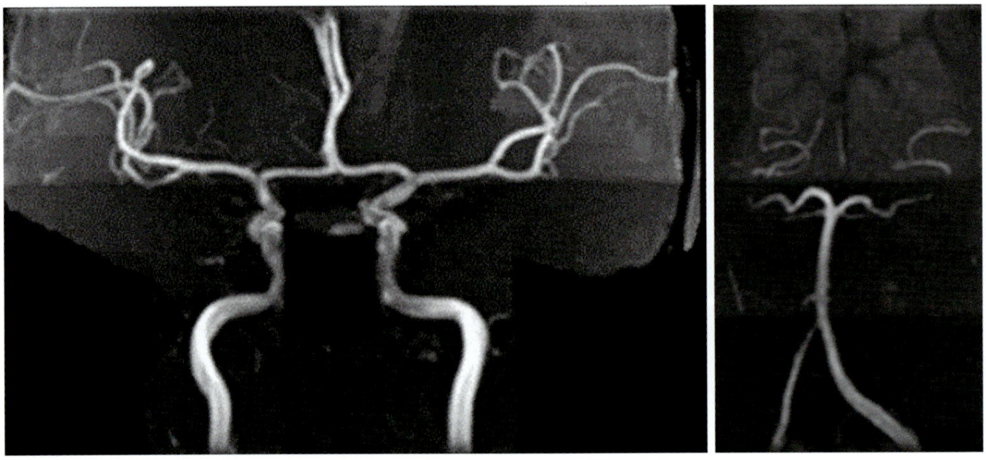

图5-2 头MRA

注：未见明显异常。

急性脑梗死，予阿司匹林（100mg）+ 氯吡格雷（75mg）、强化他汀，症状减轻。

■ 入院查体

体型消瘦，身高 1.88m，BMI 16.13kg/m^2。腕征（+）。颈部未及血管杂音，心尖可闻及收缩期杂音、可疑第二心音分裂，心律齐。神清，言语流利，对答切题。脑神经（-）。四肢肌力 5 级；双侧跖反射中性，左侧 Chaddock 征（±），余病理征（-）。双侧指鼻试验、轮替动作正常，左侧跟 - 膝 - 胫试验欠稳准，直线行走欠稳，Romberg 征（-）。感觉、脑膜刺激征（-）。

■ 诊治经过

入院后考虑青年卒中诊断明确，影像学表现符合栓塞机制所致脑梗死，且局限于后循环，故首先完善头颈 CTA：未见明显异常（图 5-3）。进一步筛查心源性病因：TTE 示二尖瓣前叶脱垂；24 小时动态心电图示无房颤。血常规、凝血、易栓、免疫、代谢指标均正常。TCD 发泡试验：推入激活生理盐水 3 秒，双侧 MCA 各出现约 20 个微泡信号（图 5-4）。考虑存在右向左分流，故进一步完善 TEE：卵圆孔未闭，裂隙宽约 1.4mm、长约 30mm；CTPA+CTV：未见动静脉畸形。为寻找 PFO 相关反常

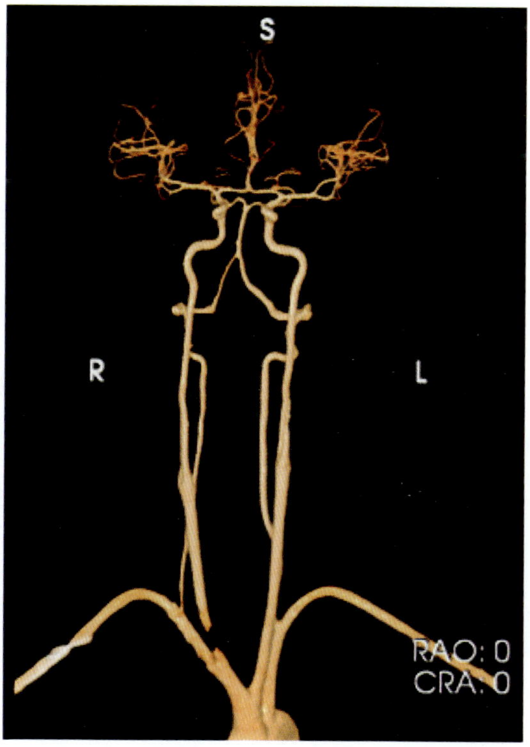

图 5-3　头颈 CTA
注：未见明显异常。

栓塞的栓子来源，完善双下肢深静脉超声：未及血栓；双侧髂静脉：未及血栓。同时，由于患者身材瘦长，腕征（+），怀疑马方综合征可能（最终不符合诊断标准），完善主动脉 CTA 时发现双下腔静脉、左肾静脉受压（图 5-5），考虑为栓子来源可能。因患者存在高危 PFO（长隧道，有静息右向左分流），且临床风险评分 RoPE 9/10，充分排除其余病因后考虑 PFO 相关卒中诊断成立。最终于 03-24 行 PFO 封堵术，术后口服阿司匹林 0.1g qd、硫酸氢氯吡格雷 50mg qd，暂定疗程半年，于 2021-03-26 出院。

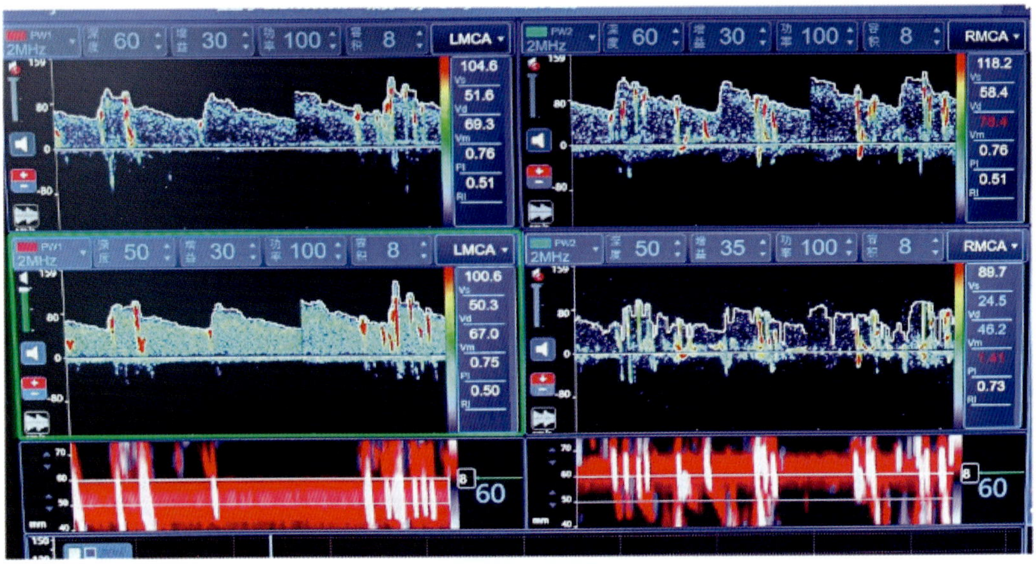

图 5-4 TCD 发泡试验

注：静息状态下，推入激活生理盐水 3 秒，双侧 MCA 各出现约 20 个微泡信号。

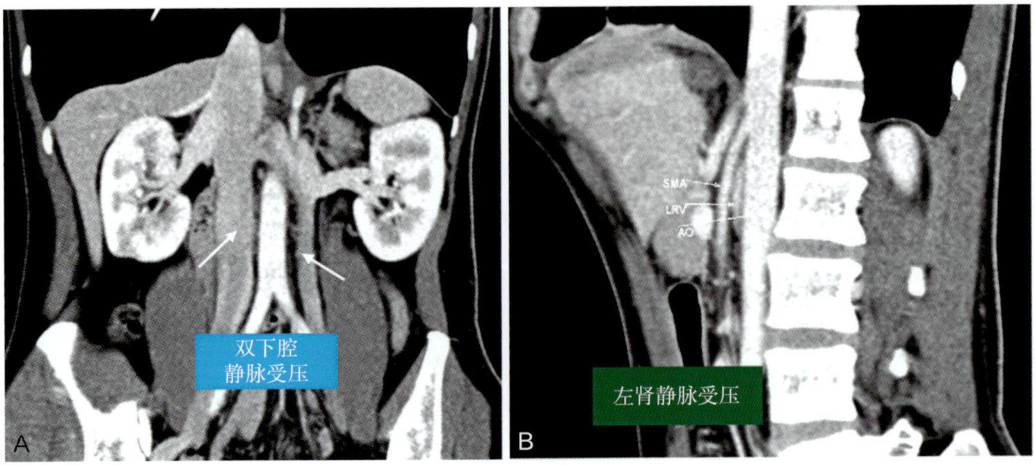

图 5-5 主动脉 CTA

注：双下腔静脉受压（A）、左肾静脉受压（B）。

出院诊断

卵圆孔未闭
急性脑梗死
　　左侧小脑、右侧枕叶
　　反常栓塞可能性大

出院随访

目前仍随访中，定期复查，封堵处分流被纠正，未出现新发梗死，未出现房颤等并发症。

（吴娟娟）

病例 6

结节性硬化相关的难治性癫痫

病例简介

结节性硬化症（tuberous sclerosis，TSC）是一种常染色体显性遗传病，通常由基因 *TSC1* 或 *TSC2* 其中一个基因功能缺失突变引起，累及多个器官，包括大脑、皮肤、心脏、肺部、肾脏及神经精神障碍，但该病临床表现多样，个体差异性大。神经系统常见表现为难治性癫痫，头部影像学可表现为皮质发育不良及食管膜下结节等。但部分患者表现不典型，临床医师易忽视神经系统外特征性表现，如皮肤色素脱失斑、血管纤维瘤等。

本例患者早期诊断为局灶性皮质发育不良，入院后评估其皮肤表现、影像学特点后临床诊断为结节性硬化，后基因家系验证为 *TSC1* 基因无义突变所致，并经颅内电极确定其致痫灶。致痫灶与影像学病灶并不一致，但起源单一，予立体定向脑电图引导下射频热凝治疗，疗效尚待观察。

病例摘要

患者，男性，23 岁，主因“发作性症状 9 年余”于 2021-09-10 入院。

■ 入院情况

2011-11 患者夜间睡眠中出现意识丧失伴肢体抽搐、头左偏，约 3 分钟缓解。此后多次出现发作性症状，主要表现为以下 2 种形式：①顺序出现思维混乱（不受控制）、大脑空白感及双眼视野左上方彩点，约 1 分钟后继发意识丧失伴肢体抽搐、头左偏，频率 1 ~ 2 次。②可单独出现思维混乱（不受控制）伴大脑空白感，伴或不伴视野彩点，不伴意识丧失，可理解他人言语，未测试是否存在表达困难，频率 2 次 / 天至 1 ~ 2 次 / 月。外院头 MRI 未见明确异常，EEG 提示异常放电，外院诊断“癫痫”，2 种抗癫痫药物治疗无效。2014-07 我院脑电图提示右颞癫痫波，MRI 提示右额局灶皮质发育不良可能（图 6-1），予奥卡西平 0.6g bid 及托吡酯 75mg bid 治疗，至 2017 年冬季无发作事件。后减量抗癫痫药物后，患者频繁出现上述 2 种类型发作，第 1 种发作可达 10 余次 / 月，第 2 种发作可达 70 ~ 80 次 / 月。

既往史：2013 年起，患者发现颈部皮肤“疣状突起”，后逐渐增多；2018 年患者发现左前臂条状白斑，大小约 1.0cm × 0.5cm，后类似白斑在左下肢多发出现。自幼生长发育正常。

家族史：无特殊。

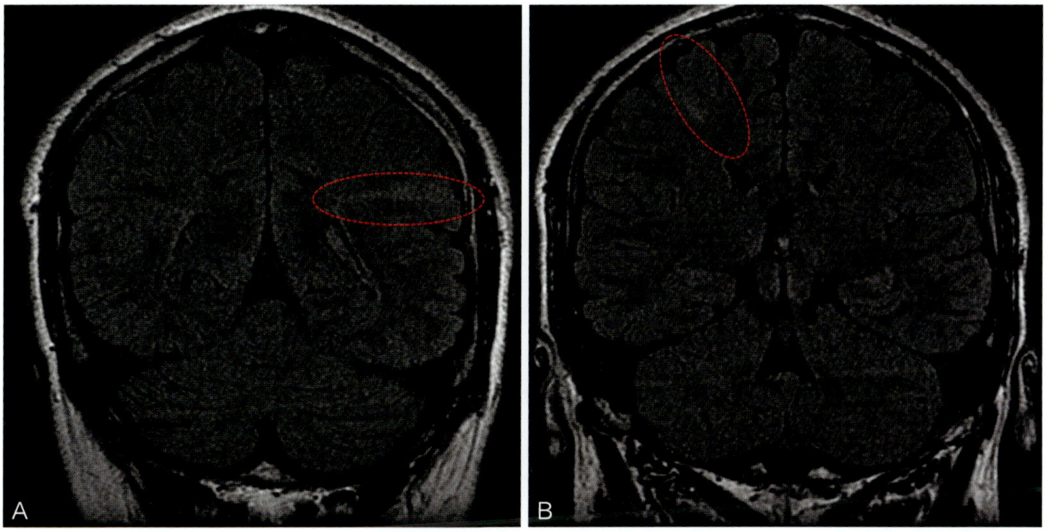

图 6-1　2014 年头 MRI

入院查体

面部鼻翼两侧可见可疑“丘疹样”点状改变，前颈部牛奶咖啡斑（大小约 3cm × 4cm，诉出生时即存在），背部及左侧肢体可见大小约 1.0cm × 0.5cm 的多发色素脱失斑（图 6-2）。神清语利，对答切题，高级智力粗测正常，脑神经（−），余神经系统查体（−）。

诊治经过

入院后完善血常规、肝肾功能、尿常规、便常规、甲状腺功能均正常，抗核抗体（−）。基因家系验证提示 *TSC1* 基因 c.1758T>A 无义突变。肺部、心脏、眼底及肾脏筛查未见异常。头 PET 提示右侧额顶颞叶代谢减低，海马 MRI 未见海马硬化，右额、左颞及左枕叶可见多发放射状束状 FLAIR 异常白质信号，朝向脑室（图 6-2），结合头 CT 可见室管膜下结节伴钙化（图 6-2）。24 小时视频脑电监测提示右前颞 3 ~ 4Hz 高波幅节律，颅内电极提示右海马深部起源，早期扩散至右额叶、右海马及右颞枕部，目前已行立体定向脑电图引导下射频热凝术，术后 2 周规律服用奥卡西平 0.6g bid + 托吡酯 75mg bid。

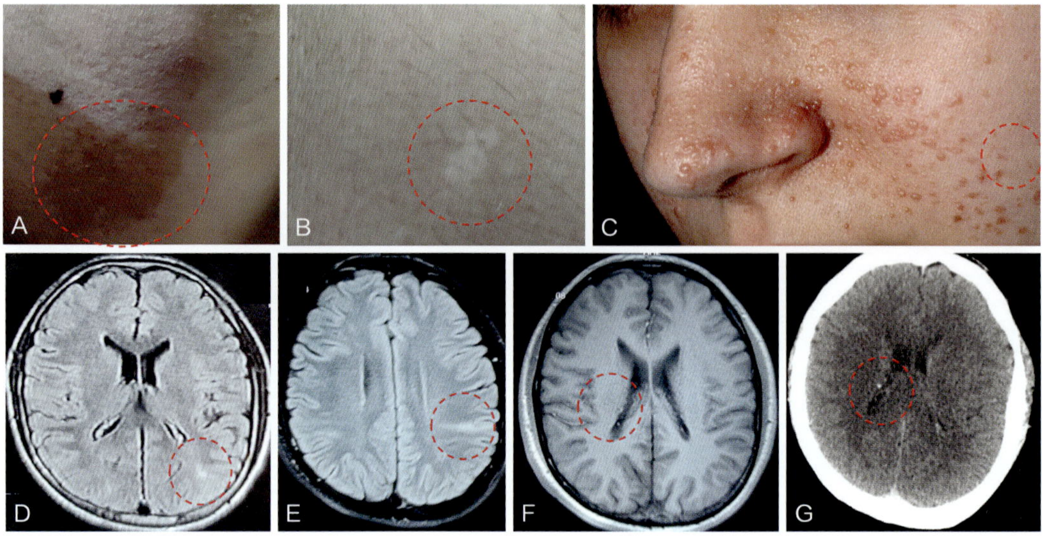

图 6-2 2021 年入院后头影像学及皮肤表现

注：A. 颈部牛奶咖啡斑；B. 左胫色素脱失；C. 文献中报道的面部血管纤维瘤；D、E. 皮质发育不良≥ 3 处；F、G. 室管膜下结节。

■ 出院诊断

药物难治性癫痫

　　右侧颞叶癫痫

结节性硬化症

头外伤史

■ 出院随访

术后 2 周出现 1 次夜间全面强直 - 阵挛发作，程度较前减轻，后期射频热凝术疗效有待进一步评估，必要时可考虑外科手术治疗。同时随访其心脏、肺、肾脏等非神经系统病变。

（李胜德）

病例 7

静脉血栓何处来——遗传性凝血因子Ⅸ活性增高合并 MTHFR 缺乏性高同型半胱氨酸尿症

病例简介

凝血因子Ⅸ是内源性凝血激活系统的重要组成部分。遗传性凝血因子Ⅸ活性增高是较为罕见的遗传性高凝倾向的病因之一，好发于青少年男性，常引起下肢静脉血栓形成，较少累及颅内静脉窦，若同时合并其他的遗传性高凝状态则容易漏诊。熟悉掌握该病的发病机制和临床特点，对于疾病的早期识别和治疗方案的决策具有重要的意义。

病例摘要

患者，男性，22 岁，主因“头痛、视物模糊 6 年，再发 3 个月”于 2021-02-26 入院。

■ 入院情况

患者 2015 年因枕部疼痛、视物模糊于外院诊断为左侧颅内静脉窦血栓形成（图 7-1），并行上矢状窦介入溶栓术，术后予低分子量肝素（1 个月）、华法林抗凝治疗（3 年）。术后症状恢复良好，但仍长期存在颅内压增高，同期发现有高同型半胱氨酸血症。2020-11 再次因视物模糊、头痛收住院，复查头 MRV 可见左侧横窦、乙状窦显影不清（图 7-2），再次予短程低分子量肝素抗凝治疗。后复查腰椎穿刺压力较前降低。2020-12 出现左小腿胀痛，下肢深静脉超声提示下肢深静脉血栓形成，予利伐沙班口服抗凝至本次入院。

既往史：家属诉患者青春期后胡须较少，面部易长痤疮。外院辅助检查：多次性激素检测提示 LH、PRL 轻度升高；抗核抗体、ANCA、狼疮抗凝物、抗磷脂抗体（–）；蛋白 S 一过性降低，后复查无异常。

家族史：否认静脉血栓形成家族史。

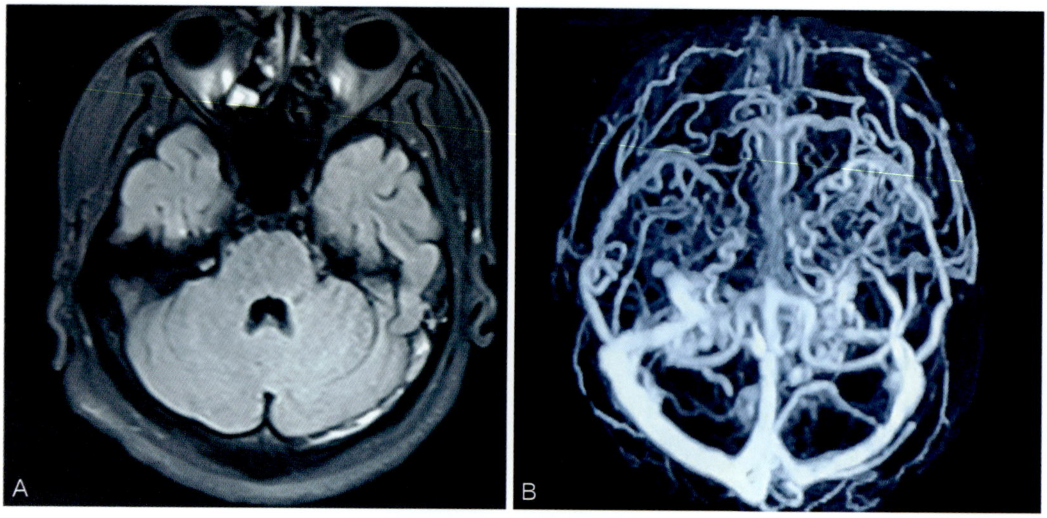

图 7-1 2015 年头 MRV

注：A. 左侧横窦、乙状窦血栓；B. 溶栓术及抗凝治疗后复查。

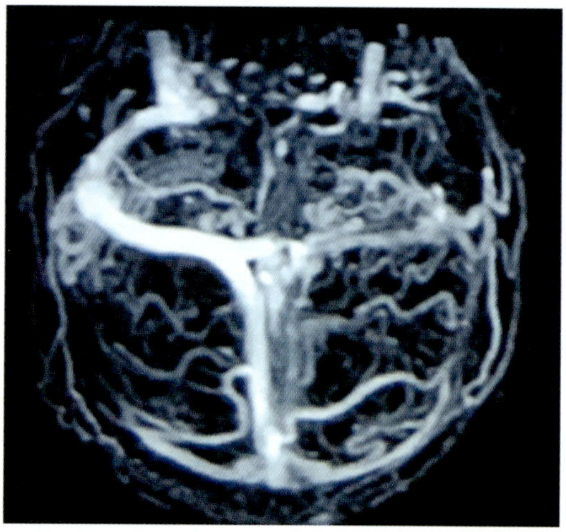

图 7-2 2020-11 头 MRV

注：上矢状窦、左侧横窦、乙状窦显影不清。

■ 入院查体

BMI 27.8kg/m^2，颜面部多发痤疮，体毛（胡须、腋毛、阴毛）较少，乳房可疑发育，腹部、臀部及下肢皮肤散在白纹。神志清楚，言语流利。左眼外展受限，向左侧注视可及复视，其余脑神经（–）。四肢肌力 5 级，肌张力正常，右下肢腱反射较左侧稍活跃，病理征（–）。感觉、共济、姿势、步态（–）。颈软，无抵抗，脑膜刺激征（–）。

■ 辅助检查

内分泌检查：血清泌乳素和总皮质醇轻度升高，垂体 MRI 显示左侧垂体微腺瘤；余内分泌相关指标正常。高凝易栓：蛋白 C、蛋白 S、抗凝血酶等正常。免疫相关检查：抗核抗体谱（-），狼疮抗凝物（LA）1.45s，抗磷脂抗体谱 6 项（-），系统性血管炎相关自身抗体谱（-）。遗传代谢检查：血清同型半胱氨酸（Hcy）22.9μmol/L，*MTHFR* 基因检测：TT 型。全外显子基因检测：① X 染色体 138612907-139174763 区域存在重复变异（图 7-3），包括 *F9*、*ATP11C* 等共 8 个基因，该重复变异此前未见报道。② *MTHFR* 基因在 1 号染色体 11856378 c.665C>T 纯合突变（图 7-4），可解释其 Hcy 轻度升高。凝血因子Ⅸ活性检测：198.5%（65.0%～150.0%）。

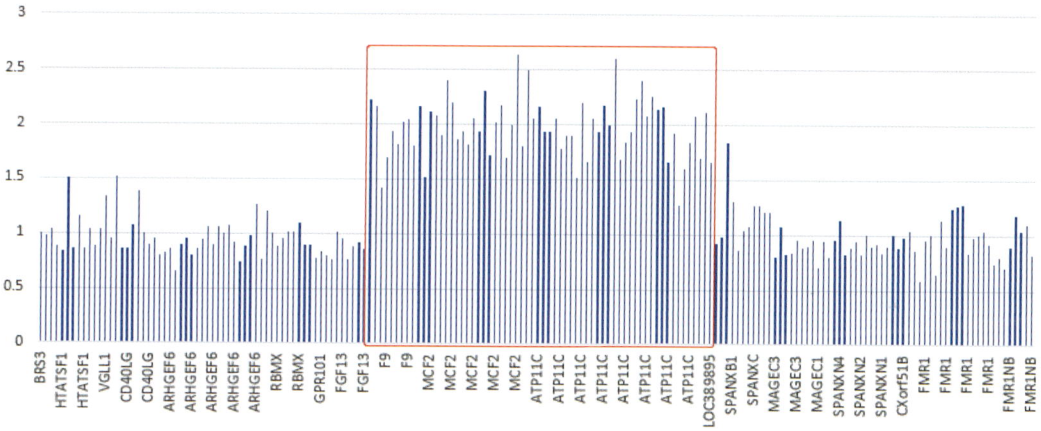

图 7-3　全外显子基因检测

注：X 染色体 138612907-139174763 区域存在重复变异。

基因	变异位点 (GRCh37/hg19)	合子型	正常人群携带率	转录版本基因亚区	家系验证	ACMG 变异评级	疾病信息
MTHFR	c.665C>T chr1-11856378 p.A222V	纯合 1/117 0.99	0.3085568	NM_005957.4 exon5	其父杂合携带 其母纯合携带	VUS	MTHFR 缺乏性高胱氨酸尿症(AR)

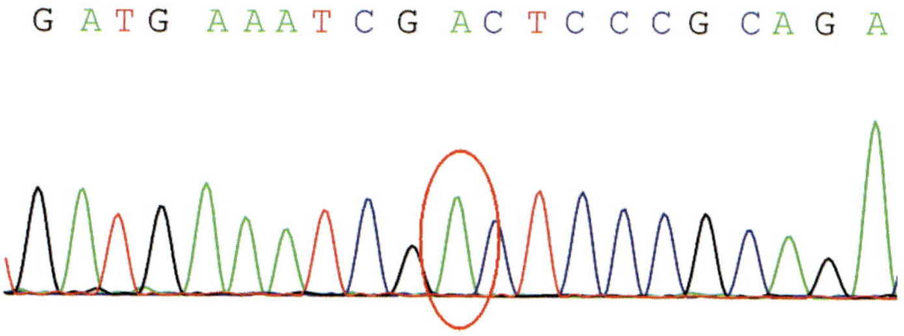

图 7-4　*MTHFR* 基因在 1 号染色体 11856378 c.665C>T 纯合突变

■ 诊治经过

综合患者病史及上述辅助检查，考虑患者为遗传性凝血因子Ⅸ活性增高合并MTHFR缺乏性高同型半胱氨酸尿症，予利伐沙班10mg qd po抗凝治疗，辅以甲钴胺、叶酸等降Hcy治疗，并嘱其控制体重，于2021-03出院。

■ 出院诊断

颅内静脉窦、下肢深静脉血栓形成

遗传性凝血因子Ⅸ活性增高

MTHFR缺乏性高同型半胱氨酸尿症

垂体微腺瘤

■ 出院随访

出院后继续口服利伐沙班10mg qd抗凝治疗，规律随访下未再发生血栓事件。

（韩广淞）

病例 8

椎动脉夹层所致脑梗死

病例简介

椎动脉发育异常可能是后循环卒中的少见但重要的病因，在充分心血管检查未发现明确心源性、主动脉弓等其他病因时，应重视椎动脉发育异常并完善高分辨磁共振成像、脑动脉血管造影等相关检查协助诊断。早期诊断、治疗可改善患者预后。

本例患者为中年男性，反复后循环梗死，系统检查无心源性栓塞或主动脉弓病变证据，头颈 CTA 未发现颅内外动脉显著狭窄，存在右椎动脉起始、走行变异，DSA 显示该部位局限扩张伴充盈缺损，提示右椎动脉夹层，拟血管内治疗时发现右椎动脉远端血栓形成，权衡利弊，予右椎动脉栓塞术，术后给予阿司匹林、他汀类药物。1 年随访患者临床、影像学检查无卒中再发。

病例摘要

■ 入院情况

患者，男性，54 岁，主因“反复突发肢体无力、言语不清 7 月余”入院。

患者于 2019-04-26 无明显诱因突发左侧肢体不灵活、言语不清。头 MRI：右侧小脑半球、左侧枕叶新发梗死。规律阿司匹林、氯吡格雷、他汀类药物治疗。06-16 突发头晕、头痛、右侧肢体无力、言语不清，伴睡眠增多、反应慢、记忆力下降；头 MRI：左侧丘脑新发梗死。给予阿司匹林、氯吡格雷、阿托伐他汀治疗。2019-07 无明显症状，常规复查头 MRI：左侧小脑半球、左侧脑桥被盖部新发梗死。2019-11 反复发作性视物模糊，持续 10 分钟部分恢复；头 MRI：双侧丘脑内侧、小脑半球新发梗死。12-06 头痛、头晕、恶心、呕吐、走路不稳，伴睡眠增多；头 MRI：双侧小脑半球新发梗死（图 8-1）。曾完善超声心动图、动态心电图、经颅多普勒 + 发泡试验、头 MRA 未见明显异常，头颈 CTA 未见明显动脉狭窄，右椎动脉起自头臂干，在 C_5 水平进入椎间孔（图 8-2）。病前无外伤、颈部按摩，无发热、关节痛、皮疹、口腔溃疡、泡沫尿，尿便正常，体重无明显下降。

个人史：有吸烟史。

既往史、家族史：无特殊。

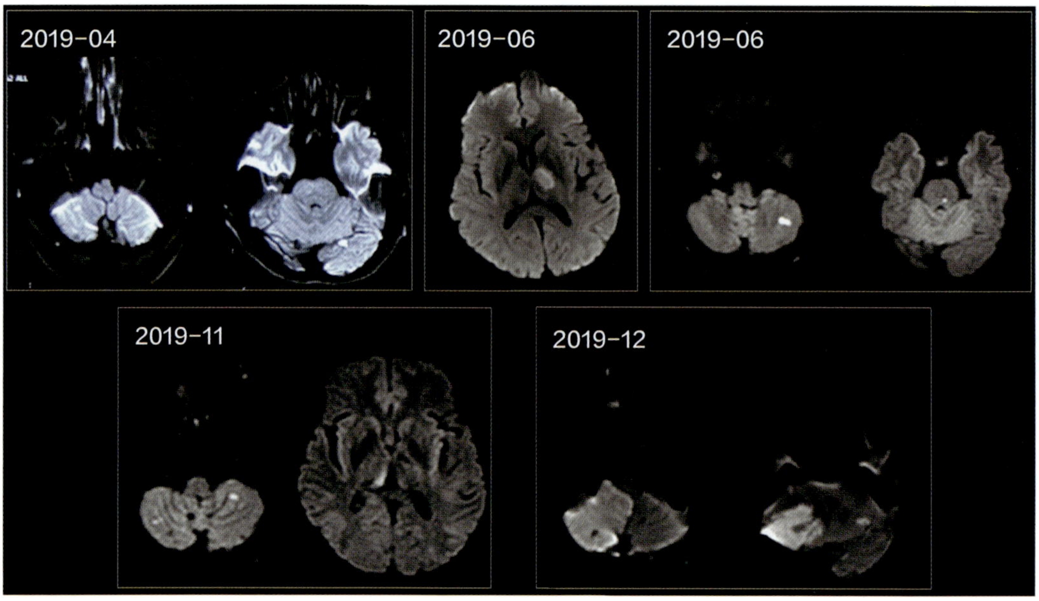

图 8-1 头 MRI

注：反复后循环梗死。

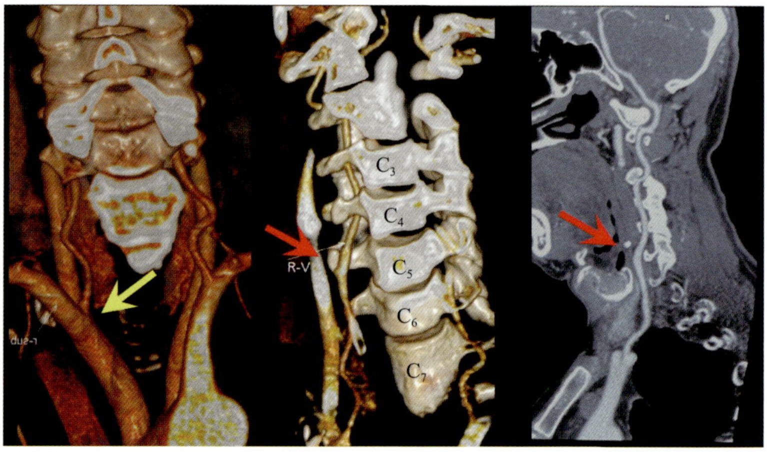

图 8-2 头颈 CTA

注：右椎动脉起始及走行变异。

■ 入院查体

发育正常，血压、心脏节律未见异常。嗜睡状态，E4V5M6，表情淡漠；双眼侧视可见粗大水平眼震，语速慢、构音尚清，余脑神经（-）；四肢肌力、肌张力正常，双上肢腱反射正常，双下肢腱反射减低，病理征（-）；深、浅感觉近远端对称存在；右侧指鼻试验欠稳准，反击征（+）；行走右偏，步基宽，直线行走不能，Romberg 征（-）；颈软。

■ 入院诊断

反复脑梗死原因待查

■ 诊疗经过

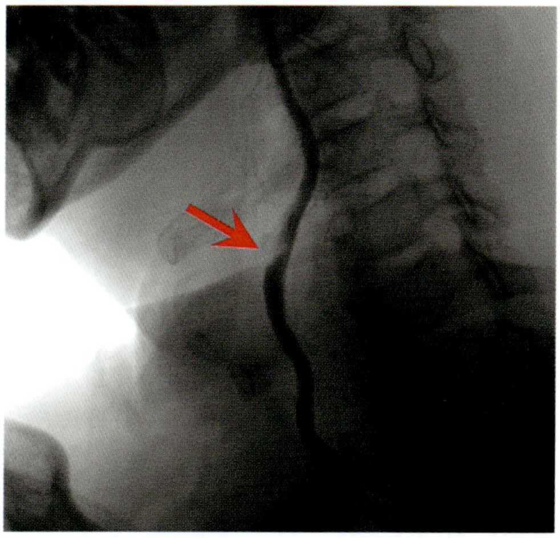

图 8-3　脑血管造影

注：右椎动脉 C_5 水平管腔局限扩张伴充盈缺损。

根据病灶特点考虑栓塞机制，分析病灶 - 供血区特点考虑右椎动脉为责任血管可能性大。完善相关检查。经颅多普勒超声：患者向左转颈约 60° 可见右椎动脉血流速度减低，PI 值升高。高分辨血管磁共振成像：右椎动脉 C_5 水平管腔略不规则，未见双腔、壁内血肿等征象。脑血管造影：右椎动脉 V2 段 C_5 水平管腔局限扩张伴充盈缺损，符合椎动脉夹层（图 8-3）。考虑在椎动脉发育异常的基础上，动脉夹层形成，血栓形成、动脉栓塞导致反复后循环梗死，曾规律抗血小板、他汀类药物治疗，无效。请介入科、骨科会诊，拟先行右椎动脉支架置入，再行手术解除局部解剖异常。再次 DSA 发现右椎动脉远端血栓形成，形成时间不详，患者左椎动脉优势，权衡利弊后予右椎动脉栓塞，术后给予阿司匹林、阿托伐他汀。

■ 出院诊断

椎动脉夹层

脑梗死

■ 随访

患者出院 1 年，临床、影像学检查无卒中复发，生活可自理，可完成简单工作。

（洪月慧）

病例 9

中老年女性枕叶癫痫
——非酮症高血糖相关癫痫

病例简介

非酮症高血糖（non-ketotic hyperglycaemia，NKH）可以引起神经系统症状，包括偏侧舞蹈、局灶性神经功能缺损、癫痫、意识障碍等。NKH 相关的癫痫和影像学表现在临床中可能被忽视。通过 PubMed 进行检索，共有 18 篇相关报道涉及 53 例患者，发现 NKH 相关癫痫常发生在长期血糖控制差的中老年患者（平均 57 岁），表现为局灶性或全面性癫痫。颅内受累特征性的影像学表现为皮质下 T2/FLAIR 低信号（96%），部分患者可以合并皮质高信号（66%）和弥散受限（55%），其中枕叶、顶叶受累最为常见。皮质下 T2 低信号的机制尚不明确，可能与一过性自由基或铁沉积相关。绝大多数颅内病变为可逆性，及早识别、积极控制血糖非常重要。

病例摘要

患者，女性，59 岁，主因“视物变形半个月，发作性意识丧失 1 周”于 2021-10 入院。

入院情况

患者于 2021-10-14 晨起时出现视野左上方彩虹样条纹，向上滚动，伴视物模糊、视物变形，呈持续性，症状逐渐加重，3 ~ 4 天后只能看清人物轮廓，伴间断头胀痛，NRS 5 分。2021-10-23 患者突发意识丧失、头向左扭转、双眼向左凝视，伴肢体强直，有舌咬伤，症状持续 1 ~ 3 分钟缓解；发作前眼前看到“菱形块”或其他形状。症状反复 3 ~ 5 次 / 日，发作间期神志清楚。起病前无感染等诱因，病程中无发热，无记忆力减退、精神行为异常。

既往史：不监测血糖，起病前半月出现多饮、多尿，无明显消瘦；起病后发现血糖升高，血糖最高 30.9mmol/L，尿糖（+++），尿酮体（±）。否认特殊用药史，余既往史、个人史均无特殊。

■ 入院查体

患者入院后频繁癫痫发作，5～6 次 / 小时，表现为头向左转，双眼向左上翻，左上肢屈曲、张力高，呼之不应，持续半分钟左右自行缓解，意识转清。发作间期可正常对答。测认知功能正常，视力指数，左侧视野缺损，余脑神经（-）。四肢肌力 5 级，肌张力正常，下肢腱反射低，双侧 Hoffmann 征、Babinski 征（-），感觉、共济正常。卧床。

■ 辅助检查

头 MRI：右侧枕叶皮质下呈 T2、FLAIR 低信号，T1 及 DWI 信号正常，ADC 信号轻度降低（图 9-1）。腰椎穿刺：压力 180mmH_2O，WBC 0×10^6/L，Pro 0.48g/L，Glu、Cl、Lac 正常，病原学（mNGS、HSV-1/2、Xpert、隐球菌抗原等）（-），血+CSF 自身免疫性脑炎相关抗体（NMDA+GAD+VGKC）、抗 Hu+Yo+Ri 抗体、抗 MOG-IgG 均（-）。脑电图：发作时见右侧后部导联为著的棘波节律。急诊多次测血糖

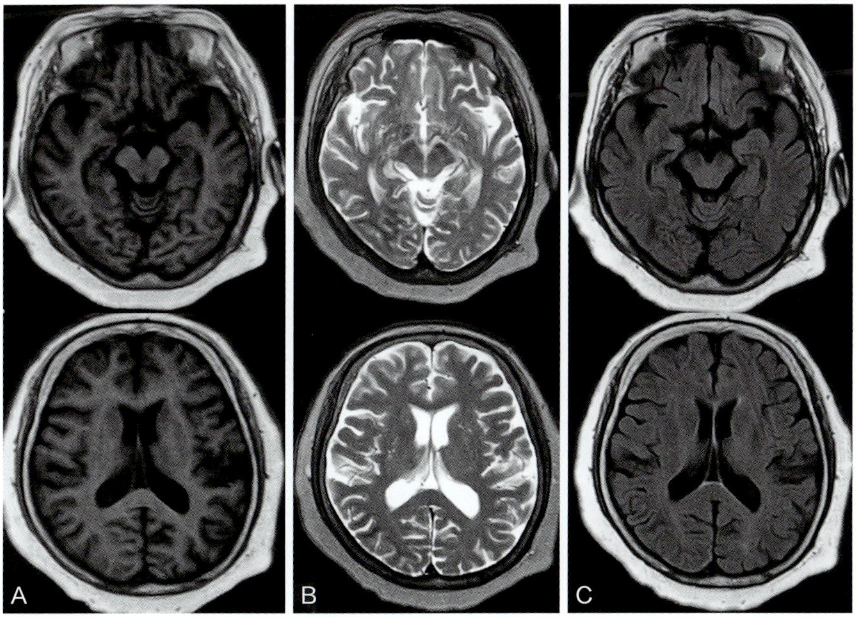

图 9-1　头 MRI（起病第 12 天）

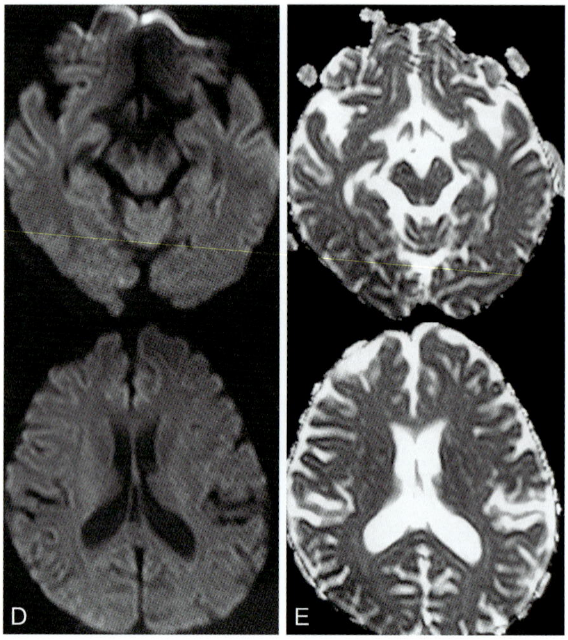

图 9-1 头 MRI（起病第 12 天）（续）

注：右侧枕叶皮质下呈 T2（B）、FLAIR 低信号（C），T1 和 DWI 信号正常（D），ADC 信号轻度降低（E）。

10～18mmol/L，尿糖 14mmol/L↑，尿酮体 TRACE，血气分析、电解质正常。免疫指标正常。

■ 诊治经过

入院后指导糖尿病膳食，加用二甲双胍 0.5g tid 降糖，监测血糖谱，血糖控制在空腹 6～7mmol/L，餐后 2 小时 6～10mmol/L。继续口服左乙拉西坦 0.75g bid 控制癫痫，停用静脉抗癫痫药泵入。患者出院时无癫痫发作，视力基本恢复正常。

■ 出院诊断

枕叶病变

非酮症高血糖相关

症状性癫痫

2 型糖尿病

（翟菲菲）

病例 10

当精神行为异常遇到出凝血障碍——抗 GABAa 受体抗体相关脑炎合并抗磷脂综合征

病例简介

抗 GABAa 受体抗体相关脑炎是一种罕见的自身免疫性脑炎，中年女性多发，18% 合并其他自身免疫性疾病，28% 合并肿瘤。该病主要临床表现为癫痫发作、精神行为异常、认知障碍、幻觉等。头 MRI 可见多灶性皮质和 / 或近皮质病变。血清和脑脊液抗 GABAa 受体检测为该病的诊断性试验。典型临床和影像学表现，联合血清和脑脊液抗体检测阳性结果，并充分除外其他疾病后，即可诊断抗 GABAa 受体抗体相关脑炎。多数患者对一线免疫治疗有效。

本例患者诊断抗 GABAa 受体相关脑炎，经免疫治疗后临床及影像学均好转。但 1 年后患者症状再发，复查头 MRI 提示双侧侧脑室旁白质病变增多，而皮质病变较前消退。血清检测发现 β_2GP1-IgM、ACL-IgM、狼疮抗凝物水平升高。第二段病程与抗 GABAa 受体相关脑炎不符，考虑合并抗磷脂综合征。在自身免疫性脑炎诊治过程中，需重点筛查与鉴别系统性免疫病，对于本例患者，尤需与贝赫切特综合征（白塞病）相鉴别，并且需注重肿瘤相关随访筛查。

病例摘要

患者，女性，64 岁，因“精神行为异常、近记忆下降、癫痫发作 1 年余，加重 1 个月”入院。

入院情况

患者于 2020-05 无明显诱因出现幻觉、精神行为异常、癫痫发作。外院查血清 ANA 胞质型 1∶100（+），抗 GABAaR 抗体（+），其他自身免疫性脑炎抗体、副肿瘤综合征抗体、抗 MOG 抗体、AQP4 抗体均（-）。脑脊液：WBC 3×10^6/L，Pro 0.4g/L。头 MRI 可见右额叶、顶叶、枕叶、双侧颞叶、双侧海马异常信号（图 10-1）；头增强 MRI 可见右侧颞叶皮质强化（图 10-2）。最终诊断考虑自身免疫性脑炎。在糖皮质激素冲击治疗第 3 天，患者精神症状开始逐渐好转，约 1 个月后症状恢复 80%~90%，生活完全自理，此后复查头 MRI 皮质病灶逐渐消失，新发侧脑室旁、半卵圆中心白质病变（图 10-3）。2021-05 患者再次无明显诱因出现精神行为异常、癫痫发作。外院诊断考虑自身免疫性脑炎复发可能，予静脉注射免疫球蛋白和糖皮质激素冲击治疗，效果不佳。为进一步诊治，以"脑炎"收入病房。

既往史：青光眼；高血压；2020 年出现反复舌面溃疡；2020-06 发现双下肢静脉血栓；2020-11 患带状疱疹。

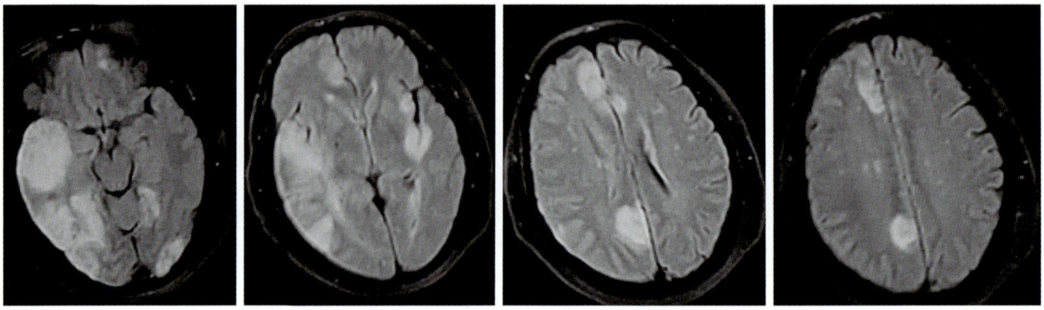

图 10-1 病程初期头 MRI

注：右额叶、顶叶、枕叶、双侧颞叶、双侧海马异常信号。

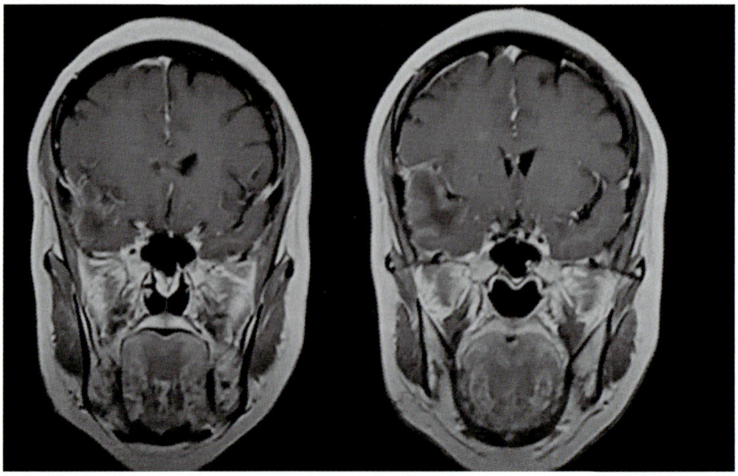

图 10-2 病程初期头增强 MRI

注：右侧颞叶皮质强化。

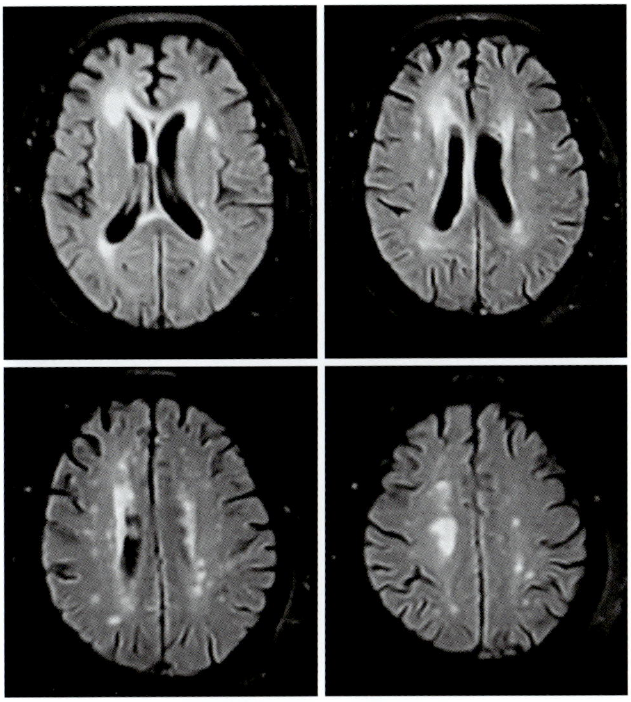

图 10-3 免疫治疗后头 MRI

注：经免疫治疗后，患者临床症状改善，皮质病变消失，但头 MRI 出现半卵圆中心及侧脑室旁白质病变。

■ 入院查体

双上肢可见散在淤点、淤斑；记忆力、定向力、计算力下降。脑神经正常。四肢近端肌力 4^+ 级，远端肌力 5 级。四肢腱反射活跃，双侧 Hoffmann 征、Babinski 征、Chaddock 征（+）。脑膜刺激征（-）。

■ 辅助检查

入院后查 ESR、免疫球蛋白、补体正常，ANA、ANCA、RF 均（-），复查 GABAaR-Ab（-）。血清抗磷脂抗体检验发现 β_2GP1-IgM（+）117AU/ml，ACL-IgM（+）12.6MPLU/ml，狼疮抗凝物 1.30。复查头 MRI 提示双侧额顶枕叶、放射冠区多发白质异常信号。

■ 诊治经过

诊断：在第一段病程中，患者的临床表现、影像学特点和 GABAaR-Ab 阳性均支持抗 GABAa 受体抗体脑炎的诊断。在第二段病程中，虽临床表现类似，但影像学提示以脑白质病变为主，非自身免疫性脑炎常见累及部位，且患者抗神经抗体检测阴性，不支持自身免疫性脑炎诊断。患者筛查发现抗磷脂抗体阳性，需考虑抗磷脂综合征可能。

治疗：患者住院后不久，患者突发心前区疼痛，向后背部放射，心肌酶升高，ECG 较前无动态改变，超声心动图无明显异常，冠状动脉 CTA 提示管腔局部轻度狭窄，考虑心肌损伤，予阿司匹林 0.1g qd、低分子量肝素钠 4000U q12h 治疗。次日出现皮肤和黏膜多发淤点、淤斑，停用阿司匹林。后出现血小板减低进行性下降，停用低分子量肝素钠。风湿免疫科会诊考虑：患者 β_2GP1-IgM 和 ACL-IgM 阳性，既往深静脉血栓形成病史，目前出现颅内病变、心肌损害、血小板进行性下降，需警惕灾难性抗磷脂综合征可能。遂予甲泼尼龙 80mg qd × 7d 静脉滴注，联合静脉注射免疫球蛋白 20 ~ 25g qd × 3d 治疗。经治疗，患者临床症状未再进展，但患者要求离院。

出院诊断

抗磷脂综合征可能性大

急性心肌损伤

下肢深静脉血栓形成

血小板减少

自身免疫性脑炎

抗 GABAa 受体抗体相关脑炎

出院随访

电话随访，患者出院 2 个月后去世，具体原因不详。

（柏　琳）

病例 11

少见的颅内静脉血栓形成——胱硫醚-β-合酶缺乏症

病例简介

胱硫醚-β-合酶（cystathionine beta-synthase，CBS）缺乏症是一种常染色体隐性遗传病，由于CBS酶的缺乏导致同型半胱氨酸聚积，从而产生一系列临床表现。该病的主要表现包括：①晶状体脱位/严重近视。②马方综合征样骨骼改变、骨质疏松、骨骼畸形等。③动静脉血栓栓塞事件。④中枢神经系统发育异常、癫痫发作、运动障碍等。诊断依赖基因检测。维生素 B_6 是 CBS 的辅酶，口服大量维生素 B_6 是该病治疗的主要方法，其他治疗方法包括限制甲硫氨酸摄入、口服甜菜碱等。根据对维生素 B_6 的治疗反应，该病可分为维生素 B_6 反应型及非反应型，前者多可仅用维生素 B_6 口服治疗，预后更好。

本例患者是1例维生素 B_6 反应型的青少年男性，以眼部受累起病，因颅内静脉血栓形成入院，经过维生素 B_6 治疗后预后良好。

病例摘要

患者，男性，14岁，主因“头晕、头痛6天，意识障碍5天”于2021-01入院。

■ 入院情况

患者于2021-01-07晨起后出现头晕、头痛，外院辅助检查提示D-Dimer 0.8mg/L；头CT见大脑大静脉、双侧大脑内静脉及右侧侧脑室内高密度影（图11-1），未特殊处置。01-08出现喷射性呕吐1次，并逐渐出现嗜睡、呼之不应。01-09就诊于我院急诊，查体：嗜睡，E3V2M4，颈项强直，复测

D-Dimer 1.87mg/L，头 CT 平扫可见双侧基底节区显著肿胀，大脑大静脉、双侧大脑内静脉及基底静脉、右侧侧脑室内部高密度影（图 11-2）。完善腰椎穿刺：脑脊液压力 280mmH_2O，WBC 16×10^6/L，Pro 3.36g/L，涂片、培养（-）。头 MRV（图 11-3）：直窦及其分支未显影，双侧横窦以远不对称。头 MRI+SWI（图 11-4）：双侧丘脑、基底节、双侧脑室旁、半卵圆中心多发异常信号伴肿胀，可见出血信号，深静脉流空信号欠佳。予肝素钠静脉泵入序贯低分子量肝素 6000U q12h 抗凝治疗，甘露醇脱水，患者意识障碍逐渐好转，收入病房。

既往史：9 岁起视力迅速下降，11 岁诊断晶状体不完全脱位。生长发育史无特殊，学习、体育成绩尚可。

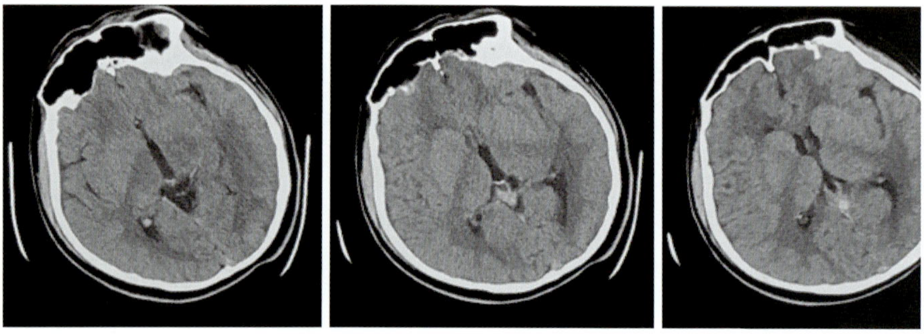

图 11-1 2021-01-07 头 CT

注：大脑大静脉、双侧大脑内静脉及右侧侧脑室内高密度影。

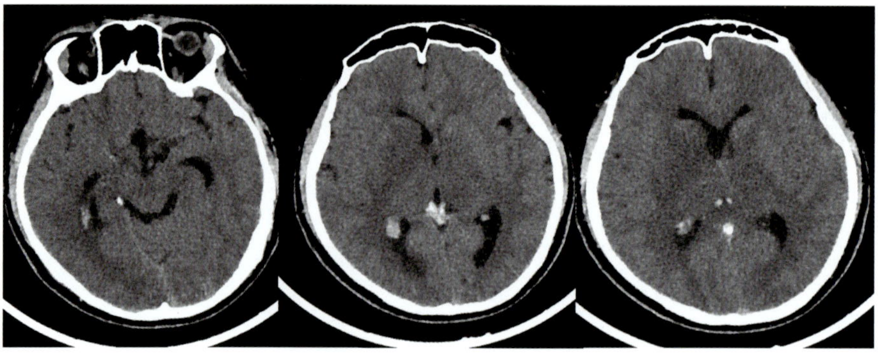

图 11-2 2021-01-09 头 CT

注：双侧皮质、丘脑及基底节区显著肿胀，大脑大静脉、双侧大脑内静脉及基底静脉、右侧侧脑室内部高密度影。

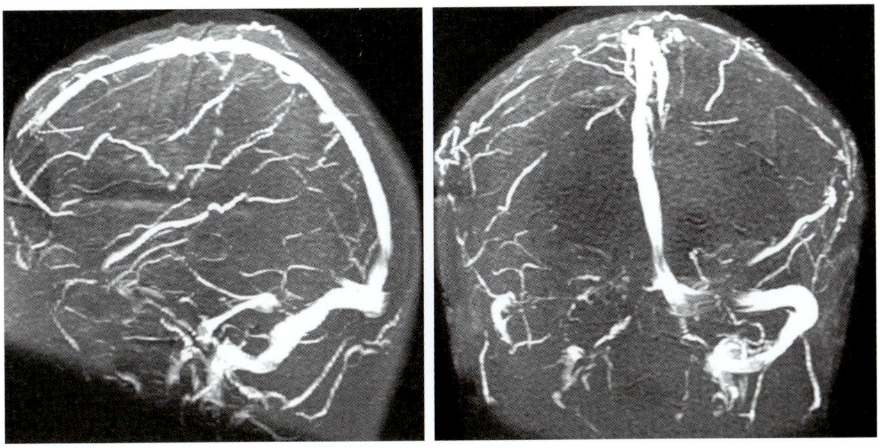

图 11-3　2021-01 头 MRV

注：直窦及其分支未显影，双侧横窦、乙状窦及颈内静脉不对称。

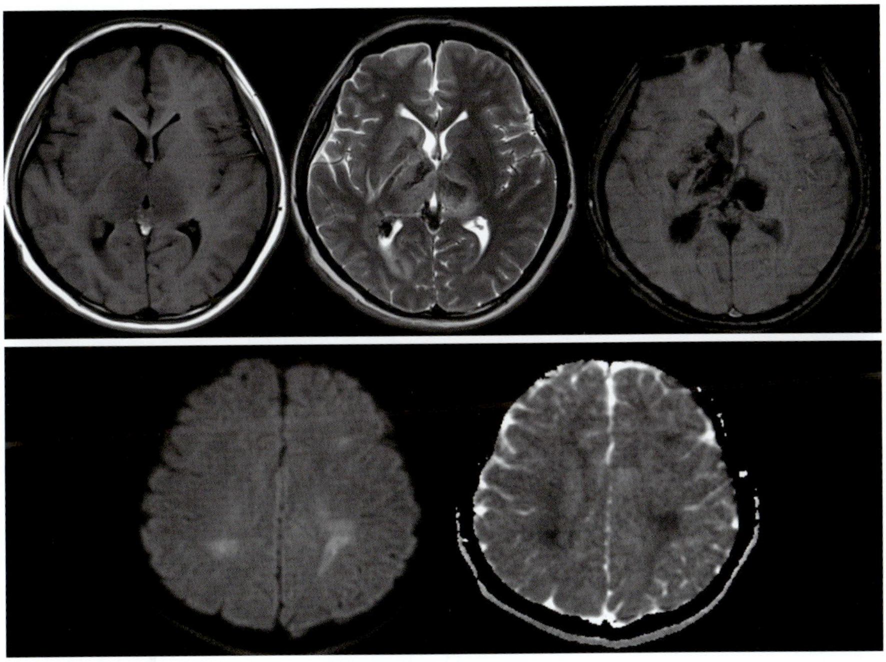

图 11-4　头 MRI + SWI

注：Galen 静脉、大脑内静脉短 T1、短 T2 信号影，提示血栓形成；双侧丘脑为主的基底节区混杂信号，伴 SWI 低信号，提示水肿、出血；半卵圆中心 DWI 高、ADC 低信号，提示静脉性梗死。

入院查体

E4V3M6，查体欠配合。脑神经（–）。四肢肌力 5 级，右侧腱反射活跃 – 亢进。双侧掌颏反射（+），余病理征（–）。双侧指鼻稳准，余共济、感觉、步态无法配合。颈强直，克氏征（+），布氏征（–）。

辅助检查

血常规、肝肾功能、电解质正常。01-14：D-Dimer 0.97mg/L FEU，01-22：D-Dimer 正常。免疫检查：ESR、hsCRP、ACE、内因子抗体、ANA 17 项、抗磷脂抗体谱 6 项、狼疮抗凝物、系统性血管炎相关自身抗体谱（–）。代谢相关检查：叶酸＜2ng/ml，维生素B_{12} 182pg/ml，Hcy＞250μmol/L，甲硫氨酸（Met）99.45μM↑（8～50μM），尿甲基丙二酸（MMA）正常。其他并发症评估如下。①血管：主动脉 CTA，腹腔干起始处狭窄，脾动脉纤细，肠系膜上动脉近中段重度狭窄，双侧髂内、髂外动脉纤细。腹腔静脉、双下肢静脉超声（–）。超声心动图：二尖瓣前叶冗长，轻 – 中度二尖瓣关闭不全。②骨骼：总钙 P 2.02mmol/L↑（0.81～1.45mmol/L），Ca 2.42mmol/L。β-CTX 1.54ng/ml↑（0.26～0.51ng/ml），T-25（OH）D 18.1ng/ml↓（＜20ng/ml 为缺乏），PTH（–）。胸腰段侧位 X 线检查：胸腰椎骨质疏松。骨密度：不符合骨质疏松。③眼部：眼底（–），晶状体半脱位。

诊治经过

颅内静脉系统血栓形成（CVT）方面：结合临床表现、影像学考虑 CVT 诊断明确，继续低分子量肝素 6000U q12h 后序贯华法林抗凝，INR 2～3。CBS 缺乏方面：CVT 病因筛查发现 Hcy 显著升高，结合血 Met 升高、尿 MMA 正常考虑 CBS 缺陷可能性大，送检基因检测。予维生素B_6逐渐加量至 50mg tid 后 3 周，同时予其他 B 族维生素口服，血 Hcy 降至 45.8μmol/L，考虑维生素B_6反应型 CBS 缺乏，维持该剂量并请营养科指导控制蛋白饮食，出院前 Hcy 降至 12.7μmol/L。其他方面：补钙及维生素 D。

出院诊断

颅内静脉系统血栓形成

高同型半胱氨酸尿症

　　胱硫醚 –β– 合成酶缺乏症可能性大

■ 出院随访

出院后基因检测回报：*CBS* 基因复合杂合突变，2 个突变分别为父源性及母源性，ACMG 分级分别为 Pathogenic 及 Likely Pathogenic。患者继续口服华法林抗凝，维生素 B_6 逐渐加量至 60mg tid，继续低甲硫氨酸饮食，Hcy 控制在 15 ~ 30μmol/L。4 个月后复查头 MRV+MRI+SWI 可见直窦及其分支显影良好，基底节区为主的水肿及出血信号较前明显好转（图 11-5）。患者恢复正常上学、上体育课，成绩优异。

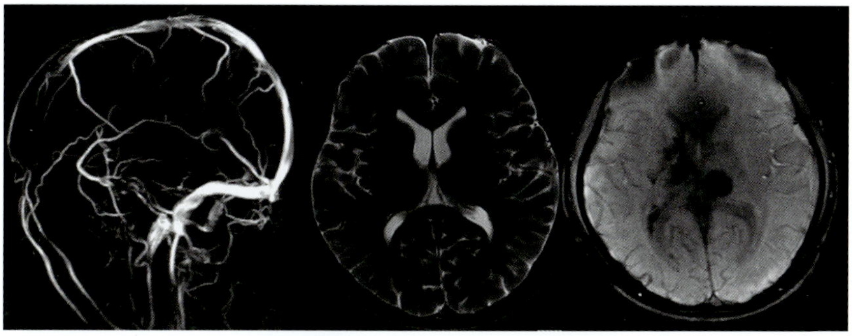

图 11-5　2021-05 随访 MRV

注：直窦及其分支显影良好，基底节区异常信号及肿胀显著好转。

（黄杨钰）

病例 12

硬脑膜动静脉瘘

病例简介

硬脑膜动静脉瘘（dural arteriovenous fistula，DAVF）指脑膜动脉与硬脑膜静脉窦和 / 或蛛网膜下腔静脉之间的异常交通，病因尚不清楚，占颅内血管畸形的 5%～15%，早期诊断对治疗 DAVF 至关重要。其临床表现具有高度异质性，主要由引流静脉的部位和大小、流量、流速决定，可出现搏动性耳鸣、颅内血管杂音，以及颅高压、脑出血、静脉性梗死、静脉窦血栓等，引起多种多样的神经功能缺损症状，为早期诊断增加难度。

本例患者以耳鸣起病，出现静脉性梗死、脑出血及丘脑病灶，经 MRA 原始图像发现左侧小脑表面异常血管影，较早识别并及时行 DSA 检查而确诊。提示耳鸣对 DAVF 有一定的诊断提示作用，TOF-MRA 上异常血管团可以作为诊断的重要影像学线索。

病例摘要

患者，女性，77 岁，主因“头晕、耳鸣 1 月余，突发言语障碍 20 余天，加重 3 天”于 2021-02 入院。

■ 入院情况

患者于 2020-12-11 突发头晕，伴左耳耳鸣及听力下降，休息后好转。2021-01-05 就诊于外院，头 MRI（图 12-1）示左侧枕叶斑片状 DWI 稍高信号。2021-01-10 突发表达困难，语言欠流畅，多用单词、短句表达，大致能理解他人言语，不能书写，构音含糊，3.5 小时后症状缓解约 80% 后就诊于我院急诊。查体：神清语利，左手轮替动作稍笨拙，余查体无特殊；头 CT 示双侧额顶叶皮质下、双侧脑室旁、基底节区多发小斑片状低密度影；考虑急性脑梗死不除外，予抗血小板、降脂治疗。此后患者症状逐渐减轻，完善头 MRI（图 12-2）示左侧颞叶、双侧枕叶皮质下多发微出血，多发白质高信号灶，MRA（图 12-3）未见颅内血管重度狭窄或闭塞。患者 01-31 无明显诱因再发表达困难加重，理解能力差，答非所问，不能阅读、书写，不能输入家中门禁密码，无法穿衣，伴发热，T_{max} 37.8℃，就诊于我院急诊。查体：神清，言语欠清，对答不切题，查体欠配合；为进一步诊治收住院。起病以来一般情况可。

既往史：高血压，高脂血症。

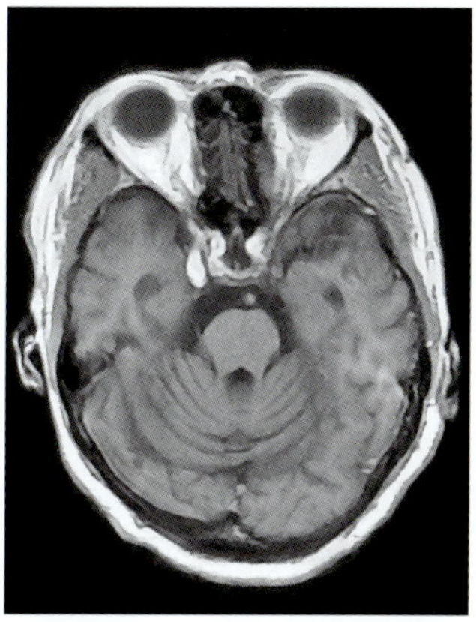

图 12-1　2021-01-05 外院 MRI

注：可见左侧颞叶皮质短 T1、等 T1 混杂信号。

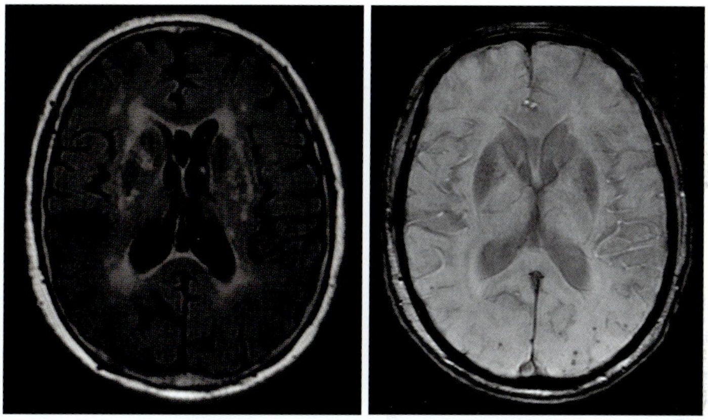

图 12-2　2021-01-13 我院头 MRI

注：双侧大脑白质多发斑片状异常信号；左侧颞叶后部双侧枕叶皮质下及右侧侧脑室后角周围多发微出血灶。

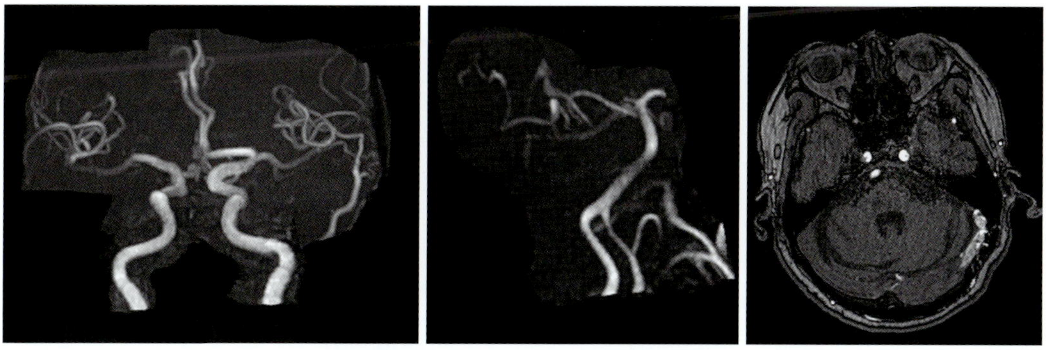

图 12-3　2021-01-16 我院 MRA

注：可见左侧小脑表面异常血管影。

■ 入院查体

神清，构音稍含糊，混合性失语，不能完成复述、命名、阅读，余脑神经（–）。

四肢肌力大致 5 级，双上肢腱反射对称引出，双下肢腱反射对称偏低；病理征（-）。右侧指鼻试验欠稳准，跟 - 膝 - 胫试验不能配合。感觉查体不配合。颈无抵抗。可拄拐缓慢行走。头颈部未闻及明确血管杂音。

■ 辅助检查

我院 MRA 原始图可见左侧小脑表面异常血管影（图 12-4）。2021-02-02 复查头 MRI+SWI（图 12-5）：左侧顶枕颞叶白质大片状长 T1、长 T2 病灶，新见左侧颞叶点状 T1 高信号病灶及左侧丘脑结节状稍长 T2、FLAIR 稍高，DWI 稍高信号，ADC 等或稍低。

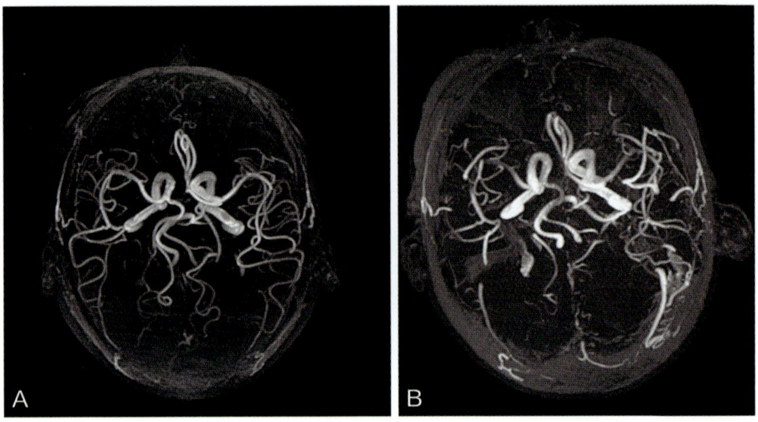

图 12-4 2009 年（A）与 2021 年（B）我院 MRA 对比

注：2021 年新见左侧局部异常血管增多。

■ 诊治经过

入院后完善血常规、肝肾功能正常。高凝检查：抗磷脂抗体、易栓 4 项、狼疮抗凝物（-），自身抗体、感染 4 项、肿瘤标志物（-）。完善动态 MRA（图 12-6）可见左侧横窦于动脉期早显影。DSA（图 12-7）明确左侧侧窦区硬脑膜动静脉瘘形成，左侧横窦近段 1/2 早显，左侧颞部脑皮质静脉逆向血流；左侧乙状窦及颈内静脉上段未见明确显影，考虑闭塞可能性大。左侧横窦远端 1/2 至窦汇处不规则狭窄，考虑血栓形成可能性大。左侧颈内静脉近心端早显。积极控制血压等对症处理，患者要求至外院行血管内治疗。

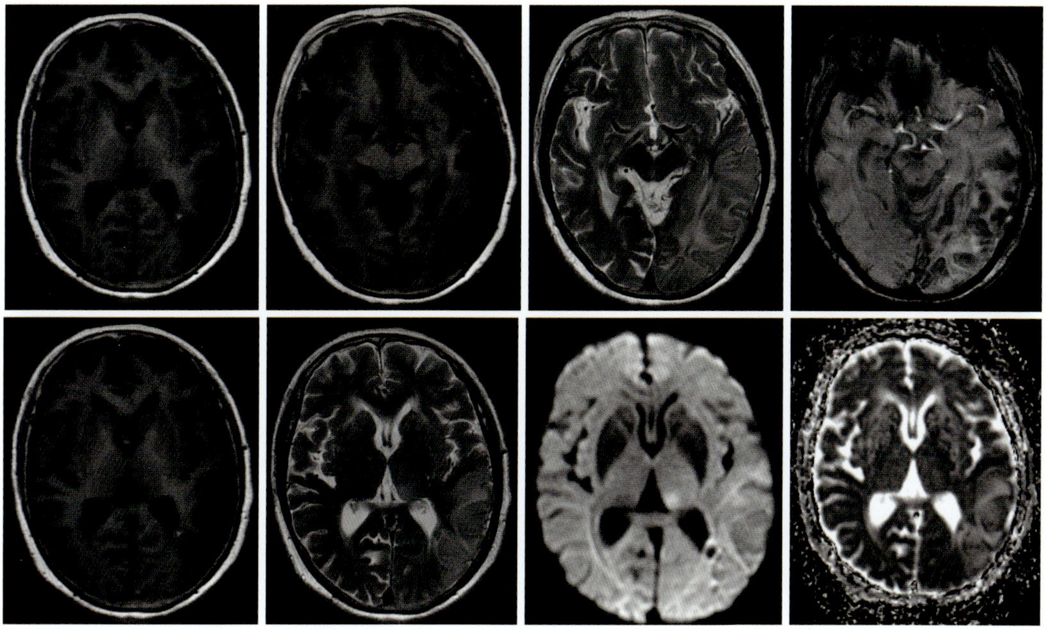

图 12-5　2021-02-02 复查头 MRI + SWI

注：新见左侧颞叶点状 T1 高信号病灶，左侧顶枕颞叶白质大片状长 T1、长 T2 病灶，左侧丘脑结节状稍长 T2、FLAIR 稍高，DWI 稍高信号，ADC 等或稍低。

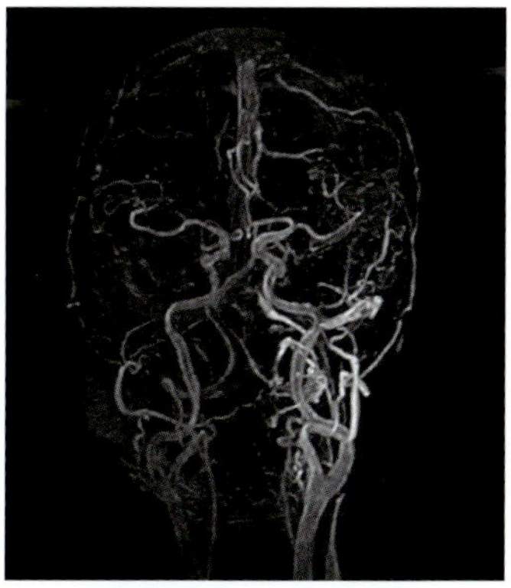

图 12-6　动态 MRA

注：可见左侧横窦于动脉期早显影。

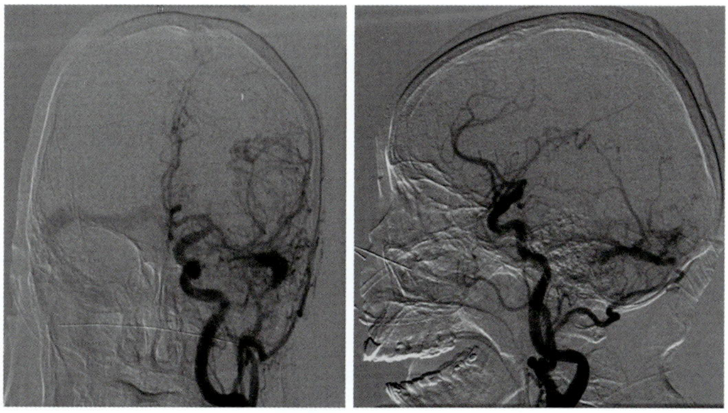

图 12-7　DSA

注：明确左侧侧窦区硬脑膜动静脉瘘形成，供血动脉为左侧枕动脉、耳后动脉、脑膜副动脉。

出院诊断

硬脑膜动静脉瘘（左侧窦区）

　　左颞顶枕静脉性梗死

　　左颞顶枕脑出血

　　左侧横窦远段狭窄

　　血栓形成可能

左乙状窦、颈内静脉上段闭塞可能

左无名静脉闭塞可能

出院随访

出院后至外院行血管内治疗后失语明显好转。

（李　佳）

病例 **13**

表现为颅内占位的小血管病

病例简介

视网膜血管病伴白质脑病和多系统损害（retinal vasculopathy with cerebral leukoencephalopathy and systemic manifestations，RVCL-S）是一种单基因常染色体显性遗传的小血管病，由 *TREX1* 基因 C 端移码突变引起，该基因突变虽然保留了 TREX1 蛋白的酶活性，但因为缺失将蛋白质固定在内质网上的 C 段，从而改变其在细胞内的定位，终引起微血管内皮功能障碍。可累及全身多系统，眼底视网膜血管受累最多见。影像学可表现为颅内肿瘤样占位，常见特征为环形强化、白质高信号（可演变为环形 / 结节样强化）、点状钙化。组织病理学特征为系统性血管病伴管腔狭窄和基底膜的多层化改变。临床误诊率很高，需与胶质瘤、血管炎、脱髓鞘等疾病鉴别。

本例患者的诊断一波三折，病初表现为颅内单一占位性病灶，疑诊为“胶质瘤”，予手术切除病灶，术后病理未发现肿瘤细胞；病程仍在进展，出现对侧类似病灶，疑诊为“血管炎”，予糖皮质激素冲击，症状仍在加重。入院后综合病程演变、脑影像特点、外院活检病理和可疑家族史，考虑 RVCL-S 可能，予补充完善眼底荧光血管造影和全外显子基因测序，最终确诊此病。目前认识到 RVCL-S 临床表现具有较大的异质性，临床上需重点观察有无特征性的脑影像改变，对有可疑家族史和全身多系统受累的患者，尤其需要警惕此病。

病例摘要

患者，男性，46 岁，主因“头痛、反应迟钝 1 年余，左下肢力弱半月”于 2020-03 入院。

■ 入院情况

2019-11 患者感冒后出现右前额阵发性痛，程度较轻，2～3 天自行好转，家属逐渐发现其反应迟钝，表现为驾车驶错目的地 2 次、倒车反应慢 1 次。外院就诊完善头 CT（图 13-1）发现右侧额叶占位，周围水肿，中线左移，同时发现脑白质散在多发点状钙化。完善头 MRI 提示增强后病灶呈环形强化，病灶中心弥散受限，同时发现多发非强化的小灶性白质高信号。根据影像特点，外院拟诊胶质瘤，2019-12 行冠切右额开颅肿瘤切除术，然而术后病理却没有发现肿瘤细胞。镜下病理：局部白质水肿，局部脑实质大片坏死、灶性钙化；坏死区域内多量小血管玻璃样变性，管腔狭窄、闭塞，部分血管纤维素性血栓形成；病灶旁血管周围淋巴细胞浸润，“淋巴套袖”形成，可见反应性星形细胞增生及多量吞噬细胞浸润。病理会诊结论考虑特殊类型小血管病可能，血管炎不除外。术后 18 天复查头 MRI（图 13-2）新见左额点状白质高信号。此后患者临床症状稳定，可胜任日常工作。术后半年（2020-05）复查头 MRI 显示上述左额白质病灶较前略增大。2020-11 因父亲去世，其激动劳累后出现白日嗜睡，偶有尿便失禁数次。再次复查头 MRI（图 13-3），发现左额白质高信号发展为占位性病变，伴环形强化和弥散受限，与右额病灶极其相似。完善 FDG-PET/CT

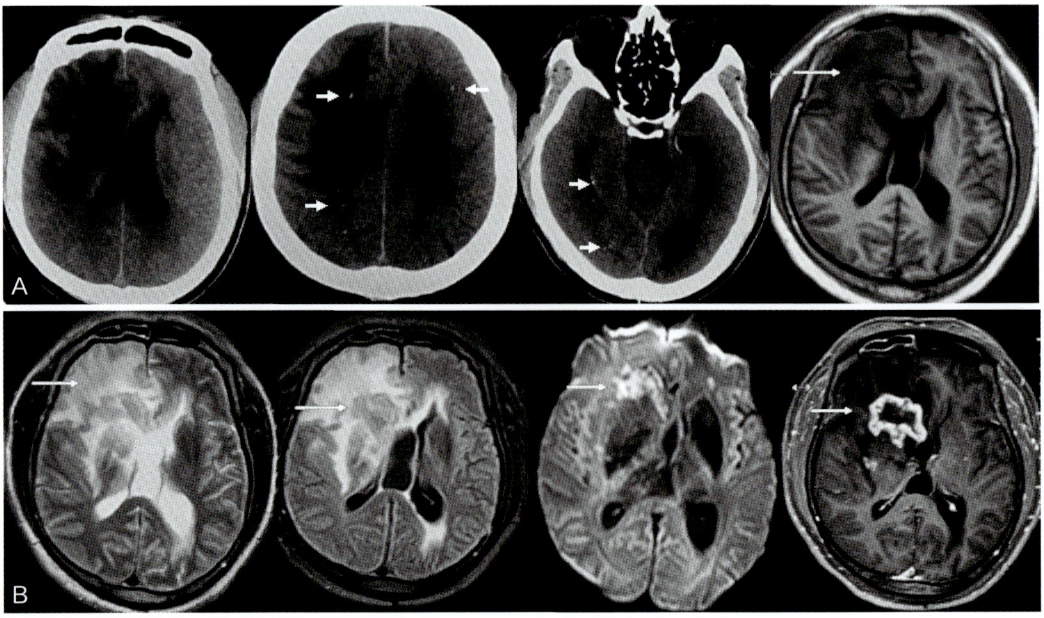

图 13-1 2019-11 头 CT+MRI

注：头 CT（A）发现右侧额叶占位，周围水肿，中线左移，同时发现脑白质散在多发点状钙化。头 MRI（B）提示增强后病灶呈环形强化，病灶中心弥散受限。

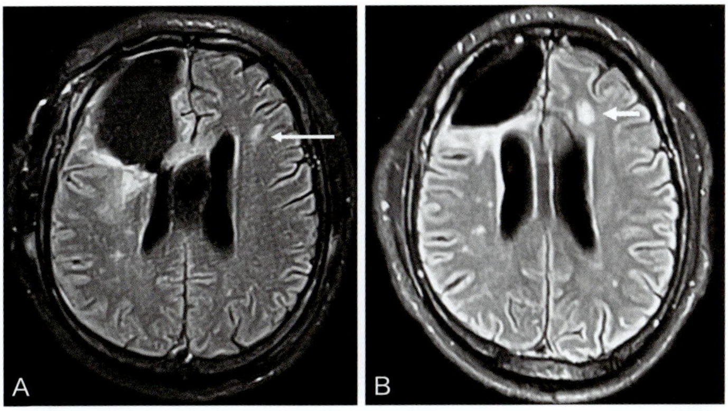

图 13-2　术后 18 天 MRI

注：术后 18 天复查头 MRI 左侧额叶新见小片白质高信号（A）。术后半年可以胜任日常工作。复查头 MRI 示左侧额叶白质高信号进一步增大（B）。

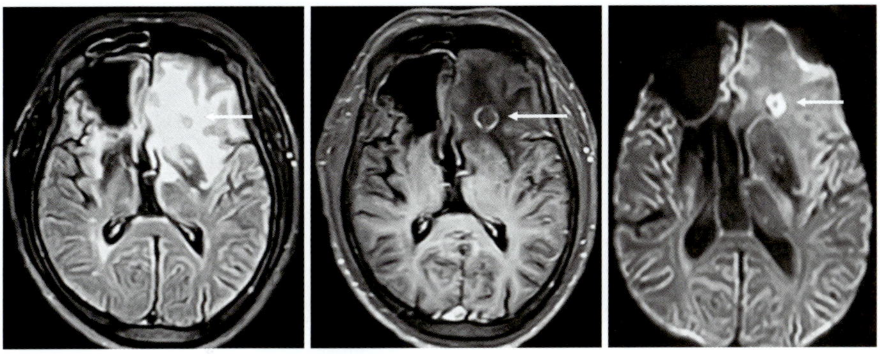

图 13-3　2020-11 头 MRI

注：左侧额叶也出现类似的颅内占位伴环形强化，正是由之前的白质高信号进展而来。

提示左额病灶结节样 FDG 代谢增高，未发现转移瘤证据；完善腰椎穿刺提示：脑脊液压力 160mmH_2O，脑脊液蛋白 1.2g/L↑，白细胞 23×10^6/L；炎性脱髓鞘相关抗体谱、病原学检查（-）。从可治性角度，此时外院考虑血管炎可能，给予糖皮质激素治疗 2 周（甲泼尼龙 1g×3d→0.5g×9d，序贯泼尼松口服 60mg×3d），然而治疗后颅内病灶并没有明显消退，仅周围水肿减轻（图 13-4）。此外，患者临床症状仍在进展，2021-02 出现 1 次左下肢“肉跳”，持续数十秒，自行消失，后行走时反复出现左下肢乏力、拖曳，坐位时身体倾斜、有跌倒。为求进一步诊治，于 2021-02-26 就诊我院门诊，收治入院。

既往史：既往高血压病史 4 年，发现肌酐略升高 2 个月（Cr 123.66μmol/L)。

个人史：长期大量吸烟、饮酒史。

家族史：家族中多人不明原因 40 岁左右去世，患者母亲和一哥哥 40 岁左右不明原因病故，一哥哥 40 岁时坠楼（可疑抑郁），一姐姐体健，患者父亲 84 岁因脑梗死去世（图 13-5）。

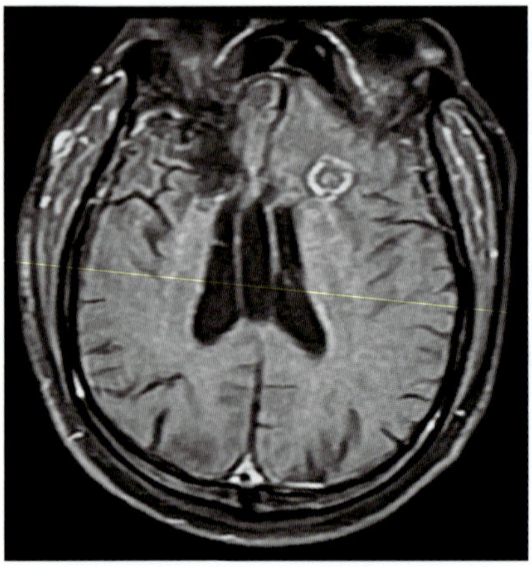

图13-4 2020-12 头 MRI

注：病灶并没有明显消退，仅周围水肿减轻。

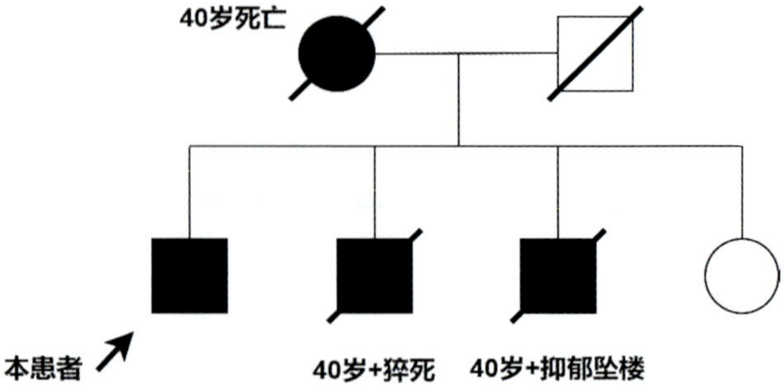

图13-5 患者家系图

■ 入院查体

BP 153/100mmHg，余内科查体无特殊。专科查体：神清语利，定向力、计算力粗测正常，延迟记忆稍差，脑神经（-）。左下肢近端肌力 5^-级，余肢体肌力 5 级，肌张力正常。左侧腱反射较右侧活跃，双侧 Babinski 征、Chaddock 征（+）。感觉、共济系统查体未见异常，行走时左下肢拖步，脑膜刺激征（-）。

■ 辅助检查

血常规：Hb 119g/L。血生化：BUN 8.18mmol/L，UA 591μmol/L，Cr（E）146μmol/L。Hcy 23.4μmol/L。ANA、ENA、ANCA、AECA、自身抗体 9 项、抗磷脂抗体谱、狼疮抗凝物、补体、红细胞沉降率、甲状腺功能、叶酸 + 维生素 B_{12} 均（-）。脑脊液：白细胞总数 18×10^6/L，Pro 1.4g/L。细胞学：WBC 400/0.5ml，LY% 90%，MONO% 10%。病原学（-）。Hu+Yo+Ri、NMDA、VGKC（血+脑脊液）（-）。OB（CSF）（+）。AQP-4/NMO-Ab（血）（-）。影像学：头增强 MRI+MRS+DWI 示右侧额叶术后改变；双额叶、左侧脑室前角旁白质多发环形强化病灶，双基底节、双侧脑室后角及右侧脑室颞角旁多发点片状异常强化灶；占位效应，大脑镰下疝（图 13-6）。脑电图：2 小时 VEEG，异常脑电图，背景中度异常，左右明显不对称；发作间期放电，醒 - 睡各期局灶性 F4 尖形慢波，尖波，棘慢波 / 尖慢波；右额局灶慢波异常及癫痫样异常放电。

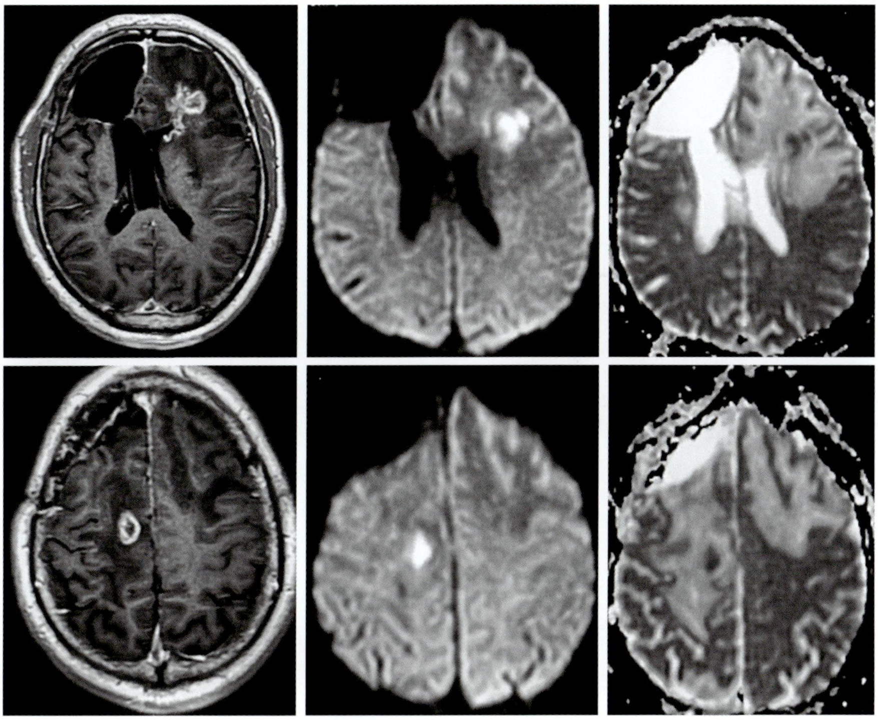

图 13-6　2021-03 头 MRI

注：右侧额叶新发环形强化，同时左侧额叶病灶仍有环形强化和弥散受限。

诊治经过

入院后结合病程演变、脑影像学特点、外院活检病理和可疑家族史，考虑 RVCL-S 可能。补充完善眼底荧光血管造影（图 13-7）：双眼眼底可见散在视网膜内微血管异常，动静脉短路，小片无灌注区；全外显子基因测序（图 13-8）：*TREX1* 基因杂合变异，c.703dupG（插入变异），氨基酸改变 p.V235Gfs*6（移码变异 −6 位后终止），最终确诊 RVCL-S。给予泼尼松 30mg qd 口服、甘油氯化钠 250ml q12 ivgtt 减轻血管源性水肿，辅以补钙、补钾、保护胃黏膜，症状基本稳定，于 2020-03-22 出院。

出院诊断

视网膜血管病伴白质脑病和多系统损害

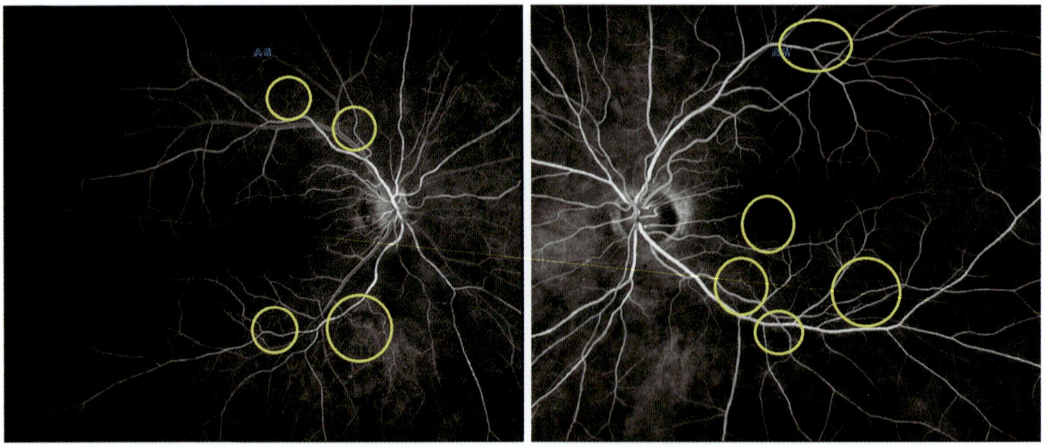

图 13-7 2021-03 眼底荧光血管造影

注：双眼眼底可见散在视网膜内微血管异常，动静脉短路，小片无灌注区。

基因	变异位点 (GRCh37/hg19)	合子型	正常人群携带率	转录版本基因亚区	家系验证	ACMG 变异评级
TREX1	c.703dupG chr3-48508753 p.V235Gfs*6	杂合 94/94 0.50	—	NM_033629.3 exon2	—	Likely pathogenic

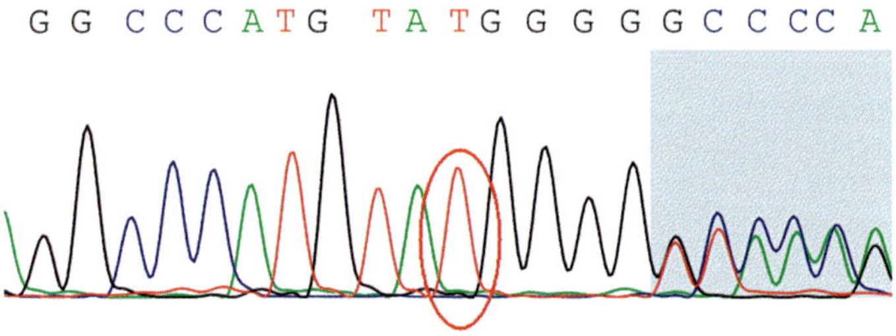

图 13-8 全外显子基因测序

注：*TREX1* 基因杂合变异，c.703dupG（插入变异），氨基酸改变 p.V235Gfs*6（移码变异 – 6 位后终止）；HGMDpro 数据库报道情况：变异位点 c.703dupG 报道为致病变异（DM），报道疾病：RVCL-S。

（司倩倩）

病例 14

反复、多发脑梗死查因：血管内弥漫大 B 细胞淋巴瘤

病例简介

血管内大 B 细胞淋巴瘤（intravascular large-B-cell lymphoma，IVBCL）是弥漫大 B 细胞淋巴瘤的特殊、罕见亚型，发病率小于 1/ 万，由于其临床表现多样、不特异，70% ~ 80% 累及中枢神经系统，较少出现淋巴结受累，在血液和脑脊液中难以检出，诊断困难。

本例报道了以发热、头痛、反复脑梗死起病的 IVBCL 患者病情进展和诊治过程，以期提高对该病的认识，避免漏诊、误诊。

病例摘要

患者，男性，45 岁，主因“发热、头痛 4 个月，反应迟钝 3 个月”于 2021-04 入院。

■ 入院情况

患者于 2021-04 出现低热，抗生素治疗无效，小剂量糖皮质激素可缓解。2021-05 糖皮质激素减量后患者再次发热，并出现全头痛和四肢乏力，血化验提示甲状腺功能、性激素轴、生长激素轴、皮质醇功能减退，完善垂体常规 MRI 发现垂体形态饱满，信号均匀，垂体炎可能（图 14-1），外院腰椎穿刺提示压力正常，白细胞 30×10^6/L（单核 92%），Glu、氯化物正常，Pro 2g/L，细胞学提示淋巴细胞为主炎症，头增强 MRI 见左侧顶叶软脑膜强化（图 14-2）。遂收入内分泌病房诊治。

既往史、个人史：无特殊，母亲因“血液病”去世。

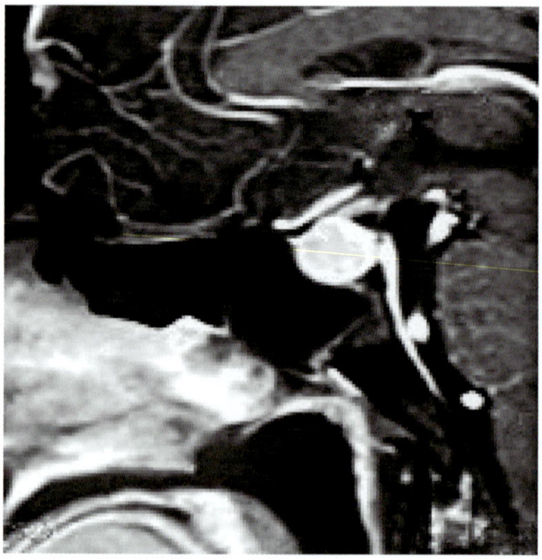

图 14-1 垂体常规 MRI

注：见垂体形态饱满、信号较均匀（高 13.3mm），增生可能，垂体炎不除外。

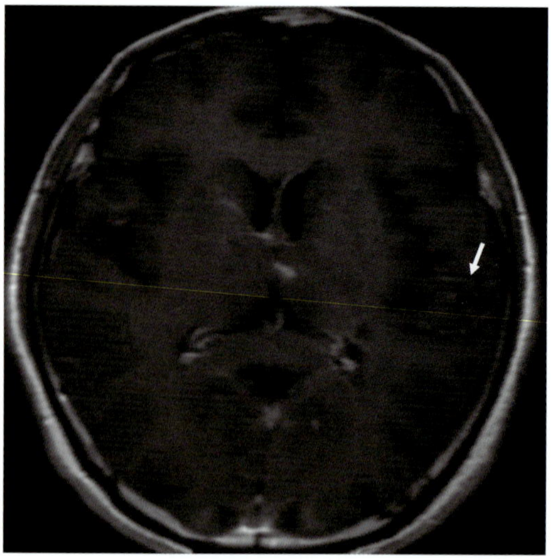

图 14-2 头增强 MRI

注：见左侧顶叶软脑膜强化。

入院查体

患者短时记忆下降（2/3），余未见神经系统阳性体征。

诊治经过

ANA 1∶320，ESA、hsCRP、IgG4、LDH、β-hCG、血/尿免疫固定电泳、肿瘤标志物正常范围，复查腰椎穿刺脑脊液细胞学未见异型细胞、NGS（−）。胸腹盆 CT、多处淋巴结超声未见异常，FDG-PET/CT 提示垂体代谢增高、炎症可能，余未见肿瘤提示；考虑患者免疫介导的垂体炎不除外，拟试用糖皮质激素治疗观察，必要时垂体活检明确。

2022-06-10 患者突发一过性失语 2 次，20 分钟缓解，头 MRI 提示左侧额叶、侧脑室上缘、枕叶、侧脑室后角多发 DWI 高信号、ADC 低信号，予阿司匹林、氯吡格雷双联抗血小板治疗，同时筛查超声心动图、LA、抗磷脂抗体 6 项均（−），鉴别考虑患者脑膜血管炎相关小卒中不除外（图 14-3）。同时患者试用泼尼松 30mg qd po × 10d 后复查垂体常规，提示垂体长径缩小（11.3mm→10.9mm），考虑治疗有效。因患者一般状况好转，且脑梗死急性期手术风险高，患者家属决定暂缓活检手术，出院观察。

出院后患者头痛加重，7 月中旬出现听理解困难、无法沟通和右上肢活动差。急诊神经科就诊，查体见木僵状态；脑神经：双侧瞳孔等大，对光反射灵敏，眼球可见水平活动，额纹对称，口角左偏；左侧上下肢可见自主活动，肌力>4 级，右侧活动少、肌力>2 级；右侧 Babinski 征、Chaddcok 征（+）；颈软。复查头 MRI 见双侧半卵圆中心、双侧基底节、左侧丘脑、第三脑室左侧、双侧额顶叶、左侧枕颞叶、侧脑室上缘和侧脑室后角、左侧脑桥、左侧小脑半球多发长 T1、长 T2 信号，部分 DWI 高信号，部分病灶强化，脑膜未见强化，垂体大致同前（图 14-4）。考虑患者中青年，梗死灶散在、多发，位于多血管分布区，同时累及皮质、深部白质、内交界区，部分病灶类似单血管集中分布。结合患者脑膜、垂体受累。同时患者快速出现血小板下降（$220 \times 10^9/L \rightarrow 47 \times 10^9/L$），贫血（Hb 116g/L→74g/L），血涂片可见噬血现象。

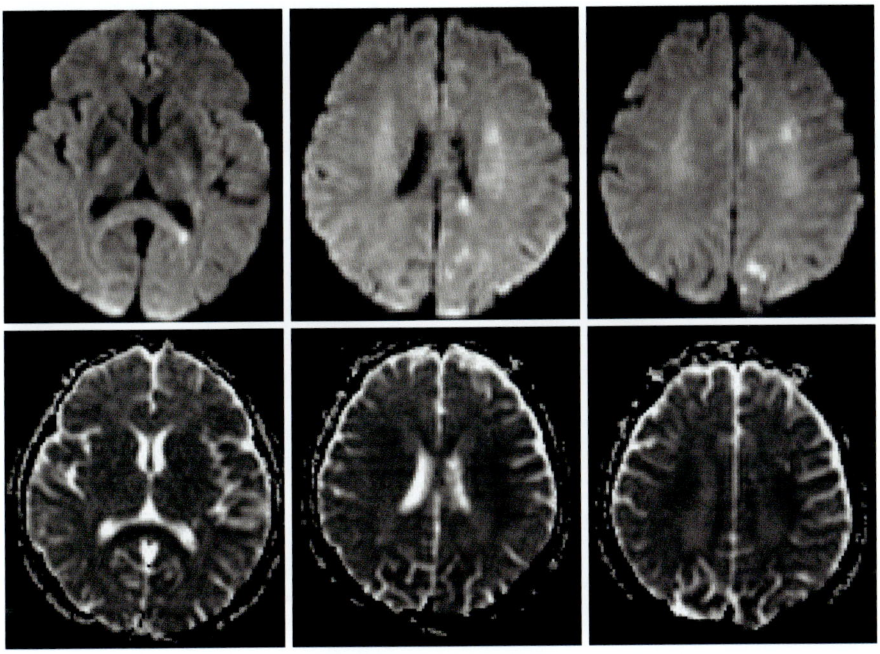

图 14-3　头常规 MRI

注：见左侧额叶、侧脑室上缘、枕叶、侧脑室后角多发 DWI 高信号、ADC 低信号。

■ 定性诊断

结合患者梗死分布范围、头 MRA 正常、无心脏基础肌病、超声心动图正常，先予排除大血管和心源性机制相关卒中；多发、散在分布梗死灶，合并脑膜炎性反应，需考虑中枢神经系统血管炎，但患者无系统性免疫病、感染相关继发中枢神经系统血管炎证据，且原发性中枢神经系统血管炎无法解释垂体受累。高凝状态也表现为该分布模式，但患者 D-Dimer 正常范围，无颅外血管栓塞证据且无免疫［易栓 4 项、LA、自身抗体 6 项（−）］、肿瘤相关高凝基础，因而高度疑诊 IVBCL。

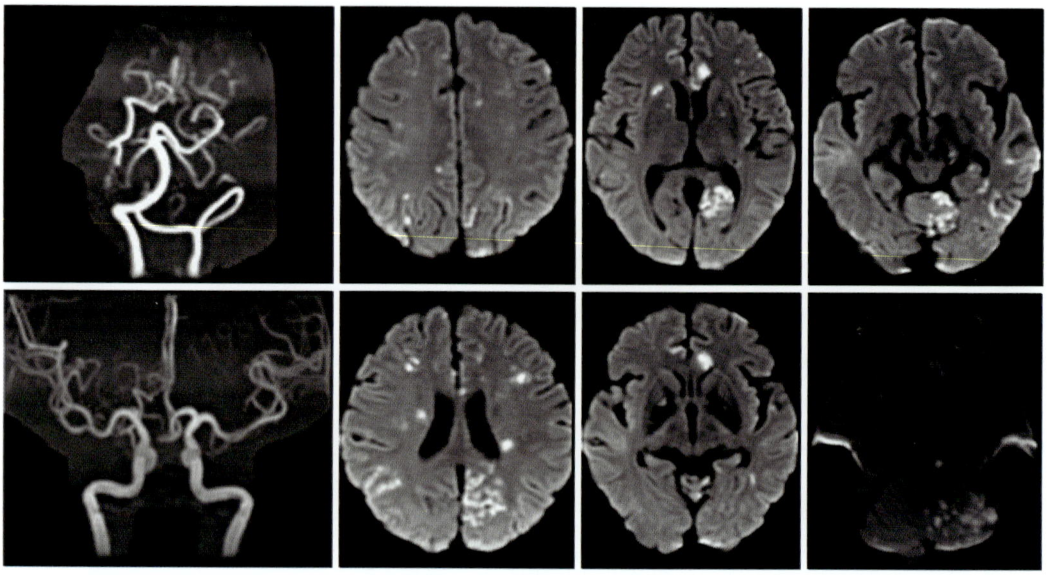

图 14-4 复查头 MRI+MRA

注：见双侧半卵圆中心、双侧基底节、左侧丘脑、第三脑室左侧、双侧额顶叶、左侧枕颞叶、侧脑室上缘和侧脑室后角、左侧脑桥、左侧小脑半球多发长 T1、长 T2 信号，其中部分 DWI 高信号，头 MRA 未见异常。

送检血 IL-10＞1000pg/ml↑，IL-6 5.6pg/ml，CSF IL-10 480.0pg/ml↑，IL-6 84.3pg/ml，支持 IVBCL 诊断。遂积极寻找病理证据，因患者一般状态差、全麻手术风险极高，综合考虑无垂体或脑活检条件，迅速行皮肤盲检×3 次、骨髓活检均（－）。再次送检脑脊液流式细胞学，免疫表型报告异常表型 B 细胞。送检外周血循环 DNA 见 IgH-BCL6 t（3，14）（26.2%），MYD88 p.L265P（65.3%），倾向 ABC 型（概率 93.72%）。

■ 出院诊断

非霍奇金淋巴瘤（B 细胞淋巴瘤，ABC 型，Ann Arbor Ⅳ期 B），临床疑诊 IVBCL。

■ 治疗转归

血液科迅速予患者泽布替尼＋利妥昔单抗＋甲氨蝶呤化疗，患者 PLT、Hb 快速上升，1 程化疗后意识状态恢复至 E4V1M6，可小幅活动上下肢；4 程化疗后电话随访，患者神清、对答切题，可独立行走，遗留记忆力差和左侧肢体活动笨拙。

（付瀚辉）

病例 15

青年卒中的少见病因——非细菌性血栓性心内膜炎

病例简介

非细菌性血栓性心内膜炎（nonbacterial thrombotic endocarditis，NBTE）又称 Libman-Sacks 心内膜炎、疣状心内膜炎。最常见的病因是晚期恶性肿瘤（尤其腺癌）和系统性红斑狼疮。发病机制包括局部物理损伤、细胞因子介导的瓣膜损伤、血小板和凝血活性增加等。

本病临床表现为动脉系统多发栓塞。NBTE 的赘生物比感染性心内膜炎更易脱落导致栓塞事件。诊断依靠超声心动图，经食管超声心动图的敏感性最高。NBTE 的治疗包括抗凝（首选低分子量肝素或普通肝素）及治疗潜在恶性肿瘤或相关疾病，必要时可以手术治疗。

病例摘要

患者，女性，39 岁，因“突发言语不利 1 个月，加重伴右侧肢体无力 1 天”于 2020-12 入院。

■ 入院情况

患者 1 个月前无诱因出现醒后言语表达困难。当时外院头 MRI：左侧顶叶、岛叶梗死。辅助检查：cTnI 7.35ng/ml↑，CK-MB 26U/L↑。心电图：Ⅱ、$V_4 \sim V_6$ 导联 T 波倒置。超声心动图：主动脉瓣二瓣化畸形。下肢静脉超声：双侧小腿肌间静脉血栓形成。诊断“非 ST 段抬高型心肌梗死、急性脑梗死、深静脉血栓形成”。治疗：予华法林 3mg qd、氯吡格雷 75mg qd、阿托伐他汀 20mg qn 口服。1 天前患者无诱因再次突发理解、表达困难，伴右下肢走路拖曳，右手持物无力。为明确病因来我院。患病来饮食、二便同前，体重变化不明显。

既往史、个人史：体健，无烟酒嗜好，已婚已育。

家族史：无特殊。

■ 入院查体

神清，不完全混合性失语，复述差，Gerstmann 综合征。左侧鼻唇沟浅。左上肢远端肌力 3 级，余肢体肌力 5 级，病理征（-）。感觉查体难配合判定。左侧偏身忽视。NIHSS 5 分。

■ 辅助检查

头 MRI：右侧颞、顶、枕叶、基底节多发大片新发梗死，左侧顶叶可见稍陈旧的梗死灶（图 15-1）。下肢静脉超声：右侧胫前动脉血栓，双小腿肌间静脉血栓。动脉粥样硬化危险因素：血压、血脂、HbA1c 正常，Hcy 17.1μmol/L↑。头颈 CTA：右 M1 段纤细。免疫检查：ESR、ANCA、APS 谱、ANA 谱（-）。狼疮抗凝物：LA 1.23s↑（<1.2）。高凝检查：D-Dimer 24.11mg/L↑。易栓症四项：蛋白 S 50%↓（76～135）。肿瘤筛查：CA125 533.0U/ml↑。胸腹盆 CT 平扫：左侧盆腔占位（图 15-2）。心脏筛查：TCD 发泡试验（-），TCD 栓子监测：监测 15 分钟，左侧出现 2 个、右侧出现 3 个微栓子信号。TTE：主动脉瓣二叶瓣畸形；TEE：主动脉瓣赘生物，随血流漂动。血培养 5 次：4 次（-），一次 31 小时报警大量 G^+ 球菌，菌种鉴定为藤黄微球菌。

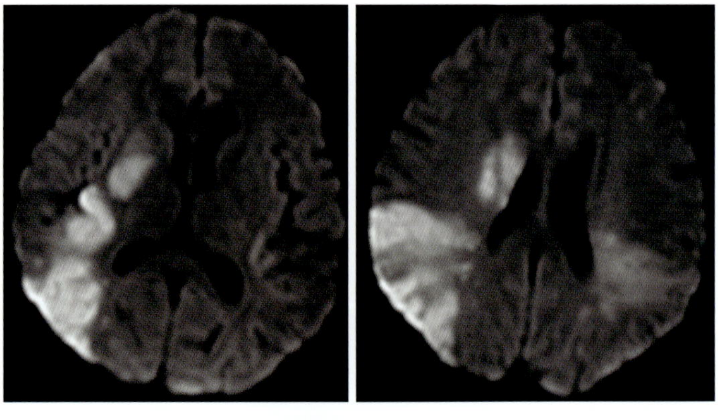

图 15-1 头 MRI

注：右侧颞、顶、枕叶、基底节多发大片新发梗死，左侧顶叶可见稍陈旧的梗死灶。

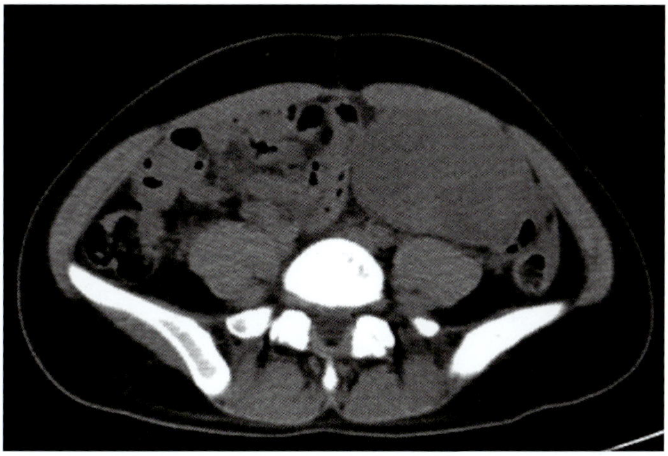

图 15-2　腹盆 CT 平扫
注：左侧盆腔占位，附件来源可能。

■ 诊治经过

入院后继续给予低分子量肝素 4000U q12h 皮下注射。病因方面，相继筛查出卵巢来源的恶性肿瘤、主动脉瓣赘生物，考虑妇科恶性肿瘤继发高凝倾向，导致无菌性心内膜炎，计划先行妇科肿瘤切除术。但由于术前血培养培养出大量 G^+ 球菌，不能除外感染性心内膜炎，经多学科会诊讨论，决定先行心脏手术。遂行主动脉瓣置换术，植入 Carbomedics 机械瓣膜，术后过渡为华法林抗凝。术后病理（主动脉瓣）退变的瓣膜组织，伴玻璃样变性及黏液变性，可见附壁血栓，遂排除感染性心内膜炎。心脏手术 3 周后，妇科行剖腹探查，术中冰冻病理示“低分化癌”，遂行全子宫 + 双附件 + 大网膜 + 阑尾切除术。术后病理：卵巢透明细胞癌。

■ 出院诊断

左侧卵巢透明细胞癌
非细菌性血栓性心内膜炎
　　脑梗死
右侧胫前动脉血栓形成
心肌损伤

■ 出院随访

出院后继续华法林抗凝治疗。妇科行 TP 化疗。随访 3 年存活。

（姜　南）

病例 16

觅“瘤”踪：腰骶神经根淋巴瘤病

病例简介

淋巴瘤可通过肿瘤细胞直接浸润，或远隔效应导致的副肿瘤神经综合征引起周围神经受累，其中肿瘤直接浸润是导致神经根病变的最主要原因。

本例患者以下肢根性疼痛起病，症状反复出现并自发缓解，后期出现下肢无力，病初脊髓 MRI 及 PET/CT 检查大致正常，入院后反复行脑脊液细胞学及流式细胞检查均无明显异常，最终行腰神经根活检确诊弥漫大 B 细胞淋巴瘤。本病例说明神经根淋巴瘤病可表现出显著的症状波动性，MRI、PET/CT 及脑脊液细胞学的阴性结果均不能排除恶性病变，必要时需完善神经根活检等有创检查，以期及早确诊。

病例摘要

患者，女性，34 岁，因“双下肢疼痛 1 年，无力 2 个月”于 2021-05-25 入院。

■ 入院情况

2020-04 患者出现右大腿后部牵拉样疼痛，无放射痛，否认肢体麻木无力。2020-05 右腿痛好转，但出现左臀部疼痛。此后左右下肢交替疼痛，约每月交替一次，范围逐渐扩大至左髋部、大腿后侧、右髋、大腿后侧、右小腿及右足，疼痛程度加重，伴双腿束缚感，伴右腰部乏力，尚可爬楼。2020-09 出现右下肢无力及皮疹，2020-11 左眼胀痛、左上睑皮疹，外院均考虑带状疱疹，给予阿昔洛韦输液后好转。2020-11 会阴部麻木，1 个月后好转。2020-12 左手尺侧麻木，1 个月后好转。2021-03 外院查血常规、血生化、ESR、CRP 正常；

ANA（−）；头＋颈胸腰椎平扫 MRI、肌电图未见异常，但患者出现双下肢剧烈疼痛及无力，上楼需扶栏杆；排尿等待。2021-03 某日晨起后左眼闭目困难、口角右偏、左耳痛，针灸后好转。2021-05 起左侧会阴部麻木，尿等待好转；双侧背部平脐水平以下麻木及烧灼感；双下肢无力加重，需坐轮椅。为进一步诊治入院。

既往史：2017 年左乳腺肿物活检诊断弥漫大 B 细胞淋巴瘤，放化疗后病情稳定，2020-11 行 FDG-PET/CT 大致正常。面神经麻痹史。

■ 入院查体

神清语利，左侧额纹浅，闭目露白，口角右偏。双上肢肌力 5 级，右侧下肢近端 2 级，远端 4 级。左侧下肢近端 3 级，远端 5 级。双侧上肢腱反射亢进。双下肢腱反射低至未引出。双侧 Hoffmann 征及左侧 Babinski 征（＋）。左膝周围针刺觉减退，右膝及左髋可疑振动觉减退。脑膜刺激征（−）。

■ 诊治经过

入院后完善相关化验检查：血常规、尿常规、便常规、肝肾功能、凝血功能正常。感染指标：感染 4 项、隐球菌抗原、布氏杆菌凝集试验、T-SPOT.TB（−）；PPD 试验（＋＋），VZV-IgM（−），VZV-IgG（＋）。免疫检查：ESR、Ig3 项、补体、IgG 亚类、hsCRP 正常；副肿瘤综合征抗体谱、抗神经节苷脂抗体谱、ANA、ANCA、ACE（−）。肿瘤相关检查：血涂片、血／尿 M 蛋白（−）。脑脊液检查：压力 140mmH_2O，WBC 52×10^6/L，单个核 51×10^6/L；Pro 6.95g/L，Glu 3.6mmol/L；IL-6 21.3pg/ml，IL-8 459pg/ml，IL-10 19.8pg/ml，SOB（＋）；细胞学：淋巴细胞性炎症，个别细胞不典型；流式细胞学：B 细胞比例升高，T/B 细胞免疫表型大致正常；Filmarray、NGS、分枝杆菌核酸、细菌涂片（−）。复查脑脊液细胞学及流式细胞检查无明显变化。影像学检查：头、颈、胸增强 MRI 未见明显异常。腰椎增强 MRI（图 16-1）：马尾及双侧腰神经均匀增粗、强化。PET/CT：L_4 及 L_5 右侧椎间孔区神经根增粗，代谢增高，不除外淋巴瘤累及病变。肌电图：双下肢及胸旁肌神经源性损害，双下肢 SSR 异常，NCV 未见异常。活检：骨髓穿刺、活检及骨髓流式细胞学未见肿瘤细胞。右侧 L_4 神经根活检，术中见 L_4 神经根明显增粗、表面张力较高、表面血管丰富。病理示弥漫大 B 细胞淋巴瘤（非生发中心型）（图 16-2、图 16-3）。

■ 出院诊断

弥漫大 B 细胞淋巴瘤（非生发中心来源，ⅡA 期）

腰骶神经根受累

带状疱疹病毒感染后

左侧周围性面瘫

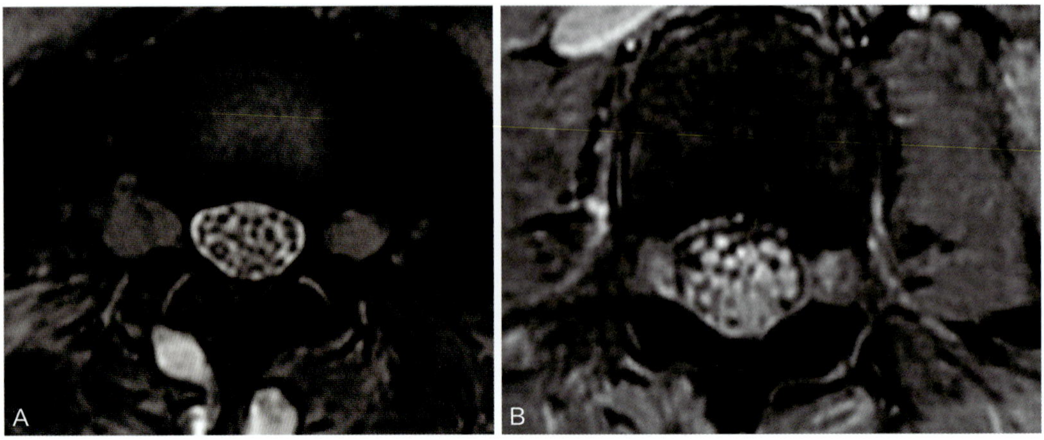

图 16-1 腰椎增强 MRI

注：T2（A）及增强序列（B）示马尾、腰神经增粗强化。

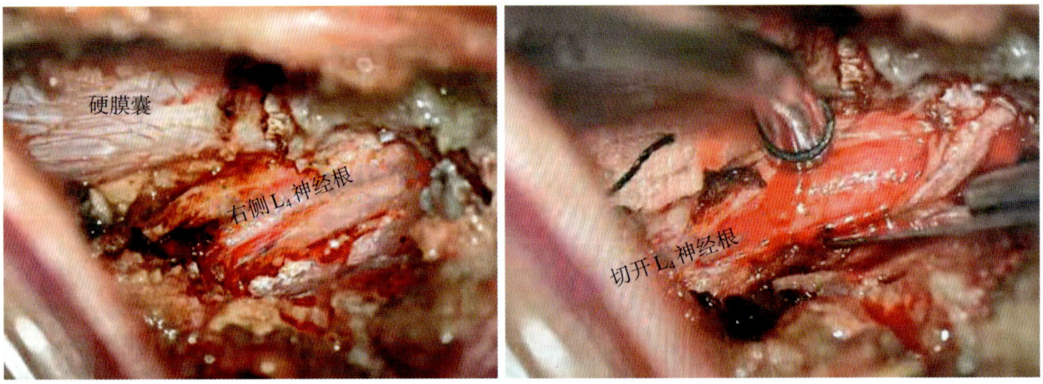

图 16-2 术中所见

注：L_4 神经根明显增粗、张力较高、表面血管丰富。

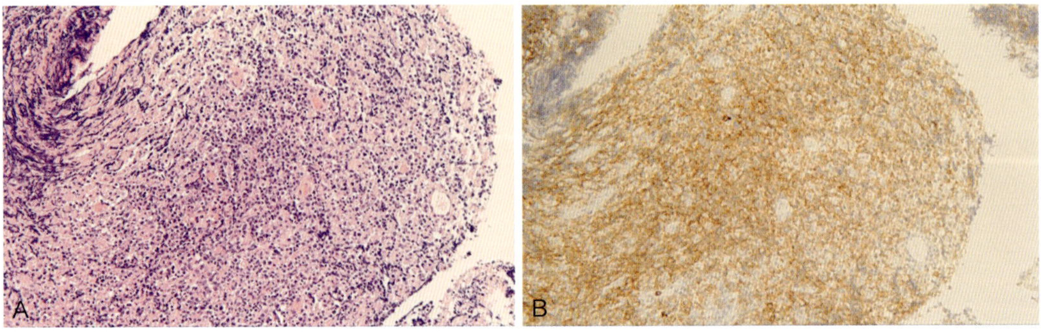

图 16-3 L_4 右侧神经根病理

注：神经纤维组织间见异型淋巴样细胞浸润，结合免疫组化符合弥漫大 B 细胞淋巴瘤（非生发中心型）（A. HE 染色；B. CD19 免疫组化染色）。

■ 出院随访

患者出院后于外院化疗，自诉化疗后复查脑脊液指标较前好转，腰椎增强 MRI 及 FDG-PET/CT 所示腰骶神经根增粗强化及高代谢减轻，但双下肢无力及感觉异常无好转，尿失禁，留置尿管。拟行骨髓移植进一步治疗。

（刘曼歌）

病例 17

危险的水肿：特发性系统性毛细血管渗漏综合征累及中枢神经系统

病例简介

特发性系统性毛细血管渗漏综合征（Clarkson 病）是一种以毛细血管内皮紧密连接破坏为病理基础的罕见疾病，典型表现包括低血压、低白蛋白血症、血液浓缩发作。中枢神经系统受累的世界范围仅报道 6 例。

本例患者有既往明确特发性系统性毛细血管渗漏综合征发作病史，本次出现进行性加重脑水肿脑病，积极对症治疗后最终因脑疝死亡。根据病程后期体液回收高容量的进展规律，推测本例患者在该时期血脑屏障修复困难、颅内血管随灌注压调节能力受损等机制造成进行性高灌注脑水肿。容量控制是该病关键的对症治疗措施。由于病因尚不明确，免疫治疗或针对 M 蛋白治疗的有效性均尚未得到明确证实。对该病机制及治疗靶点完整深入的认识还需要长期的随访观察及对相似病历的总结和思考。

病例摘要

患者，男性，40 岁，主因“发作性意识丧失、抽搐，精神行为异常 1 月余”于 2021-09 入院。

■ 入院情况

2021-07-27 患者劳累后突发意识障碍、倒地，伴手足僵直抽动、口吐白沫、尿便失禁，持续 5 ~ 10 分钟抽搐停止，后出现不能对答、烦躁多动、不能认识家人，间断出现视幻觉和胡言乱语。当地医院头 MRI 提示（图 17-1）广泛皮质、皮质下白质、脑桥、桥臂长 T2、ADC、FLAIR 高信号病灶，不伴强化；腰椎穿

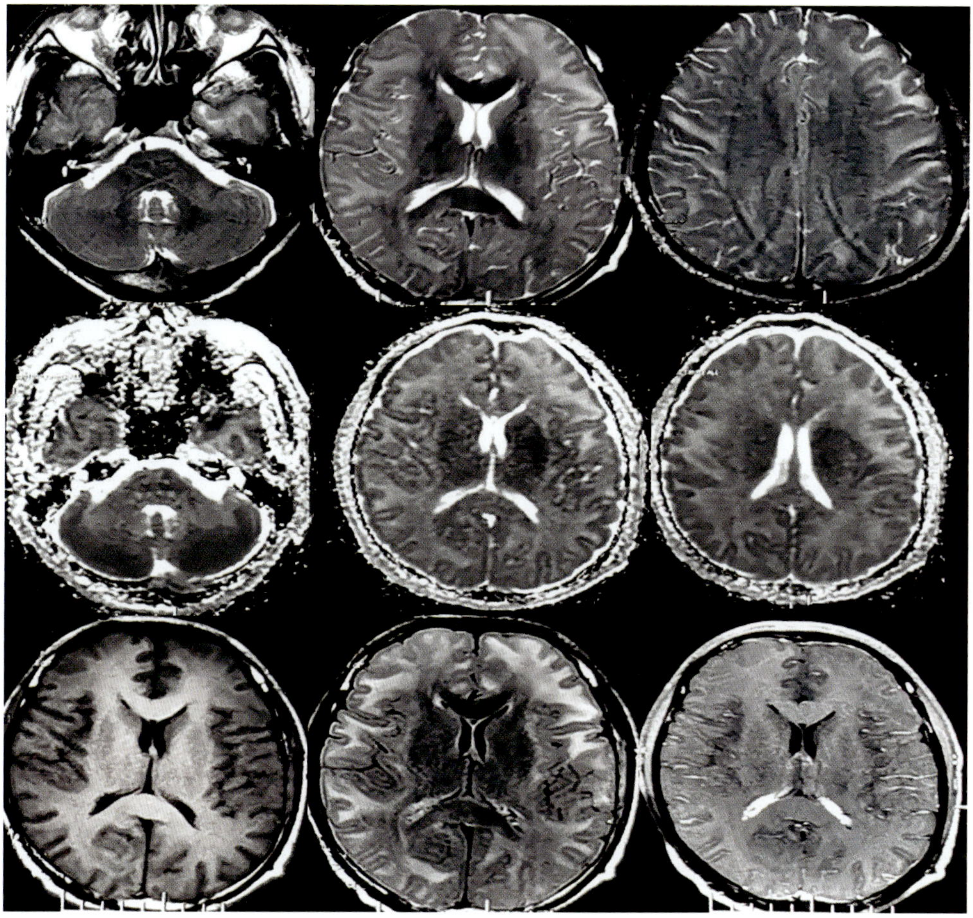

图 17-1　外院头 MRI

注：提示广泛皮质、皮质下白质、脑桥、桥臂长 T2、ADC、FLAIR 高信号病灶，不伴明显强化。

刺压力 290mmH_2O，WBC 1×10^6/L，Pro 1.25g/L；脑电图示广泛性慢波活动。予以对症治疗 2 天后患者精神症状稳定。08-22 患者再发意识丧失、倒地，头向右偏、眼球上翻、四肢僵直、抽搐，牙关紧闭、口吐白沫，持续 5 分钟抽搐缓解；此后每日出现上述发作 1～4 次，每次持续约 5 分钟，发作间期胡言乱语、躁动亦较前加重。再次于外院就诊，复查头 MRI 基本同前，继续丙戊酸钠抗癫痫治疗，无好转。08-30 患者就诊我院急诊，入抢救室予左乙拉西坦 1g bid 抗癫痫、咪达唑仑镇静及其他对症支持治疗，未再出现发作性意识丧失、抽搐，间断胡言乱语及躁动较前好转。完善腰椎穿刺：压力 180mmH_2O，WBC 4×10^6/L，Pro 2.39g/L，脑炎抗体谱（－）。现为进一步诊治收入我科病房。

既往史：2017 年起出现间断自发缓解的颜面部及双下肢水肿，2019 年有一次不明原因休克，2019-08 我院血液科住院，检查发现 M 蛋白血症（IgGκ），诊断特发性系统性毛细血管渗漏综合征（Clarkson病）相关可能，未予特殊治疗。

入院查体

谵妄状态，对答部分切题，查体不合作，有幻视，时间、空间定向力明显下降。颈项强直（+）。四肢肌力基本正常。腱反射活跃，病理征未肯定引出。感觉检查无法配合，对疼痛刺激有反应。眼底（原瞳）：双眼视盘弥漫水肿、出血。

辅助检查

2019-08我院血液科住院期间检查，M蛋白3.80g/L；IgGκ（+）；骨髓细胞形态学：增生活跃，粒系52%，红系28%。浆系比例增高占6%，其中幼稚浆细胞占5%。骨穿流式细胞学：可见少量异常表型的浆细胞。2021-08外院检查，腰椎穿刺：压力290mmH$_2$O，WBC 1×10^6/L，Pro 1.25g/L；胸部CT：双侧胸腔积液。2021-08-30我院检查，腰椎穿刺：脑脊液压力180mmH$_2$O，WBC 4×10^6/L，Pro 2.39g/L，脑炎抗体谱、Hu+Yo+Ri（−）；细胞学未见明显异常；IgG（CSF）325.0mg/L，Alb 2010mg/L，SOB（−）；病原学（−）；M蛋白6.24g/L。

诊治经过

入院后完善血常规、血生化、凝血功能、感染、免疫方面筛查未见异常。复查头MRI增强同前。经血液科专业组查房及神经科大查房，诊断考虑Clarkson病相关脑病可能大，予以地塞米松15mg qd减轻脑水肿，左乙拉西坦1g bid抗癫痫，奥氮平5mg qd、罗拉0.5mg qd对症治疗。09-10晨起出现意识下降，右侧眼神经麻痹，急查头CT（图17-2）提示脑组织高度水肿，中脑边界模糊，右侧受压明显。予以持续重

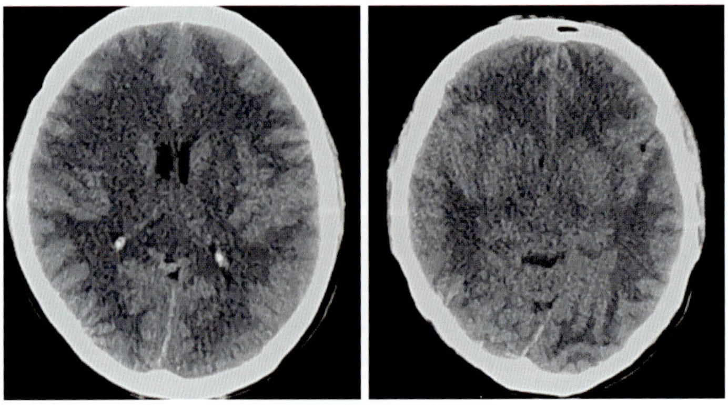

图17-2　头CT

注：提示脑组织高度水肿，中脑边界模糊，右侧受压明显。

症监护，加强甘露醇脱水、呋塞米利尿、地塞米松改为 15mg bid iv。09-15 晚出现指氧、血压迅速下降至测不出，心跳逐渐减慢至停止，心肺复苏后恢复自主窦性心律、气管插管。考虑脑疝加重，患者家属签字拒绝进一步 ICU 治疗，自动离院。

■ 出院诊断

脑病

　　Clarkson 病相关可能

呼吸心搏骤停

症状性癫痫

■ 出院随访

自动离院后约 3 小时患者呼吸、心跳停止死亡。

（刘子悦）

病例 18

减重有风险，手术需谨慎——营养不良性骨软化症

病例简介

严重的维生素 D 缺乏是导致骨软化症的重要病因。骨软化症患者最常见的临床表现依次为骨痛（94%）、肌无力（94%）、骨压痛（88%）及骨折（76%），其他症状包括肌痉挛、面神经征阳性、肢体麻/痛感等。骨软化症相关肌病的发生率为 73%～95%，维生素 D 缺乏及相伴的低钙血症、继发性甲状旁腺功能亢进是其发生的可能机制。骨软化症相关肌病患者的肌电图可无异常发现或呈肌源性损害，但往往仅有运动单位电位缩小而无自发电位，文献报道异常率为 33%～100%。肌肉活检可无特异发现或仅见Ⅱ型肌纤维萎缩。通过及时对症补充维生素 D 及钙剂，肌无力症状通常是可逆的。

本例患者因减重手术伴发维生素 D 吸收障碍引起骨软化症相关肌病，症状典型，经营养补充后恢复良好。

病例摘要

患者，女性，36 岁，主因“双下肢无力 1 年余，颈部及双上肢无力 2 个月”于 2021-03-31 入院。

■ 入院情况

2019-12 患者无明显诱因觉腰部发酸，后逐渐出现双下肢无力，近端为主，蹲起费力，两侧受累程度相同，足部力量正常，症状逐渐加重致无法自行站立行走。2021-01 开始出现颈部及双上肢无力，抬头费力，双上肢无法抬举过肩，双手力量正常。2021-02 起逐渐出现后背部、双下肢疼痛、抽筋，活动时加重。

既往史：2014 年为减重（术前体重 100kg）行胃部分切除术，术后体重逐渐下降，长期消化不良、大便不成形；2015 年曾因营养不良、晕倒住院，予各种“营养补充”治疗（具体不详）；2019-03 意外跌倒致腰椎压缩性骨折，卧床制动保守治疗，2 ~ 3 个月后可正常下地行走。

■ 入院查体

轮椅入室，胸椎后凸。神清语利，抬头、转颈力弱，余脑神经（-）。四肢近端肌肉容积减少，双上肢近端肌力 3 级，远端肌力 5 级，双下肢近端肌力 2 级，远端肌力 5 级。四肢腱反射对称引出，双侧病理征（-）。双侧轮替动作正常，深、浅感觉对称，Romberg 征、步态无法配合。

■ 辅助检查

血常规及代谢筛查提示缺铁性贫血、维生素 B_{12} 缺乏、维生素 D 严重缺乏、低钙血症及甲状旁腺功能亢进：Hb 86g/L，Fe 19μg/dl，Fer 4ng/ml，VB_{12} 101pg/ml；25 羟维生素 D_2、25 羟维生素 D_3 及总 25 羟维生素 D 均<2.5ng/ml，ALP 223U/L，血 Ca 1.57mmol/L，PTH 342.0pg/ml。抗核抗体谱、系统性血管炎相关抗体、自身抗体谱、副肿瘤抗体谱、肿瘤标志物、血清蛋白电泳、血清免疫固定电泳、甲状腺功能、血 / 尿有机酸筛查均未见异常。肌病相关筛查提示肌酸激酶 91U/L，肌炎抗体谱（-），肌电图未见神经源性或肌源性损害，大腿 MRI 提示双大腿肌群内多发异常信号（图 18-1），肌病相关基因检测未发现致病性突变，股四头肌活检仅见少数肌纤维萎

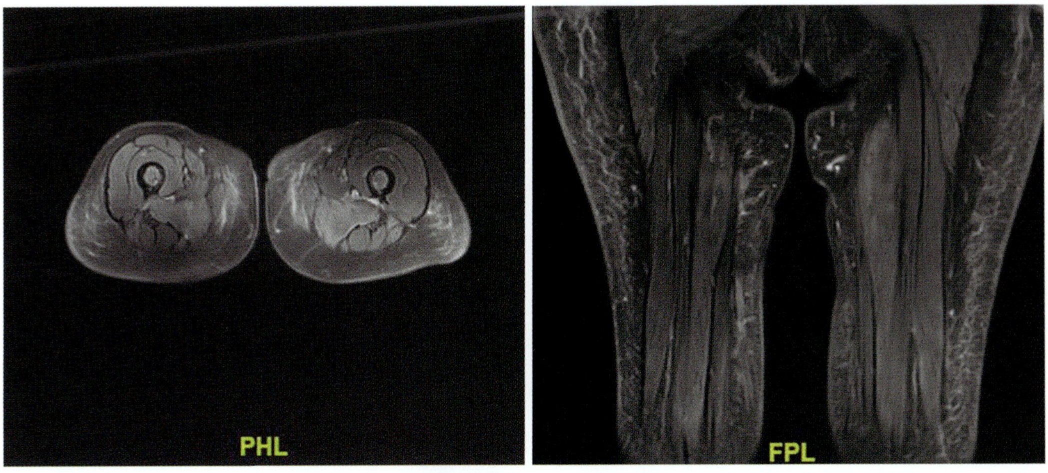

图 18-1　大腿 MRI

注：见肌群内多发 STIR 高信号。

缩，余未见特征性病理改变。骨密度检测提示重度骨质疏松。骨显像见全身骨骼多处放射性增高区，考虑骨软化症可能，伴右锁骨、多处肋骨、右耻骨下支骨折或假性骨折（图 18-2）。全脊柱成像及胸腰椎 MRI 提示胸椎后凸，部分椎体可见“双凹征”，髓内未见明确异常信号（图 18-3）。

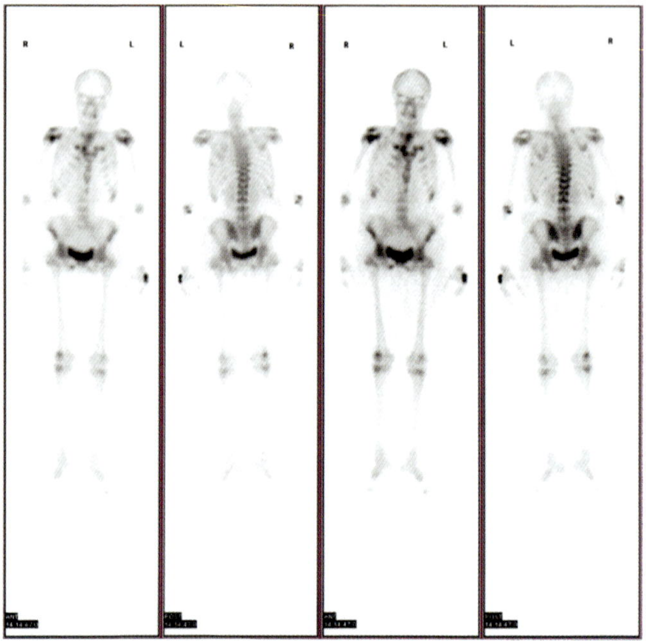

图 18-2 骨显像

注：见全身骨骼多处放射性增高区，考虑骨软化症可能，伴右锁骨、多处肋骨、右耻骨下支骨折或假性骨折。

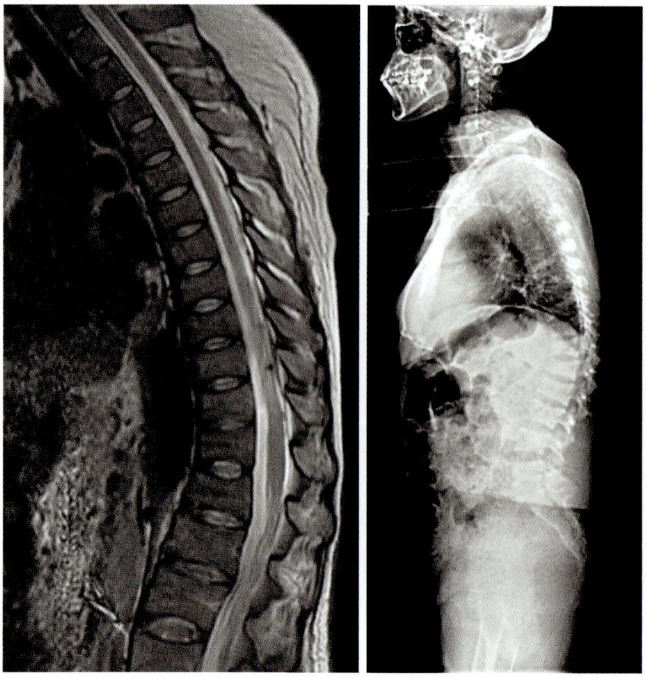

图 18-3 胸腰椎 MRI 及全脊柱成像

注：见胸椎后凸，部分椎体可见“双凹征”，髓内未见异常信号。

诊治经过

回顾既往病历资料，患者减重手术采取了腹腔镜 Roux-en-Y 胃旁路术式，旷置了十二指肠及部分空肠，且术后未曾予维生素 D 补充。结合病史及目前辅助检查结果，最终诊断考虑维生素 D 缺乏、骨软化症相关肌病可能性大。予大剂量维生素 D 治疗，每月肌内注射维生素 D_2 40 万 U，口服钙尔奇 D 0.6g tid，骨化三醇 0.5μg q12h，维生素 D_3 5000U qd，增加日晒，补充多种维生素及微量元素（维生素 B_1、维生素 B_2、维生素 B_6、复合维生素 B、甲钴胺、维生素 C、维生素 E、烟酰胺、复合维生素、叶酸、铁剂），给予饮食指导、佩戴胸腰部支具、适度康复锻炼。

出院诊断

营养不良性骨软化症

　　维生素 D 缺乏

低钙血症

　　继发性甲状旁腺功能亢进

骨软化相关肌病

出院随访

出院后 6 个月随访，患者恢复良好，可自行下地慢跑。

（沈东超）

病例 19

免疫检查点抑制剂相关重症肌无力

病例简介

免疫检查点抑制剂（immune checkpoint inhibitors，ICIs）是针对程序性死亡受体-1（PD-1）和细胞毒性 T 细胞相关抗原 4（CTLA-4）的抗体，其通过针对免疫 T 细胞激活过程中的两个关键通路：CTLA-4/B7-1/2 和 PD-1/PD-L1，使肿瘤相关抗原无法启动活化信号通路而对多种肿瘤有抑制作用。ICIs 带来的免疫治疗特有的免疫相关不良反应，称为免疫相关的不良事件（immune-related adverse effects，irAEs）。神经系统 irAEs 可累及周围神经系统及中枢神经系统，目前发病机制不明。ICIs 相关重症肌无力（immune related checkpoint inhibitors myasthenic gravis，irMG）因较高的致死率、致残率目前已有较多报道，该病在临床表现上与特发性重症肌无力存在较大区别，发病机制上尚需进一步研究。

本例患者临床表现以急性起病的心悸、乏力、上睑下垂为主要特点，症状进行性加重，起病曾应用 ICIs 治疗原发肿瘤。该患者辅助检查提示较高的血肌酸激酶（CK）水平，且合并抗乙酰胆碱受体抗体阳性。经快速积极免疫治疗，患者症状逐渐改善，未遗留神经系统后遗症。

病例摘要

患者，男性，55 岁，主因“心悸、乏力、肌无力 10 余天”于 2021-02 入院。

■ 入院情况

2021-02 中旬开始，患者出现四肢无力，以近端无力为主，伴肌肉酸痛，后逐渐出现复视、构音不清、吞咽困难、饮水呛咳，自觉心悸、呼吸困难，2021-02 下旬就诊我院急诊，为进一步治疗转入 ICU。

既往史：2020-11 因胸膜间皮瘤行手术治疗，术后予培美曲塞 + 卡铂 + PD-1 单抗治疗，末次治疗时间为 2021-02 上旬。

既往史、个人史、家族史：无特殊。

入院查体

生命体征平稳，神志清楚，对答切题，语音低，声音嘶哑，构音不清。双侧上睑下垂，遮盖瞳孔＞1/2，疲劳试验（±）。双侧眼球活动明显受限，眼球固定，双瞳孔等大正圆，对光反射存在。双侧鼓腮力弱，闭目力弱。双侧咀嚼力弱，双侧软腭抬举差，咽反射低，腭垂居中。伸舌欠充分，转颈、耸肩力弱。双上肢近端肌力 4 级，双上肢远端肌力 5^-级；双下肢近端肌力 4^-级，双下肢远端肌力 4^+ 级。

辅助检查

血 CK 11627U/L↑，CK-MB-mass 194.8μg/L↑，Myo 4864μg/L↑，cTnI 3.513μg/L↑，余血常规、肝肾功能未见明显异常；免疫：ANA 17 项中 ANA 1∶80，Ro-52、AMA-M2 弱阳性，NMDA、Hu+Yo+Ri（-）；抗 AchR 抗体 0.59nmol/L（+）；感染：ESR、hsCRP、CMV-DNA、EBV-DNA、TORCH 10 项正常；代谢：甲状腺功能、Hcy、血氨正常；影像学：胸腹盆 CT、头 CT 未见明显异常；电生理：可疑肌源性损害（图 19-1）。

运动神经传导速度

MNCS				
Nerve	潜伏期	波幅	传导速度	距离
	ms	uv	m/s	mm
Medianus Motor Right				
Wrist-APB	2.54	12.6		
Elbow–Wrist	5.89	13.7	71.6	240
Peroneus Motor Right				
Ankle-EDB	2.88	4.0		
Fib. Head-Ankle	9.55	3.7	50.2	335
Tibialis Motor Right				
Ankle-Abd hal	3.62	11.6		
Ulnaris Motor Right				
Wrist-ADM	2.04	7.5		
Ab. elbow-Wrist	6.60	8.1	65.8	300

感觉神经传导速度

SNCS				
Nerve	潜伏期	波幅	传导速度	距离
	ms	uv	m/s	mm
Medianus Sensory Left				
Dig Ⅰ -Wrist	1.69	28.3	65.1	110
Dig Ⅲ -Wrist	2.15	22.5	79.1	170
Peroneus Sensory Right				
calf-Fib.head	5.78	2.2	56.2	325
Tibialis Sensory Right				
Dig Ⅰ -Ankle	3.40	2.5	55.8	190
Ulnaris Sensory Right				
Dig Ⅴ -Wrist	1.77	8.6	67.8	120

肌电图

	安静	Mean Amp	Mean Dur	Ploy（%）	Area	非多相时限	大力波幅
		uv	ms	%	ms*uv	ms	mv
Right Deltoideus post		453	10.2	10.0	469	10.2	
Right Inteross dors I		521	11.1	7.1	724	11.1	
Right Tibialis anterior		692	13.7	60.0	1027	13.3	
Right Vastus med		746	13.7	7.7	907	13.8	

图 19-1　电生理检查结果

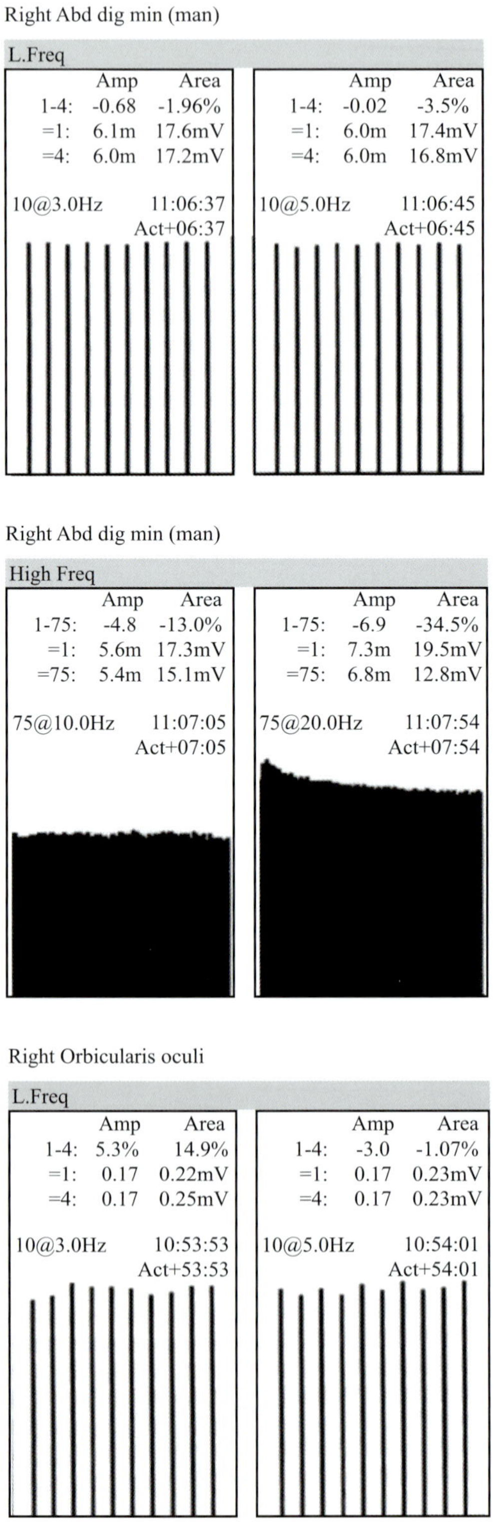

图 19-1 电生理检查结果（续）

■ 诊治经过

入院后考虑免疫检查点抑制剂相关重症肌无力及肌炎诊断明确，神经系统表现考虑为药物相关，其机制可能为交叉免疫反应及远隔效应。予以甲泼尼龙 1g qd ivgtt × 5d，序贯甲泼尼龙 80mg qd ivgtt，予以静脉注射免疫球蛋白 20g qd ivgtt × 7d，血浆置换治疗 5 次。患者肢体酸痛、无力改善，血清各项肌酶指标进行性下降，脑神经受累恢复不明显，于 2021-03-30 出院。

■ 出院诊断

免疫检查点抑制剂相关重症肌无力
免疫检查点抑制剂相关肌炎
胸膜间皮瘤史

■ 出院随访

出院后继续口服泼尼松及溴吡斯的明对症治疗，2021-11 随访时泼尼松减量至 5mg qd，溴吡斯的明 30mg tid，神经系统查体未遗留阳性神经系统体征。

（史佳宇）

病例 20

增粗的神经

病例简介

慢性炎性脱髓鞘性多发性神经病（chronic inflammatory demyelinating polyradiculoneuropathy，CIDP）是一类由免疫介导的运动感觉周围神经病，其病程呈慢性进展或缓解复发，多伴有脑脊液蛋白－细胞分离，电生理表现为周围神经传导速度减慢、传导阻滞及异常波形离散，病理显示有髓纤维多灶性脱髓鞘、神经内膜水肿、炎症细胞浸润等特点。CIDP 可以有神经根、周围神经增粗，最常见于颈神经根、臂丛、腰骶神经根、马尾，亦可见于肋间神经。CIDP 患者可出现自主神经受累，但孤立性不完全性肠梗阻罕见。

本例患者病程迁延，神经根及周围神经显著增粗，需仔细排查增殖性疾病，也提示早期、规范免疫治疗十分重要。

病例摘要

患者，女性，34 岁，主因“反复肢体麻木无力、背部疼痛 13 年，腹痛腹胀 2 周”于 2021-03 入院。

■ 入院情况

2008-12 患者感冒后刷牙时突然出现双眼黑矇，伴一过性意识丧失，跌倒后自行清醒，醒后可回忆，伴恶心及喷射性呕吐。之后逐渐出现双下肢发沉，爬楼梯费力，自觉足底发木，否认双上肢麻木无力、尿便障碍、束带感等。头 MRI 示颅内散在 T2 高信号（未见影像）、腰椎穿刺脑脊液正常（未见报告），就诊于外院，予迈之灵口服，症状好转 50%。其间自服中药治疗，双下肢症状稳定，基本生活无影响。2010 年秋季感冒后出现胸段背部麻木，伴细微触电感，冬季“受凉”后双上肢发沉，可抬举过肩、持杯费力，服用“保健品”后四肢无力症状完全缓解。2012 年双手持物时小幅抖动，紧张时明显，否认运动迟缓、肢体僵硬。2014-01 孕中期出现颈部疼痛、僵直，双下肢无力，爬楼梯及蹲起费力，可平地行走，同时出现右肩、右臂、腰、臀、大腿部持续性疼痛，表现为锐痛、钝痛、烧灼痛，NRS＞5 分，对症镇痛药物治疗改善不明显。2014-04-01（剖宫产术后第 3 天）出现双手无力、持物明显抖动，双下肢无力，伴跌倒，症状进行性加重，至术后第 6 天进展为四肢完全无力，伴呼吸困难，$T_5 \sim T_6$ 水平胸背部束带感，双膝以下麻木感，就诊于外院，颈椎 MRI：$C_1 \sim C_7$ 神经根增粗，$C_5 \sim C_7$ 脊膜增厚强化；腰椎 MRI 示马尾神经及腰骶丛神经增粗；头 MRI：双半卵圆中心及侧脑室旁散在小片状 T2 高信号，双侧侧脑室旁及中脑导水管周围白质高信号。考虑“炎性脱髓鞘性神经根神经病、多发性硬化、吉兰 – 巴雷综合征可能”，予静脉注射免疫球蛋白（25g × 3d，1 周后再次给予 25g × 5d）及甲泼尼龙冲击（0.5g × 2d、1g × 5d）序贯口服糖皮质激素治疗，双上肢可抬举持物，双下肢可抬离床面、无法行走，胸背部束带感完全缓解，呼吸困难好转，腰骶部疼痛无缓解。2014-06 至 2016 年患者多次甲泼尼龙冲击及静脉注射免疫球蛋白治疗，症状逐渐好转，四肢肌力改善，可单独行走，日常生活无影响。2016-10 劳累后再次出现双下肢无力，右面部及右手、舌部麻木感，予静脉注射免疫球蛋白治疗后舌部麻木症状改善，但双下肢症状不断进展，平地行走困难，体重 2 个月内下降 5kg。2017-01 外院复查 MRI 示 $L_1 \sim L_5$ 椎体水平椎管内马尾神经及腰骶丛神经明显增粗，腰骶椎间孔及盆腔神经丛多发异常信号，考虑腰骶部椎管内占位肿瘤可能，于 2017-01-22 行马尾神经活检术，术后病理未见明确肿瘤性病变，予“小牛血清胶囊”治疗，双下肢无力改善，逐渐恢复至可搀扶下行走。2019-01 患者高热后双下肢无力再次加重，不能抬离床面，右手无力，持物抖动，伴肋下束带感，双眼球不自主震颤，予甲泼尼龙 1g × 5d（序贯口服糖皮质激素）、静脉注射免疫球蛋白 20g × 5d 治疗后，下肢肌力恢复至可抬离床面，搀扶下可行走，右手无力无改善。2019-06 血浆置换 × 5 次，2019-08 加用他克莫司 2mg qd，2019-11 血浆置换 × 5 次，症状均无改善。2020-01 患者儿子诊断髓母细胞瘤，患者情绪打击下症状加重，双下肢无力，伴跌倒 2 次，之后不能独立行走，同时出现平躺时后背部针刺样疼痛，2020-06 及 2020-12 予利妥昔单抗 600mg 治疗，2020-12 加用吗替麦考酚酯 0.25mg bid 治疗，症状无改善。2021-02 腹泻半月，右侧面部抽动，左小腿后侧麻木，双下肢完全无力，予静脉注射免疫球蛋白治疗，双小腿肌力改善。2021-03-08 无明显诱因出现腹痛、腹胀、尿潴留，排便需依赖开塞露，之后口服糖皮质激素后排气困难，伴腹胀及腹痛，NRS 10 分，伴大汗、心悸，自觉疼痛牵涉至腰背部，呈电击样，予中药治疗、间断肛管排气、洛索洛芬钠 60mg tid 治疗后可缓解。2021-03-17 就诊我院门诊，考虑“四肢无力原因待诊”，为进一步诊治收入院。

自起病以来，患者食欲、精神差，因疼痛入睡困难，目前尿管置入，大便需开塞露辅助，1 次 / 日，病程中体重明显下降。口干 10 余年，饮水可缓解，双眼干 1 年，否认频繁口腔溃疡、光过敏等。

入院查体

双侧锁骨上窝可扪及结节。消瘦、四肢肌肉萎缩，双手及双足略肿胀，非凹陷性。神清语利，双侧瞳孔等大，对光反射灵敏，双眼外展欠充分，未见眼震，否认复视，右侧听力下降，右侧 AC 小于 BC，Weber 偏左，余脑神经（−）。四肢肌张力减低，双上肢近端肌力 4 ~ 5 级、远端 2 ~ 3 级，双下肢近端肌力 3 级、远端肌力 0 级。四肢腱反射消失，双侧病理征（−）。双侧指鼻试验欠稳准，可见意向性震颤。Romberg 征不能配合。双膝以下针刺觉及音叉振动觉减退。

辅助检查

外院检查结果如下。影像学（2014—2020 年）：颈、胸、腰椎 MRI 可见广泛神经根增粗，部分邻近脊膜不规则增厚强化，双侧肋间神经及盆腔神经丛明显增粗，病灶逐渐增多、加重，中间无缓解过程（图 20-1 ~ 图 20-3）。电生理：2014-04-15 NCS：所检神经运动感觉波形均未检出；EMG：右胫前肌、右指总伸肌静息下可疑正锐波，小力收缩运动单位时限不宽，大力收缩分别呈单混相及混合相。结论：上下肢周围神经源性损害。2014-04-25 NCS：双正中神经、双尺神经、左腓总神经运动传导潜伏期延长，波幅降低，双尺神经、右正中神经运动传导速度减慢，所检神经感觉传导均未引出肯定波形；EMG：静息状态下未见异常自发电位，轻收缩未见异常，重收缩时左胫前肌呈单纯相且电压增高。结论：上下肢周围神经源性损害（较 2014-04-15 有所好转）。活检：2017-01 马尾神经活检冷冻病理：镜下见神经束，神经纤维间质水肿。石蜡：镜下见神经纤维明显增粗，髓鞘明显缺失，伴有轴索损伤，伴有施万细胞增生，部分排列成旋涡状，间质小血管增生，伴有黏液样变性，间质内散在 T 细胞为主的淋巴细胞及吞噬细胞浸润。免疫组化结果：S100（+），Vimentin（+），Ki-67（+，＜1%），MBP（+），NF（+），CD3（淋巴细胞 +），CD20（淋巴细胞 +），CD68（吞噬细胞 +），EMA（神经束膜 +），CD4（−），CD8（淋巴细胞 +）。特殊染色结果：LFB+HE（+）。基因检测未发现 *PMP22* 基因存在大片段变异。多次腰椎穿刺结果见表 20-1。

我院检查结果如下。血气分析：pH 7.50，PCO_2 32mmHg，PO_2 99mmHg，SO_2 97.6%。心电图：窦性心动过速，HR 100 次 / 分。

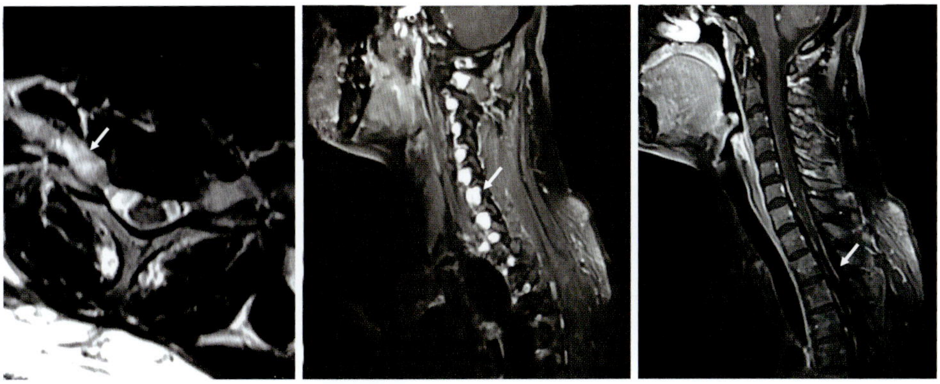

图 20-1　2014-04 颈椎 MRI

注：$C_1 \sim C_7$ 神经根增粗；$C_5 \sim C_7$ 脊膜增厚强化。

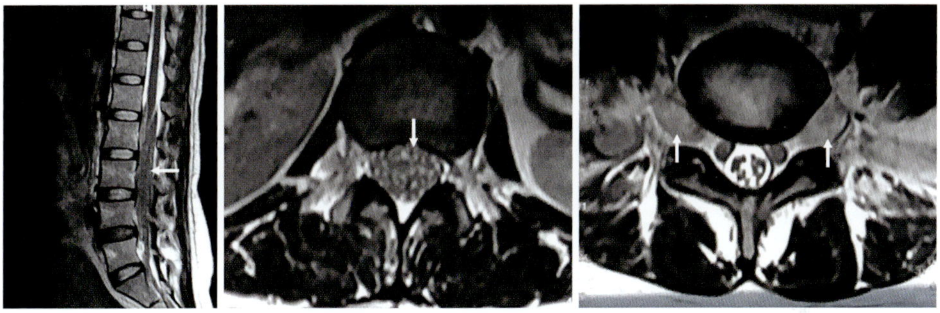

图 20-2　2014-04 腰椎 MRI

注：马尾神经及腰骶神经根增粗。

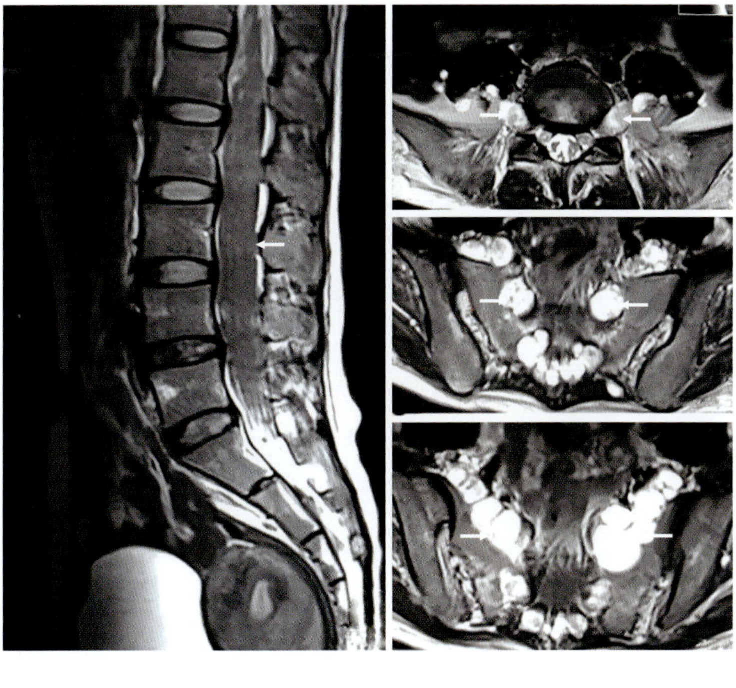

图 20-3　2016-10 腰椎 MRI

注：马尾神经及腰骶丛神经明显增粗。

表 20-1 多次腰椎穿刺结果

日期	压力（mmH_2O）	WBC（$\times10^6/L$）	细胞学	Pro（g/L）	葡萄糖（mmol/L）	氯（mmol/L）	抗体	其他
2014-04-10	过低不能测出	6	—	2.85	4.0	119	AQP4、GM1（-），MOG 0.9（<0.56）	SOB（-），血MOG 2.6（<0.64）
2014-04-25	150	12	个别单核细胞及淋巴细胞	2.84	2.4	107	—	—
2014-07	—	—	—	4.50	—	—	AQP4（-）	—
2014-08	315	—	—	3.06	—	—	AQP4（-）	—
2014-12-08	—	6	少量淋巴细胞、单核细胞及红细胞；我院白细胞 10×10^6L	2.40	2.8	119	AQP4、OB、SOB、Hu+Yo+Ri（-）	IgG 82g/L（0.4~5.8g/L），IgA 9.62g/L（0~0.2g/L），IgM 0.75g/L（0~0.2g/L）
2017-01-01	—	21	0	4.35	2.6	117	—	—

诊治经过

入院后完善神经超声，提示正中神经、颈神经根明显增粗（图 20-4）。神经活检提示慢性重度髓鞘性周围神经病，可见大量“洋葱球”形成（图 20-5）。总体分析考虑 CIDP 诊断明确，患者神经根及周围神经病灶广泛、程度重，神经间质水肿明显，予以甲泼尼龙 1g qd ivgtt×1 天→500mg qd ivgtt×2 天→240mg qd ivgtt×3 天→序贯口服泼尼松 40mg qd，同时继续吗替麦考酚酯 0.75g bid 治疗，对症补钾、补钙、保护胃黏膜治疗。

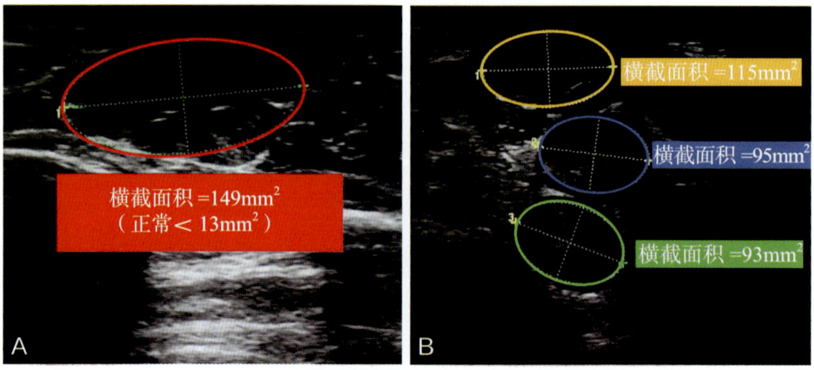

图 20-4 神经超声

注：提示正中神经（A）、C_5~C_7 神经根（B）明显增粗。

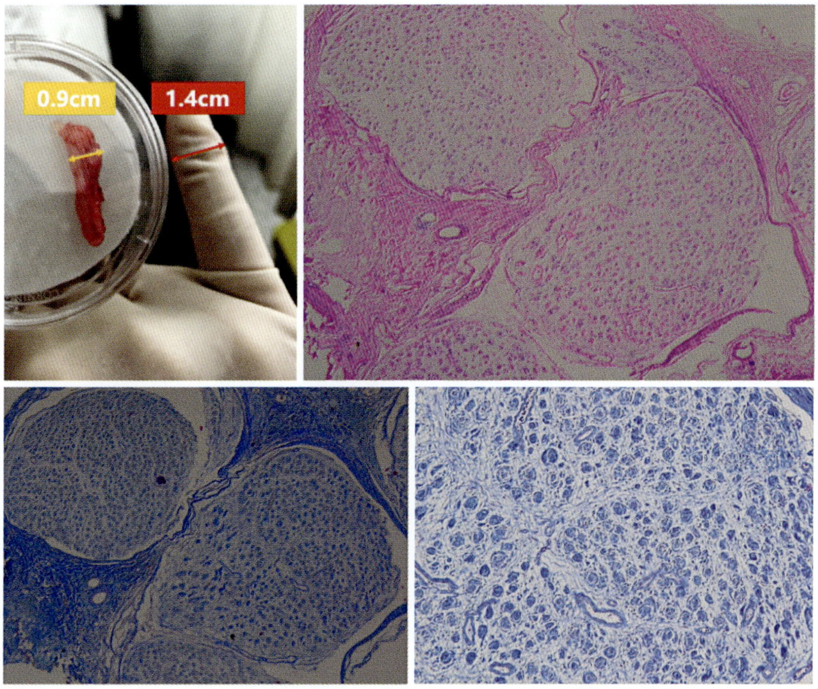

图 20-5 马尾神经活检病理

注：提示慢性重度髓鞘性周围神经病，可见大量“洋葱球”形成。

出院诊断

慢性炎性脱髓鞘性多发性神经病

马尾神经活检术后

子宫肌瘤

右侧气胸

泌尿系感染

阴道炎

抑郁状态

骨质疏松

出院随访

出院后继续口服泼尼松及吗替麦考酚酯，患者腹胀、腹痛明显改善，肢体无力基本同前。患者未规律复查影像学。

（李 静）

病例 **21**

“临床很可能”级的伴神经病变和前庭反射消失的小脑性共济失调综合征

病例简介

伴神经病变和前庭反射消失的小脑性共济失调综合征（cerebellar ataxia with neuropathy and bilateral vestibular areflexia syndrome，CANVAS），是一类以进行性共济失调为主要临床表现的遗传性神经退行性疾病，由 *RFC1* 基因 2 号内含子 AAGGG 片段纯合重复扩增所致，主要累及小脑、脊髓背根神经节、前庭神经。约 50% 患者具有家族聚集性，50% 临床散发，中位起病年龄 52 岁（范围：19 ~ 76 岁），男女发病比例大致相同。临床主要表现为共济失调、感觉症状、振动幻视等，亦有较多患者表现为早发阵发性干咳。此外，自主神经功能障碍、构音及吞咽障碍亦较多见。自 1991 年首次报道以来，目前全球累计报道不足 200 例。

本文通过介绍我院诊断的一例“临床很可能”（clinically probable）级 CANVAS 的临床表现、辅助检查结果与治疗，旨在提高神经科及耳鼻喉科医师对 CANVAS 的认识。

病例摘要

患者，男性，67 岁，右利手，小学文化，退休。主因“走路不稳 8 年，加重伴言语不清、持物不稳 2 年”于 2022-03-30 入院。

■ 入院情况

2014 年患者家属偶然发现患者走路轻微不稳，“向企鹅一样左右摇摆”，但本人未察觉，不影响日常生活，偶有穿鞋上床，日夜差别不大。此后走路不稳缓慢加重。2015-07 患者因走路不稳、双手麻木就诊于外院脊柱外科，当时查体四肢腱反射未引出、病理征（–）。完善颈椎 CT 提示椎间管狭窄、$C_2 \sim C_7$ 间盘突出，考虑颈椎病。行全麻下颈椎后路单开门椎管扩大成形术，术后手麻缓解，但走路不稳持续加重。2017 年患者需间断拄拐行走，年中因不稳摔伤左下肢导致骨折，至 2020 年需持续助步器辅助行走，同期出现言语欠清，偶伴饮食、饮水呛咳，否认强哭强笑；伴持物不稳，“拿水杯水容易撒”，无震颤、辨距不良等。为进一步诊治，门诊以共济失调收入院。病程中患者无眩晕、头晕、振动幻视，无肢体麻木、疼痛、温度感觉异常，无否认起立后头晕、怕冷怕热、出汗异常、排尿习惯改变。患者一般情况良好，无免疫异常表现，长期便秘（2 次 / 周），小便正常。

既往史：20 余年前起出现频繁突发剧烈咳嗽，咳嗽数十下后缓解，自诉与冷空气、刺激食物等因素无关，原因不详。

个人史：饮酒 40 余年，平均每日 3 两白酒，戒酒 3 个月。

家族史：母亲可疑共济失调，具体不详。

■ 入院查体

生命体征、内科查体未见异常。神经系统查体：MMSE 评分 27 分（延迟回忆 –1，执行 –2），MoCA 评分 21 分（视空间与执行 –2，重复 –2，延迟回忆 –5）。脑神经：小脑性语言；双侧咽反射消失。运动：肌容积正常，四肢肌张力低，左上肢肌力 4^+ 级，余肢体肌力 5 级。反射：四肢腱反射消失，病理反射（–）。感觉：双上肢音叉振动觉减退（3/10），双髋以下下肢振动觉消失，双下肢关节位置觉消失；全身针刺觉、粗触觉大致正常，实体觉正常。未查及感觉平面。共济：双侧指鼻、指指试验不稳，见意向性震颤，睁闭眼无区别。双手轮替运动差，双侧反击征（+）。双跟 – 膝 – 胫试验不稳。睁眼双足并立不稳，足跟、足尖、直线行走无法完成。蹒跚步态。脑膜刺激征（–）。自主神经功能检查：卧立位血压试验（–）。神经眼动专项查体：眼球各向运动充分；第一眼位未见眼震；水平凝视诱发眼震，快相向凝视侧伴垂直成分，上视可见水平眼震；双侧水平追视可见扫视侵入，向右扫视可见扫视欠冲；双侧水平头脉冲试验（+）、视前庭眼反射（+）。

■ 诊治经过

入院后完善相关病因筛查，代谢（包括维生素 E 浓度、脂全、Hcy 等）、免疫、肿瘤相关检查（包括肿瘤标志物、抗神经元胞内抗原抗体等）未见异常。腰椎穿刺脑脊液常规、生化、细胞学、抗神经元表面及胞内抗原抗体谱、SOB（–）。神经传导速度示上下肢周围神经损害（感觉纤维）（图 21-1）。颈胸腰椎 MRI 未见特殊异常；

头 MRI 提示小脑体积小、颈髓纤细（图 21-2）。前庭功能检查提示：①自发性眼震（+）。②位置试验（+），不伴头晕。③温度试验示双侧水平半规管反应弱。④ VEMP 双侧差异正常范围内。⑤ ABR 双侧 ABR 反应阈升高，右侧波Ⅰ潜伏期可疑异常延长，余未见异常。⑥ vHIT，双侧左外右后增益低（图 21-3）。胸部 CT 未见异常。遗传性共济失调 Panel+SCA1/2/3 动态突变 + 全外显子组基因测序未检测到可解释患者临床表型的致病或疑似致病变异。予健康宣教、戒酒指导、物理康复治疗，并给予 B 族维生素及维生素 E 等治疗，患者症状及体征无好转。

运动神经传导速度

MNCS				
Nerve	潜伏期（ms）	波幅（mv）	传导速度（m/s）	距离（mm）
Medianus Motor Right				
Wrist-APB	3.30	11.7		
Elbow-Wrist	7.23	10.1	61.1	240
Peroneus Motor Left				
Ankle-EDB	3.90	7.9		
Fib. head-Ankle	11.2	6.2	43.2	315
Peroneus Motor Right				
Ankle-EDB	3.90	4.6		
Fib. head-Ankle	11.2	4.3	43.2	315
Tibialis Motor Left				
Ankle-Abd hal	4.13	10.0		
Tibialis Motor Right				
Ankle-Abd hal	3.67	9.6		
Ulnaris Motor Right				
Wrist-ADM	2.29	12.0		
Bl. elbow-Wrist	4.12	10.6	65.6	120
Ab. elbow-Bl. elbow	7.50	9.4	51.8	175

感觉神经传导速度

SNCS				
Nerve	潜伏期（ms）	波幅（uv）	传导速度（m/s）	距离（mm）
Medianus Sensory Right				
Dig Ⅰ -Wrist	—	—	未引出肯定波形	
Dig Ⅲ -Wrist	—	—	未引出肯定波形	
Peroneus Sensory Left				
calf-Fib.head	—	—	未引出肯定波形	
Peroneus Sensory Right				
calf-Fib.head	—	—	未引出肯定波形	
Tibialis Sensory Left				
Dig Ⅰ -Ankle	—	—	未引出肯定波形	
Tibialis Sensory Right				
Dig Ⅰ -Ankle	—	—	未引出肯定波形	
Ulnaris Sensory Right				
Dig Ⅴ -Wrist	—	—	未引出肯定波形	

图 21-1 神经传导速度提示上下肢周围神经损害（感觉纤维）

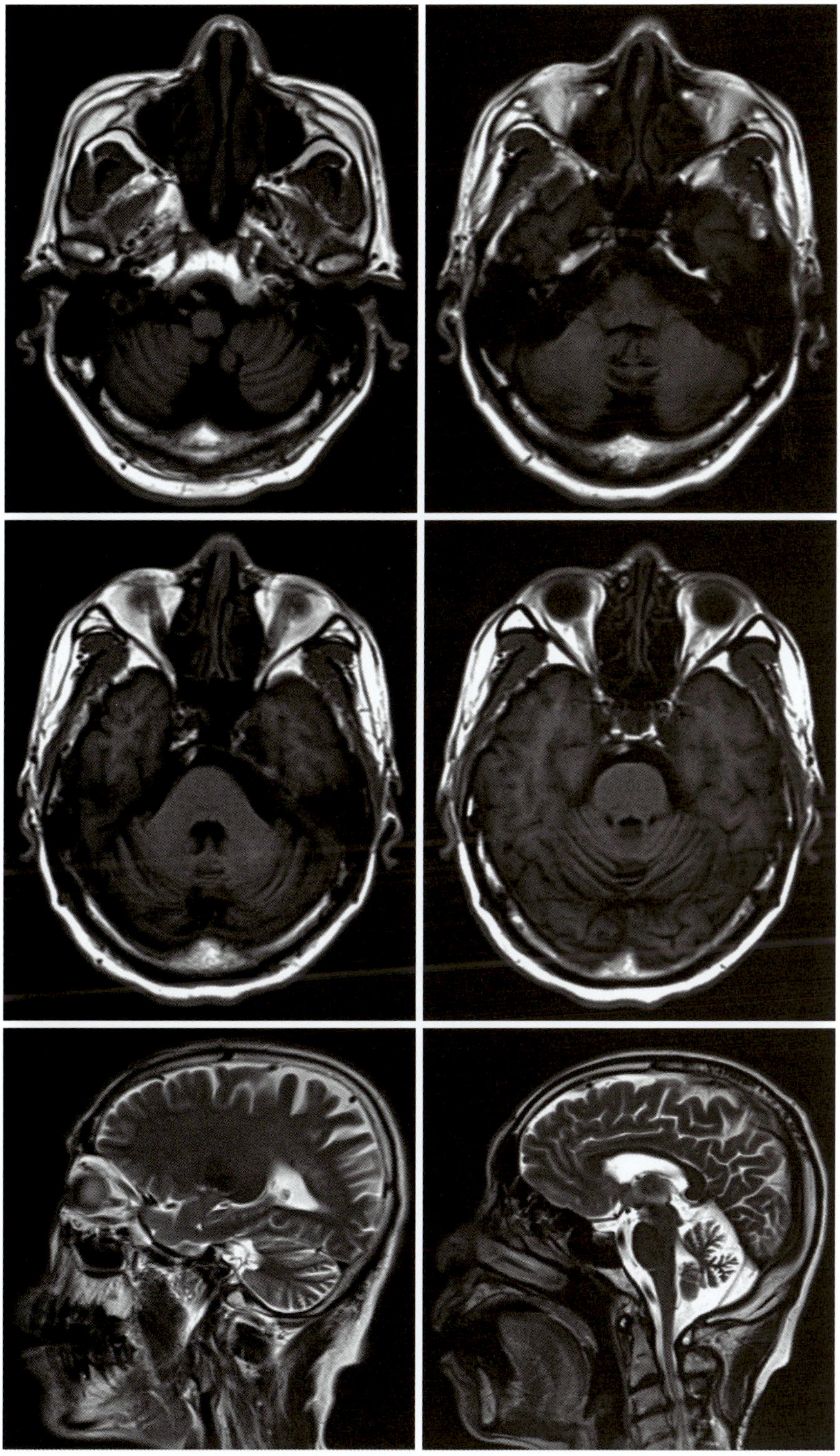

图 21-2　头 MRI

注：提示患者小脑蚓部、半球及颈髓萎缩明显（无矢状位 T1 序列）。

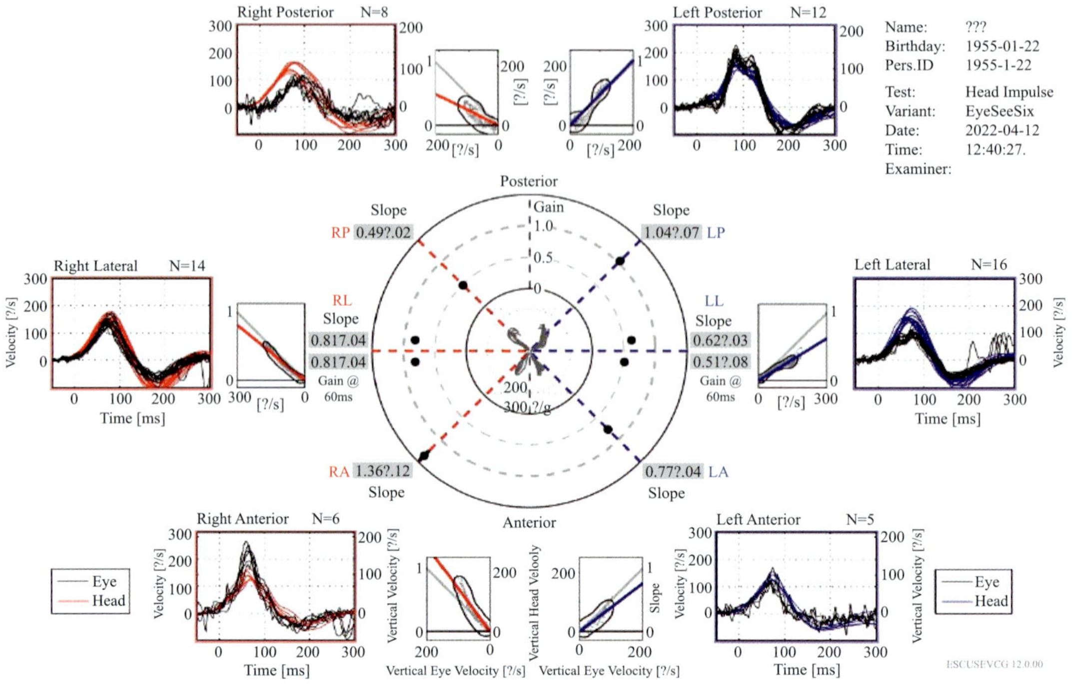

图 21-3 vHIT

注：提示双侧前庭功能减弱。

出院诊断

临床很可能级的伴神经病变和前庭反射消失的小脑性共济失调综合征

出院随访

电话随访，患者戒酒 1 年后共济失调症状仍持续缓慢进展。

（张　哲）

病例 22

到底在哪里：脊髓硬脊膜动静脉瘘

病例简介

脊髓硬脊膜动静脉瘘（spinal dural arteriovenous fistula，SDAVF）占脊髓动静脉畸形的 70%，指供应硬脊膜或神经根的动脉在穿过椎间孔的硬脊膜时，与脊髓的引流静脉在硬脊膜上沟通，形成瘘口。男性占 80%，平均年龄 40～60 岁。早期症状隐匿，缺乏特异性，慢性进展性病程。临床可以出现步态异常、感觉异常、截瘫、下腰痛、腿痛、下肢无力、痉挛、排尿障碍等表现。影像学上，脊髓 MRI 可见脊髓水肿或增粗，脊髓静脉早显或晚显及脊髓静脉迂曲和扩张。DSA 是诊断的金标准，能识别瘘口位置，发现供血动脉和引流静脉。治疗方面主要以血管内介入治疗和手术治疗为主。预后方面，发病到诊断之间的中位时间为 12～44 个月，未经治疗的患者 50% 在症状出现后 3 年内致残，及时、正确的诊断可以逆转预后。对于慢性起病的双下肢无力，如病因不明确，需警惕 SDAVF 的可能。对于这类患者，警惕症状的急性加重，避免腰部大幅动作，避免长久保持一个姿势等。早期诊断、早期行手术或栓塞治疗，对改善预后尤为重要。

本例患者以双下肢无力及疼痛起病，病情逐渐加重，在一个短时躯体弯曲动作后出现双下肢无力急性加重，伴尿便失禁。查体提示脊髓平面，影像可见胸段脊髓肿胀伴异常血管影，脊髓血管造影最终明确诊断。对于双下肢无力患者，注意影像提示的脊髓肿胀及异常血管影；如病程中曾出现急性腹压增高的动作，警惕脊髓血管病的可能。

病例摘要

患者，女性，61 岁，主因“双下肢无力 2 个月伴疼痛 3 周”于 2021-09-22 入院。

■ 入院情况

2021-07 患者逐渐出现双下肢无力，表现为蹲起无力，上楼抬腿费力。症状逐渐加重。2021-09 患者逐渐出现双大腿疼痛（右侧明显，呈刺痛、酸胀感），NRS 7～8 分，日间症状轻，夜间症状重，疼痛导致无法入睡。查体：双下肢近端肌力 5^-级。CK、肌炎相关抗体谱（-）。肌电图：双侧股四头肌神经源性损害（外院肌电图）。考虑为“多发性神经病”，迈之灵 0.15g bid、辅酶 Q_{10} 10mg tid 口服，症状无好转。2021-09 初患者双下肢无力逐渐加重，发展至卧床。2021-09-15 患者就诊于我院门诊，查体：大腿部轻压痛，双下肢屈髋肌力 3^+ 级（5^-级→3^+ 级），膝腱反射低，跟腱反射对称（++）；步态异常，坐－立需要扶撑。2021-09-22 以双下肢无力收入院。

既往史：否认偏食；体重近 2 周下降 3kg。排便费力，便秘（4～5 天 / 次）；排尿等待。近年有手关节肿痛，伴口眼干。

■ 入院查体

高级智能粗测正常；脑神经（-）；运动系统：右下肢屈髋肌力 3^-级，左下肢屈髋肌力 3 级，双侧伸膝、屈膝肌力 4 级，右足背屈肌力 4 级，左足背屈肌力 5^-级，双足跖屈肌力 5 级，双下肢肌张力低，双膝腱反射未引出，跟腱反射对称（++），病理征（-）；感觉系统：双侧大腿前方针刺觉过敏，双下肢皮温稍低，余感觉检查无特殊；共济运动：指鼻试验、轮替动作正常，跟－膝－胫试验无法配合；步态：不能自行行走，无法评估；脑膜刺激征（-）。

■ 辅助检查

肌酶、肌炎抗体谱（-）。肌电图示双侧股四头肌神经源性损害。

■ 诊治经过

2021-09-24（入院第三天）13:00 午饭后让女儿抱到凳子上，2～3 分钟后突发腰背部、双下肢剧烈疼痛，伴胸痛、胸闷、憋气，双下肢无力加重，呕吐，尿便失禁。查体：痛苦面容，双侧股动脉、足背动脉搏动存在，双侧血压对称；双上肢肌力 5 级，左下肢肌力 2 级，右下肢肌力 0 级，膝腱反射、跟腱反射引不出，病理征（-）；T_4 以下针刺觉减退，双膝以下音叉振动觉减退，右侧明显。急查主动脉 CTA，主动脉及其分支管腔未见明显狭窄或扩张；下胸段椎管内脊髓表面异常强化血管影（图 22-1）。进一步给患者完善颈胸腰椎 MRI：颈髓内没有明确病变；胸髓可见 T_4～T_{11} 水平长节段异常信号，脊髓肿胀，髓外硬膜下可疑虫蚀样改变；腰椎 MRI 可

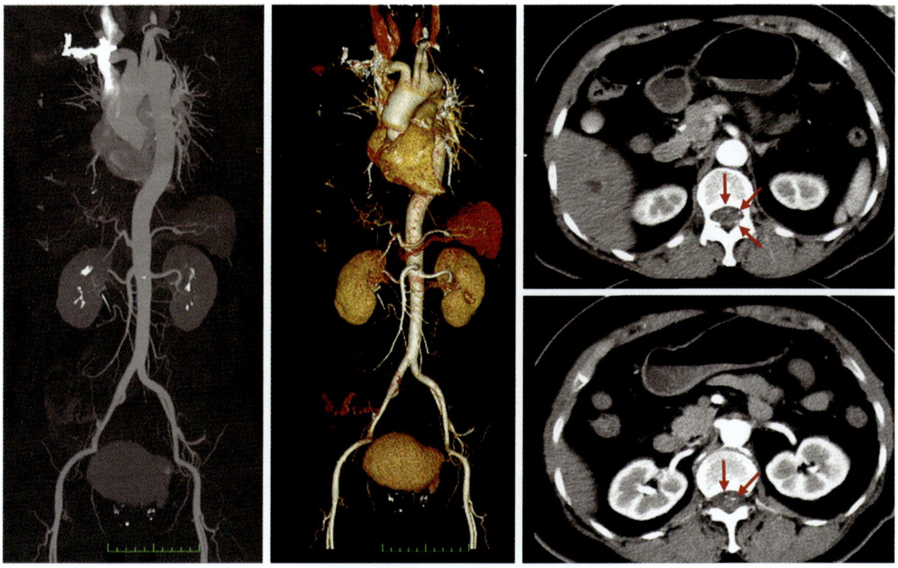

图 22-1　主动脉 CTA

注：主动脉及其分支管腔未见明显狭窄或扩张；下胸段椎管内脊髓表面异常强化血管影。

见腰椎 L_3 ~ L_4、L_4 ~ L_5 椎间盘膨出，脊髓圆锥肿胀（图 22-2）。进一步完善颈胸腰增强 MRI，髓内未见明显强化（图 22-3）。进一步给患者完善脊髓增强 MRA，可见左侧椎旁异常静脉网，椎管内异常血管网（图 22-4），考虑脊髓血管动静脉瘘可能。完善腰椎穿刺：压力 140mmH_2O；常规：白细胞 8×10^6/L，单个核细胞 6×10^6/L，未见红细胞；生化：Pro 0.80g/L↑，Glu 2.3mmol/L；细胞学：轻度淋巴细胞反应；病原学：（-）；免疫：自身免疫性脑炎抗体谱（-）；IL-6 54.3pg/ml↑，IL-8 205pg/ml↑。患者局麻下行“脊髓血管造影术 + 锁骨下动脉造影术 + 髂动脉造影术”，术中可见左侧 L_3 动脉有一支引流静脉自瘘口向上逆行至 T_{12} 节段（图 22-5）。患者择期在全麻下行“硬脊膜动静脉瘘切断术（左侧）”，于 L_3 椎板下方可见一支引流静脉自瘘口穿出后在脊髓表面向上方引流，瘘口周围硬脊膜内外侧可见细小的供血动脉，电凝供血动脉、瘘口和引流静脉根部后将其切断，可见引流静脉张力下降，引流静脉根部颜色变暗。药物治疗方面：①甘露醇 250ml q6h→250ml q12h。②下肢静脉血栓：依诺肝素 4000U q12h。经治疗后患者腰部及双下肢疼痛、双下肢无力、感觉障碍较前好转，拔除尿管后自行排尿无困难。查体：左下肢屈髋肌力 4^+ 级（2→4^+），屈膝及伸膝肌力 5 级（2→5），足背屈及跖屈肌力 5 级，右下肢屈髋肌力 3^+ 级（0→3^+），屈膝及伸膝肌力 3^+ 级（0→3^+），足背屈及跖屈肌力 5^-级（0→5^-），双下肢腱反射对称减低，病理征（-）；感觉（-）（T_4 以下针刺觉减退，双膝以下音叉振动觉减退→正常）。

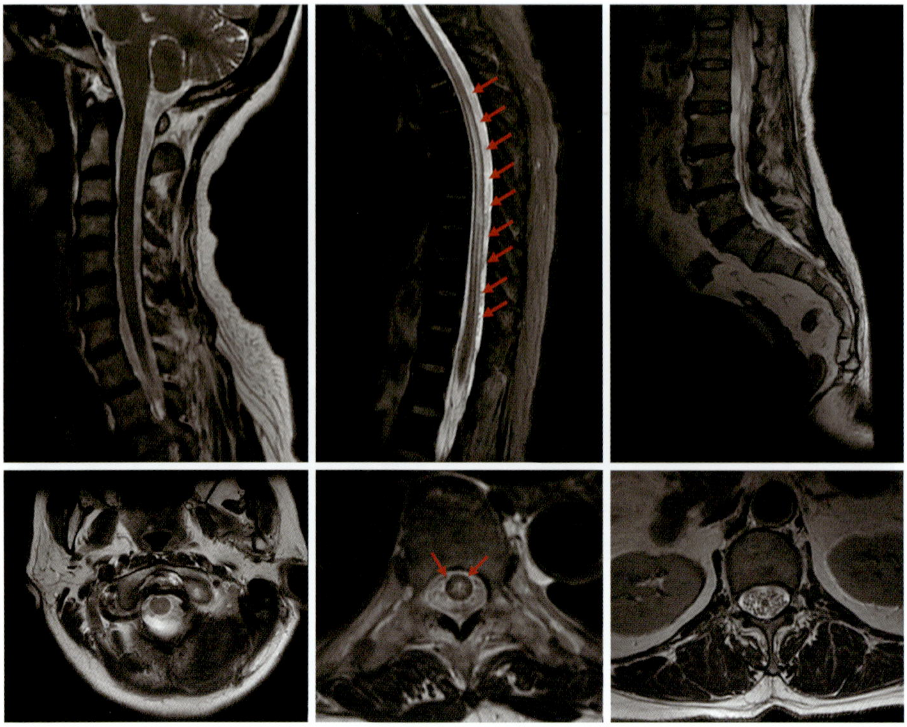

图 22-2 颈胸腰椎 MRI

注：颈髓内没有明确病变；胸髓可见 $T_4 \sim T_{11}$ 水平长节段异常信号，脊髓肿胀，髓外硬膜下可疑虫蚀样改变；腰椎 MRI 可见腰椎 $L_3 \sim L_4$、$L_4 \sim L_5$ 椎间盘膨出，脊髓圆锥肿胀。

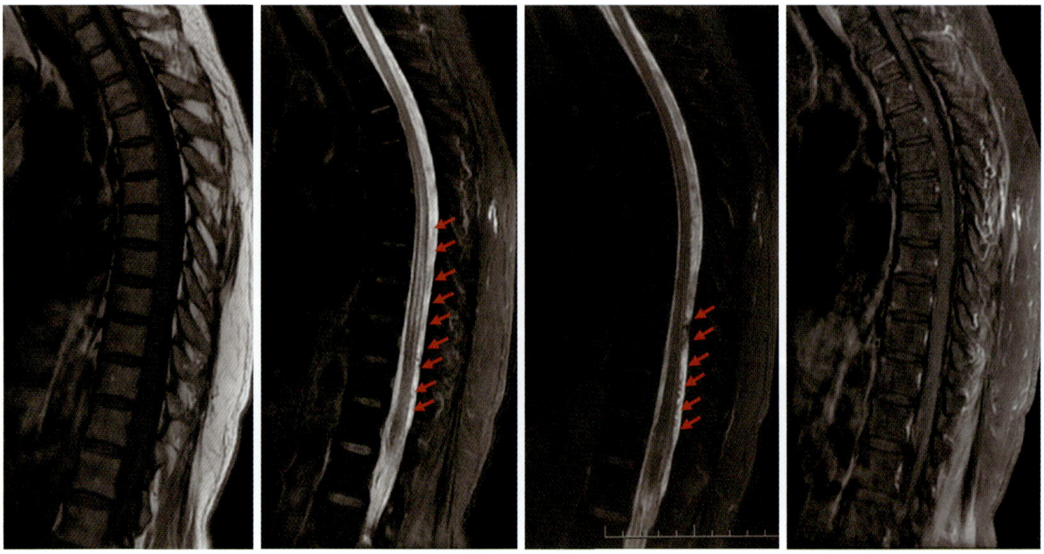

图 22-3 颈椎增强 MRI

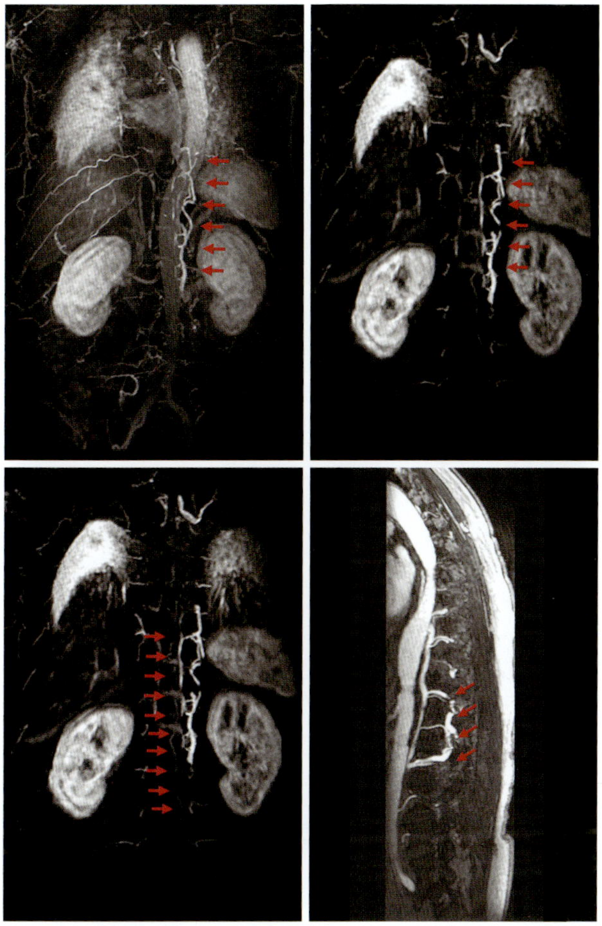

图 22-4　脊髓增强 MRA

注：可见左侧椎旁异常静脉网，椎管内异常血管网。

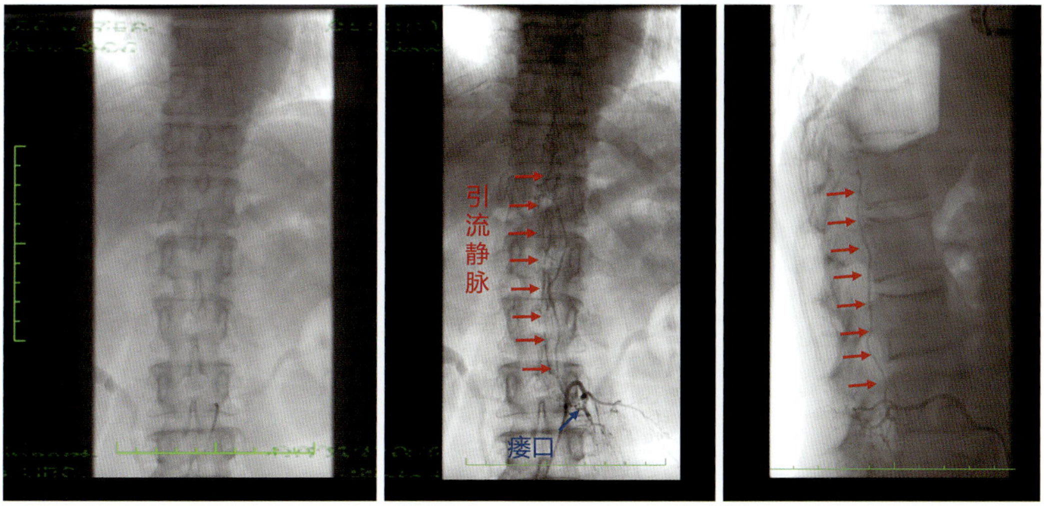

图 22-5　脊髓血管造影

注：术中可见左侧 L_3 动脉有一支引流静脉自瘘口向上逆行至 T_{12} 节段。

■ 出院诊断

胸腰段脊髓病变

  脊髓血管畸形

    脊髓硬脊膜动静脉瘘

■ 出院随访

2022-07-12（术后 1 年）随访，患者可独立行走及上下楼梯，自觉双大腿部后方放射痛，大便排便无力，小便正常。查体：双上肢肌力 5 级，双下肢肌力 5 级，肌张力正常，腱反射对称引出，Babinski 征（-）。再次复查脊髓血管造影，原左侧 L_3 节段动脉供血的瘘口未见显影，原引流静脉未见显影。

（苏　宁）

病例 23

消失的佛手——生物素－硫胺素反应性基底节病

病例简介

生物素－硫胺素反应性基底节病（biotin-thiamine responsive basal ganglia disease，BTBGD）又称可治的 Leigh 综合征。目前全球报道 140 余例。其致病基因是 *SLC19A3*，它编码硫胺素转运体 2（thiamine transporter 2，THTR2）。该转运体位于细胞膜上，负责硫胺素转运。当细胞外硫胺素浓度高时，可被动扩散进入细胞内；当细胞外硫胺素浓度低时，需激活 THTR2 跨膜主动转运。高剂量的生物素可上调 *SLC19A3* 基因表达。因此，THTR2 功能障碍导致细胞内硫胺素缺乏，细胞能量代谢障碍。通过补充生物素、硫胺素治疗可改善。

本例患者提示我们早期识别 BTBGD 非常重要。对于具有 MRI 特征的不明原因脑病患者需要考虑该诊断，并尽早补充大剂量生物素、硫胺素治疗，以争取病情改善的最大机会。

病例摘要

患者，男性，14 岁，主因“行走不稳、复视 2 周，4 天前意识丧失 1 次”于 2022-06 入院。

■ 入院情况

患者于 2022-05-20 无明显诱因出现行走不稳，呈醉酒步态，伴复视、恶心、周身乏力，未在意。2022-05-31 下午 6:00 行走时突发周身乏力，右上肢屈曲僵硬，后出现双眼左侧视野发黑，持续 2 ~ 3 秒，随后出现意识丧失倒地，旁人诉其全身瘫软、喘息、双眼上翻、舌咬伤，不伴肢体抽搐、口吐白沫、尿便失禁，约 15 分钟后意识恢复，可正常对答，有头晕、恶心、困倦，就诊于当地医院，查头CT见双侧基底节对称密度减低，遂来我院急诊。查体：神清语利，瞳孔等大。对光反射灵敏，眼动充分，诉各向复视，无眼震、K-F环；四肢肌力5级，肌张力正常；腱反射对称，右侧掌颏反射（+）；双侧Chaddock征（+）、Babinski征（-）；双侧指鼻试验不准，右侧为著，无法行走；双侧深、浅感觉对称；脑膜刺激征（-）；完善头增强MRI见广泛皮质、纹状体、丘脑、大脑脚、小脑蚓部多发对称长T1、长T2高信号。头晕、恶心、乏力、行走不稳持续至今。病程中精神、食欲、睡眠较差，进食少，既往无明显挑食偏食。体重无明显变化，二便如常。

既往史：2011年（3岁）时发现走路不稳、跌倒，后发现左眼"斜视"，持续3～4天后完全缓解。2015年（6岁）出现头晕、头痛，述查头MRI、腰椎穿刺、脑电图大致正常，未治疗，后好转。

个人史、家族史：足月顺产，否认产伤、窒息、幼年黄疸、发热惊厥史。自幼生长发育正常。智力、体育成绩中下，上体育课后易疲乏。不嗜烟酒。父母非近亲结婚。

■ 入院查体

T 36.7℃，P 88次/分，R 19次/分，BP 112/72mmHg，SpO_2 98%。Ht 162cm，Wt 55kg，BMI 20.9kg/m^2。神清语利，MMSE评分29分，MoCA评分27分。双侧瞳孔等大，对光反射灵敏，未见K-F环。眼球活动充分，右视时左眼上斜位，各向均有复视，虚像位于实像内上方1～2cm，左视时距离最近。未引出持续眼震，余脑神经（-）。四肢肌力、肌张力正常，轻瘫试验（-）。四肢腱反射对称。双侧Chaddock征（+），右侧指数更高，余病理征（-）。深、浅感觉大致正常。双侧指鼻睁闭眼欠稳准，右侧为著，轮替动作笨拙，双侧跟-膝-胫试验正常，小脑反击征（+），右侧为著。站立不稳，无法行走。脑膜刺激征（-）。

■ 辅助检查

2022-06我院急诊查ECG、心肌酶谱正常；Hcy、维生素B_{12}、SFA、血氨、乳酸、肌酶谱、铜蓝蛋白正常。脑脊液压力160mmH_2O，常规、生化、LA、细胞学正常；（血液+脑脊液）NMDA、GAD、VGKC、Hu+Yo+Ri、抗神经节苷脂抗体（-），CMV/EBV-DNA、mNGS（-）；脑电图见后部导联为著的慢波。头增强MRI（图23-1）见广泛皮质、纹状体、丘脑、大脑脚、小脑蚓部多发对称长T1、长T2高信号，DWI/ADC高信号，增强见双基底节区小片状异常强化。

■ 诊治经过

入院后患者再发一次全面性癫痫发作，持续3分钟可自行缓解。完善血常规、血生化、中毒、血 / 尿有机酸氨基酸、感染、免疫筛查未见异常。送检全外显子测序 + 线粒体基因待结果回报。根据病史及影像学特征考虑 BTBGD 可能性大。予维生素 B_1 100mg im qd × 5d 序贯维生素 B_1 口服，自购生物素 40mg po tid，辅酶 Q_{10} 及多种维生素补充，予左乙拉西坦 500mg bid 抗癫痫，嘱避免剧烈运动、劳累、饥饿、感染等诱因。患者复视、行走不稳、恶心较前好转。未再癫痫发作，复查头 MRI 病变较前好转（图 23-2）。

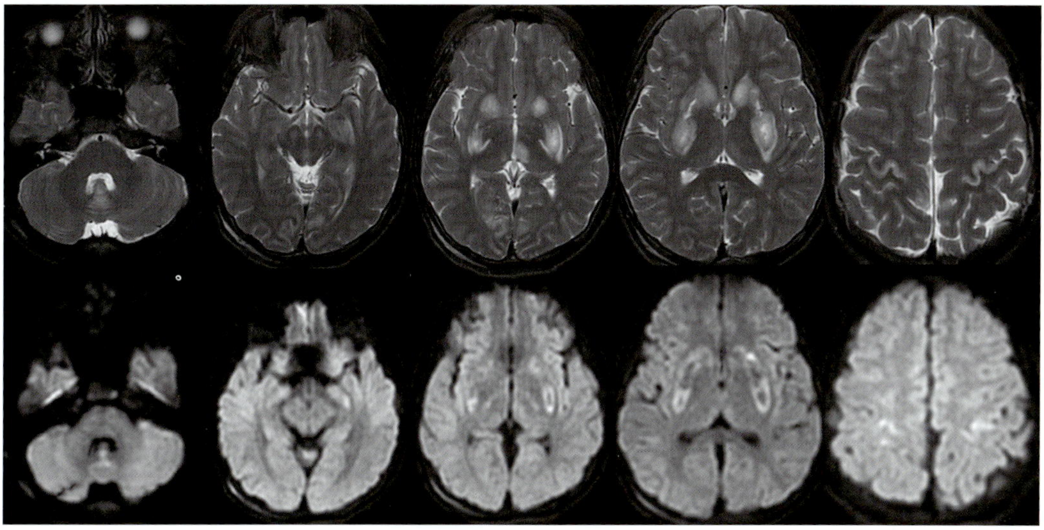

图 23-1　头增强 MRI

注：广泛皮质、纹状体、丘脑、大脑脚、小脑蚓部多发对称长 T1、长 T2 高信号，DWI/ADC 高信号，增强见双基底节区小片状异常强化，双侧大致对称，中毒、代谢性疾病可能。肿胀的豆状核病灶仿佛一双优雅的佛手。该影像表现又称豆状核叉状征，常见于代谢及中毒性疾病，叉子的外侧壁是水肿的外囊，内侧壁是水肿的内外髓纹。

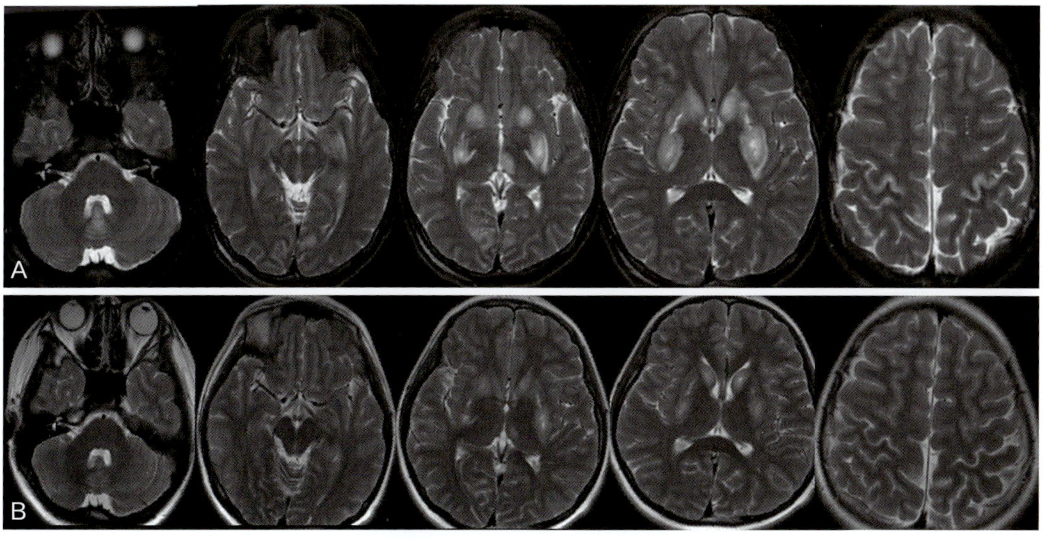

图 23-2　治疗前后头 MRI 变化

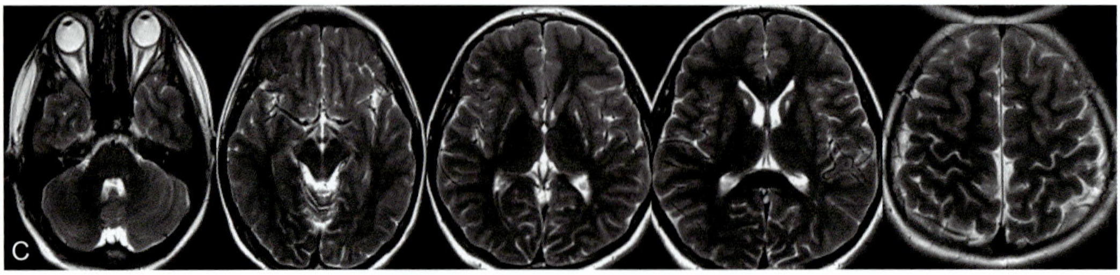

图 23-2 治疗前后头 MRI 变化（续）

注：A. 治疗前；B. 治疗 1 周；C. 治疗 3 个月。

出院诊断

代谢性脑病

生物素 – 硫胺素反应性基底节病可能

线粒体病不除外

症状性癫痫

左眼上斜肌麻痹

出院随访

患者出院 3 个月后可正常上学，无复视，复查脑电图正常范围。全外显子测序示 *SLC19A3* 基因两个位点意义未明的杂合突变，均为母亲来源（图 23-3）。治疗反应、影像学转归均支持 BTBGD。而患者母亲无症状，完善头 MRI 无异常，考虑可能存在未测出的内含子突变（如 5′UTR 区的启动子突变），或与该基因突变存在包括 Leigh 综合征、晚发的 Wernicke 脑病样表现等多种表型有关。

基因	染色体位置	转录本外显子	核苷酸氨基酸	纯合/杂合	正常人频率	预测	ACMG 致病性分析	疾病/表型（遗传方式）
SLC19A3	chr2:228552917	NM_025243;exon5	c.1279G>C (p.D427H)	het	—	LD	Uncertain	硫胺素代谢功能障碍综合征 2 型（AR）
SLC19A3	chr2:228563530	NM_025243;exon3	c.901A>G (p.I301V)	het	0.0032076	LB	Uncertain	硫胺素代谢功能障碍综合征 2 型（AR）

注：LD，预测为可能有害；LB，预测为可能良性；—，未知。

一代分析结果

检测基因	检测位置	检测方法	核苷酸变化	受检人	检测结果
				患者本人	杂合变异
SLC19A3	chr2-228552917	Sanger 测序	c.1279G>C	患者父亲	无变异
				患者母亲	杂合变异
				患者本人	杂合变异
SLC19A3	chr2-228563530	Sanger 测序	c.901A>G	患者父亲	无变异
				患者母亲	杂合变异

图 23-3 全外显子测序结果

专家点评

这是一例青少年急性起病、可治疗的遗传代谢病。从诊疗过程中我们可以总结出：①对于急性起病患者也需警惕遗传代谢性疾病可能。患者表现为急性出现的共济失调、癫痫发作，影像学可见相对对称的深部核团、皮质、脑干病灶。通常首先鉴别感染或免疫介导的疾病（如病毒感染或副感染性脑病）、桥外髓鞘溶解、中毒性疾病（如一氧化碳、甲醇、山豆根）等。本例患者无发热及相关病史，遗传代谢性疾病在应激等情况下可出现急性加重。此时需仔细询问既往有无类似发作、个人发育史、家族史、其他系统病变（听力损害、视力损害、糖尿病、肝肾疾病）等。②抓住典型影像学特征。本例患者影像学可见豆状核叉状征，病变广泛，相对对称，提示代谢中毒相关。③对于可治疗的遗传代谢性疾病应尽早启动治疗。本例患者在遗传代谢性疾病方面需考虑 Leigh 病、BTBGD、铜蓝蛋白缺乏等。患者病程偏良性，因此首先考虑 BTBGD。在基因结果回报前启动治疗，预后良好。④基因检测结果需结合临床。*SLC19A3* 基因突变有不同临床表型，包括 Leigh 综合征、BTBGD、晚发的 Wernicke 脑病等，分别常见于婴幼儿、青少年、成人。BTBGD 不缺细胞外的维生素 B_1，但因为细胞膜上转运体功能障碍，在应激等能量代谢需求增加时，无法将维生素 B_1 转运至细胞内，最终影响线粒体能量代谢。

（严婧文）

病例 24

白质病变的老奶奶——原发性中枢神经系统淋巴瘤

病例简介

原发性中枢神经系统淋巴瘤（primary central nervous system lymphoma，PCNSL）是一种侵袭性非霍奇金淋巴瘤，起源并局限于脑、脊髓、软脑膜、视网膜、玻璃体液，偶尔发生于视神经。PCNSL 的发病率在近 30 年中增加 3 倍多，多数患者年龄在 60 岁以上。截至 2017 年，在 PCNSL 中只有 4 个随机对照试验和 1 个Ⅲ期临床试验，且没有随机对照试验研究复发或难治性 PCNSL。PCNSL 的诊治仍有许多有待解答的问题。

本例是一个老年 PCNSL 病例，具有许多该病的典型表现，经靶向治疗最初有效，而最终患者因复发而去世。对本例的回顾提升了我们对 PCNSL 的诊断、治疗、监测等过程的认识。

病例摘要

患者，女性，81 岁，主因“言语不清 7 天，右侧肢体无力 5 天”于 2021-08 入院。

入院情况

患者 2021-08-10 出现言语不利，仍可交流。08-11 外院考虑“急性脑梗死”，按此治疗无改善。08-12 患者言语不利加重，出现肢体无力。我院急诊查体：神清，言语欠清；双眼闭目有力，右侧鼻唇沟浅，示齿口角稍左偏；右侧肢体肌力 4^+ 级，左侧肢体肌力 5 级；左侧指鼻试验稳准，右侧指鼻试验欠稳准；双侧 Babinski 征（−）。我院头 CT 见左侧额颞叶片状稍低密度影（图 24-1），考虑“脑血管病”，予口服阿司匹林 0.2g qd、阿托伐他汀 40mg qn 等治疗，改善不明显，后问话几乎不能对答。08-16 我院头常规 MRI 示脑白质多发异常信号（图 24-2）。

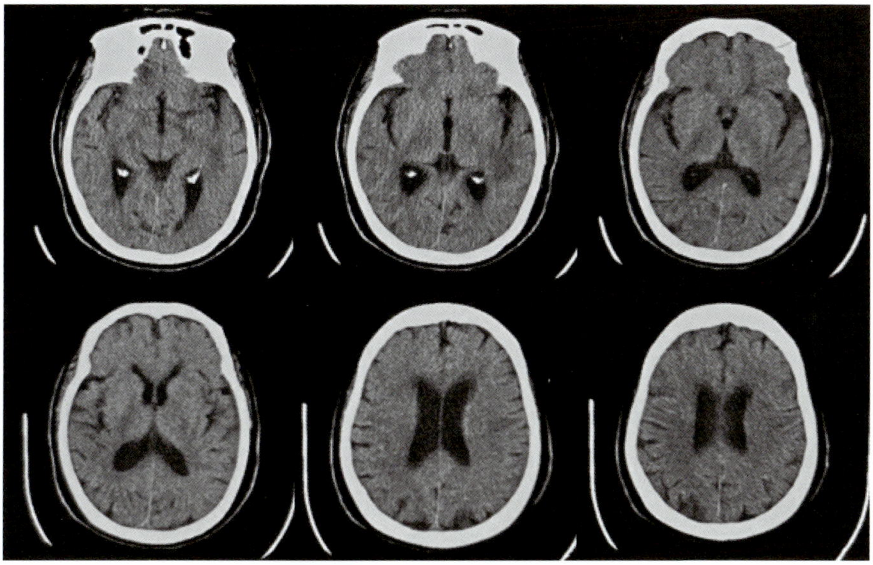

图 24-1　入院前患者急诊头 CT

注：可见左侧额颞叶片状稍低密度影。

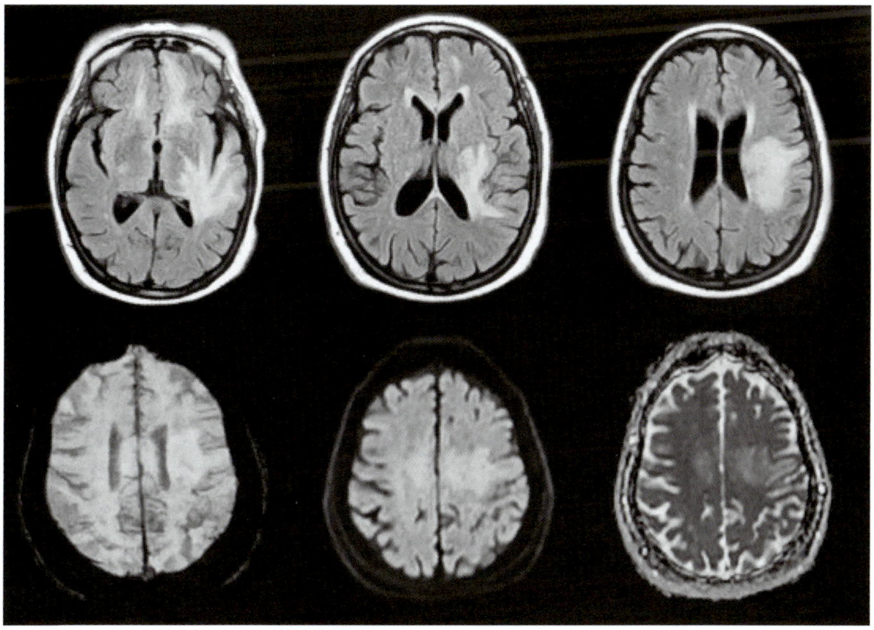

图 24-2　入院前患者头 MRI

注：左侧额颞顶叶可见大片白质高信号，部分蔓延至胼胝体及对侧，病灶 DWI、ADC 呈稍高信号，SWI 未见明显异常。

既往史：高血压30余年，口服氨氯地平2.5mg qd治疗，血压控制在130/（70～80）mmHg。糖尿病10余年，口服二甲双胍0.25g qn（晚餐后）、阿卡波糖50mg tid（随餐服用）、格列齐特缓释片30mg qd（早晨空腹）治疗，血糖控制可。本次起病前无局灶性神经系统症状，常规头MRI示双侧半卵圆中心、侧脑室旁散在点状白质高信号，符合增龄性改变（图24-3）。

个人史：否认肿瘤家族史。

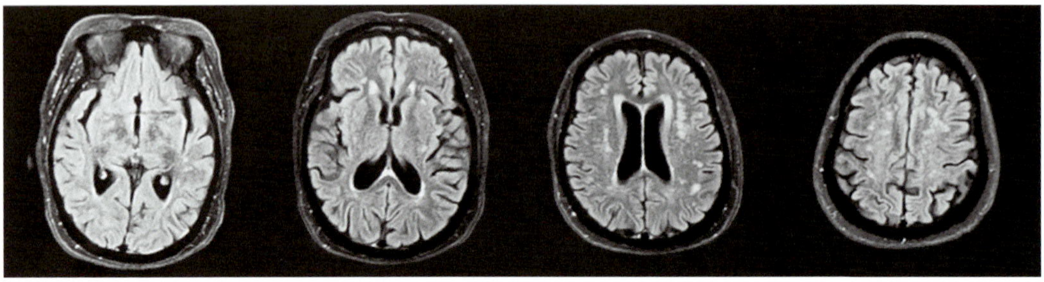

图24-3 起病1年前患者基线头MRI

注：双侧半卵圆中心、侧脑室旁散在点状白质高信号，符合增龄性改变。

入院查体

神清，言语欠清；粗测高级智能减退；右侧鼻唇沟浅，示齿口角偏左；构音欠清；右侧转颈力弱；左侧肢体肌力5级，右侧肢体肌力4级；双侧掌颏反射（+）；右侧Chaddock征（+），左侧（−）；右手轮替动作、指鼻试验完成差，左手可；双侧跟－膝－胫试验不能配合；步态及姿势检查不能配合；颈软，脑膜刺激征（−）。

辅助检查

入院后完善相关检查：Hb 97g/L↓，hsCRP 9.01mg/L↑，ESR 99mm/h↑。ANA（17项）、ANCA（5项）均（−）。T/B细胞亚群：T4 466/μl↓，T8 190/μl↓，B 59/μl↓。血IL-6 13.0pg/ml↑。JCV-DNA（尿）：75 900copies/ml↑。外周血细胞形态学分析：红细胞、白细胞、血小板形态大致正常。网织红细胞分析：未见明显异常。脑脊液常规：正常；细胞学：可见异型淋巴细胞（图24-4）；生化：Pro 0.65g/L↑，Cl 118mmol/L↓，Glu 5.4mmol/L↑；IL-8 119pg/ml↑，IL-10 99.2pg/ml↑，IL-6正常；JCV-DNA（−）。病原学、二代测序（−）；自身免疫性脑炎及副肿瘤综合征抗体（−）。淋巴细胞免疫分型：未见异常。ctDNA：变异频率/拷贝系数，MYD88 c.794T>C 11.5%；CD79B c.586T>C 11.0%，c.614C>T 2.5%等。骨髓细胞形态、淋巴细胞免疫分型、活检：未见异常。头增强MRI+ MRS（2021-08-18）：脑白质多发异常信号，累及胼胝体，

呈线状、片状强化（图 24-5）。头常规 MRI（2021-09-03）：脑白质多发异常信号，累及胼胝体，病变范围较前变化不大。全身 FDG-PET/CT：右侧额叶、左侧额顶颞叶白质、胼胝体、左侧基底节区及丘脑片状稍低密度影，代谢增高，左侧侧脑室受压、略右移，伴邻近额叶水肿，不除外恶性病变。

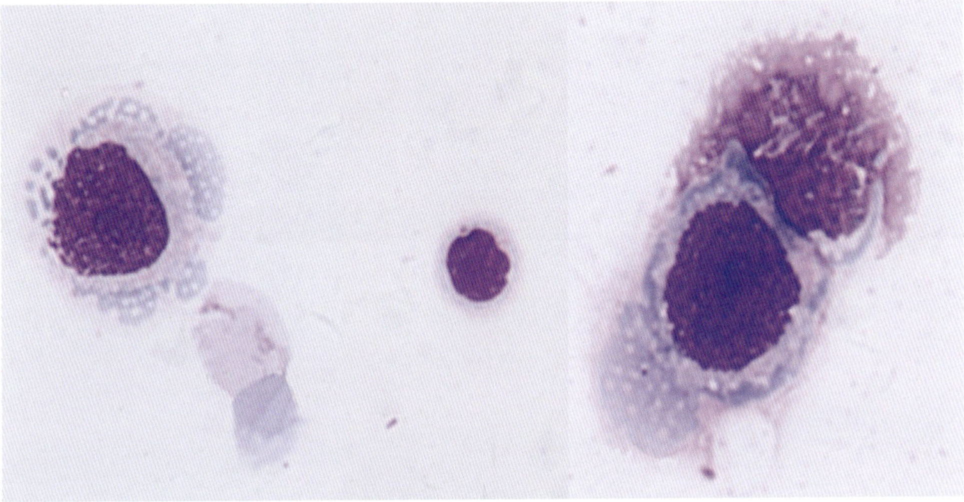

图 24-4　脑脊液细胞学检查

注：可见异型淋巴细胞。神经病理实验室提供自然沉淀法（MGG 染色 ×400）。

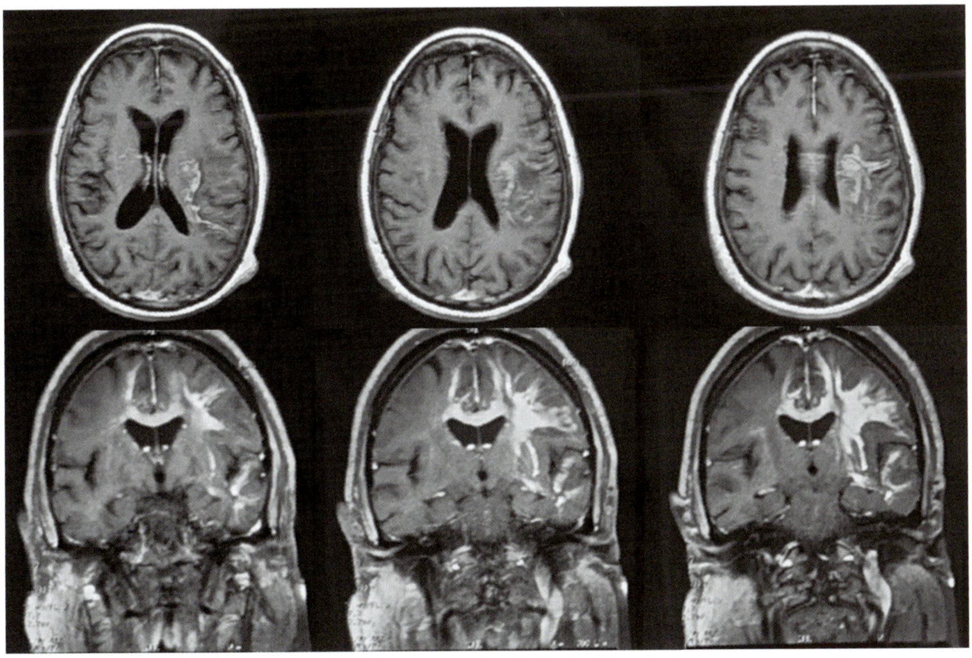

图 24-5　入院后头增强 MRI＋MRS

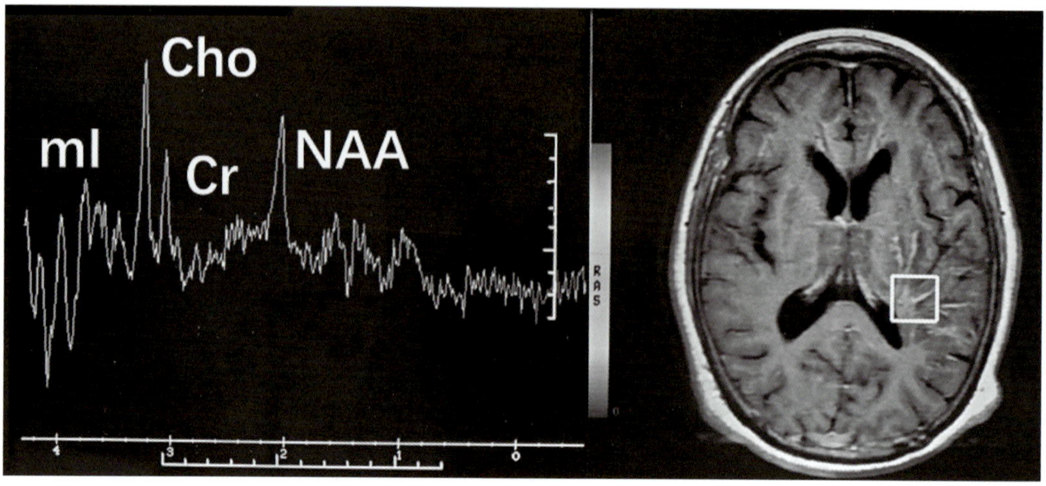

图 24-5 入院后头增强 MRI + MRS（续）

注：左侧额颞顶叶、胼胝体、右侧额叶可见明显强化病灶，NAA 峰降低，Choline 峰升高。

诊治经过

入院后 2021-08-26 全科大查房考虑患者 PCNSL 可能性大。神经外科会诊考虑患者高龄等，脑活检风险高。血液科会诊：PCNSL 可能性极大；因病情重，建议先给予利妥昔单抗 + 奥布替尼 + 地塞米松治疗，先给予地塞米松 10mg ivgtt qd。2021-09-01 起予静脉滴注地塞米松 10mg qd × 3d，09-02 起予口服奥布替尼 150mg qd 治疗，治疗 2 周左右患者临床症状逐渐部分好转，意识障碍较前减轻，偶可用单字简单对答，左上肢可有遵嘱活动。后转血液科进一步评估与治疗，出院后长期在我院随诊。

出院诊断

原发性中枢神经系统淋巴瘤可能性大（Ann Arbor ⅠE 期，IPI 2 分，IELSG 4 分）

奥布替尼 + 利妥昔单抗 + 地塞米松治疗中

出院随访

出院后患者继续奥布替尼 + 利妥昔单抗 + 地塞米松治疗，出院后随访症状及影像学均较前好转，脑脊液 IL-10 维持在低水平。起病后 5 个月停用利妥昔单抗，起病后 7 个月头增强 MRI 提示病灶较前明显缩小，强化效应减轻（图 24-6）。起病后 8 个月患者出现临床症状及影像学的加重，复查脑脊液 IL-10 再次升高，加用甲氨蝶呤治疗，患者症状持续加重，起病 12 个月后患者去世。

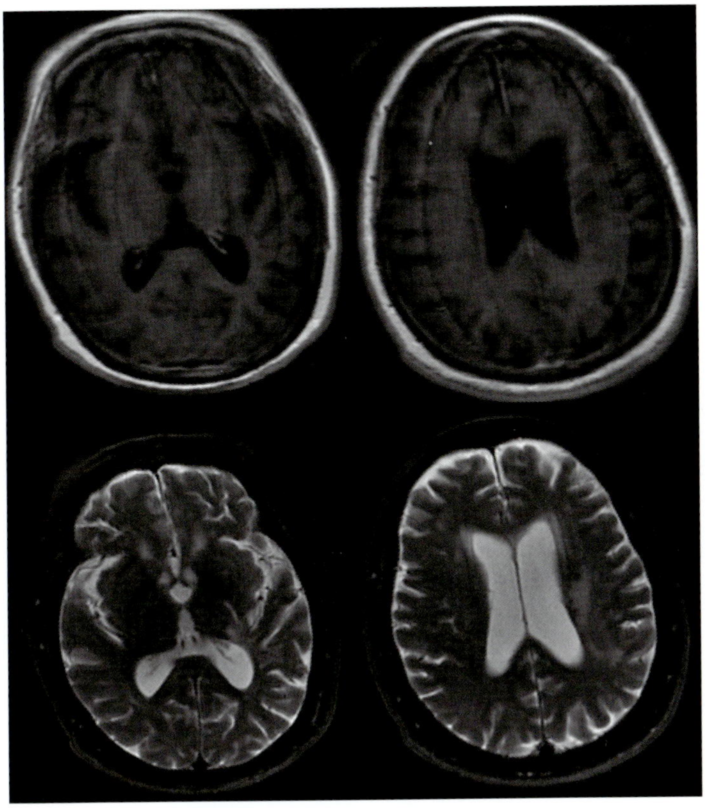

图 24-6　起病后 7 个月头增强 MRI

注：病灶较前明显缩小，强化效应减轻。

（李　可）

病例 25

青年卒中的少见病因——自身炎症性疾病

病例简介

自身炎症性疾病（auto-inflammatory diseases，AIDs）是一组由于固有免疫系统的异常激活，导致机体出现炎症反应的疾病，通常与遗传相关（包括单基因和多基因多因素疾病）。基因筛查有助于诊断，但病史和临床表现同样重要。AIDs 常见的临床表现为反复发热、炎症指标升高、免疫功能缺陷及皮肤 / 关节 / 肺部 / 神经系统等多系统受累。如患者出现上述临床表现，在充分除外感染、肿瘤、自身免疫性疾病等其他病因后，需警惕 AIDs。AIDs 是青年卒中的罕见病因，本文详细报道一例 I 型干扰素病相关青年卒中患者，以期提高临床医师对该病的识别能力。

本例患者是一例反复脑干腔隙性梗死的青少年男性，我们通过以下几点推测其患有 AIDs：①患者自幼寒冷时双大腿出现网状青斑。②未见常见青年卒中病因相关证据。③入院后发现反复低热。④血清 hsCRP 明显升高。⑤免疫球蛋白 3 项、NK 细胞绝对值下降。进一步筛查干扰素刺激基因（*ISG*）表达水平明显升高，提示 I 型干扰素通路异常激活，并通过基因筛查、评估血清 ADA2 水平除外其他自身炎症性疾病，最终诊断为 I 型干扰素病相关早发卒中。加用 JAK 抑制剂巴瑞替尼后患者未再出现发热或突发神经功能缺损症状，复查 hsCRP 明显下降。

病例摘要

患者，男性，17 岁，主因“反复卒中样发作 3 年”于 2022-08 入院。

■ 入院情况

患者 2019 年某日突发眩晕，当地医院急诊考虑“周围性眩晕”，予糖皮质激素 + 金纳多 + “止晕针”治疗，1 天后几乎完全好转，数日内完善头 MRI 提示左侧大脑脚可见 1 处陈旧性腔梗灶（图 25-1 A ~ C）。2021-03 发现右下肢活动不灵活，不影响打篮球、跑步等体育锻炼，未就诊。2022-07 某日起身时再次突发眩晕，同时出现复视、右眼上视受限、右上睑下垂。就诊于当地医院，查体不详，hsCRP 30.28mg/L，ESR 正常；LA、ANA、ACNA（−）；易栓 4 项、APS 相关抗体（−）；LDL、Hcy、甲状腺功能、糖化血红蛋白正常范围；脑脊液常规、生化、病原学（−）；头 MRI + 头增强 MRI：中脑右份近导水管区 T2 FLAIR、DWI 增高信号（图 25-1 D、E）；头 MRA：未见明显异常（图 25-1 F）。诊断“中脑异常信号，脑梗死可能”，予阿司匹林 100mg qd、阿托伐他汀 20mg qn 二级预防。之后 1 个月内患者逐渐好转，2022-08 为明确病因入院。自幼寒冷时双侧大腿出现紫斑（图 25-2）。

个人史：运动、智力发育正常，体格健壮。

既往史、家族史：无特殊。

■ 入院查体

一般查体：双大腿皮肤遇冷后可见网状青斑。神清语利，右上睑下垂、遮瞳 50%，右眼上视不全、上视时复视，未引出眼震。双上肢腱反射对称引出，双下肢腱反射活跃偏亢进（右＞左），右侧掌颏反射（+），右侧 Babinski 征、Chaddock 征（+）。行走直线不稳。其余查体未见阳性体征。

■ 诊治经过

入院后完善相关检查。自身免疫、炎症相关指标：hsCRP 25.31mg/L，IgG 5.67g/L，IgA 0.43g/L，IgM 0.2g/L。T/B 细胞亚群：NK 细胞绝对值 52/μl。补体 2 项、ESR 大致正常。LA 正常；ANA、ANCA、抗磷脂抗体谱（−）。血清 ADA2 正常范围内。其他系统筛查：皮肤活检（图 25-3）：可见皮肤血管病变，非血管炎样表现。胸部 CT（−）。腹盆 CT：脾大。超声心动图（−）。耳鼻喉、眼科检查（−）。其他：全外显子测序、*ISG* mRNA 结果未归。

入院后继续给予抗血小板等卒中二级预防。

■ 出院诊断

Ⅰ型干扰素病可能性大

青年卒中

皮肤网状青斑

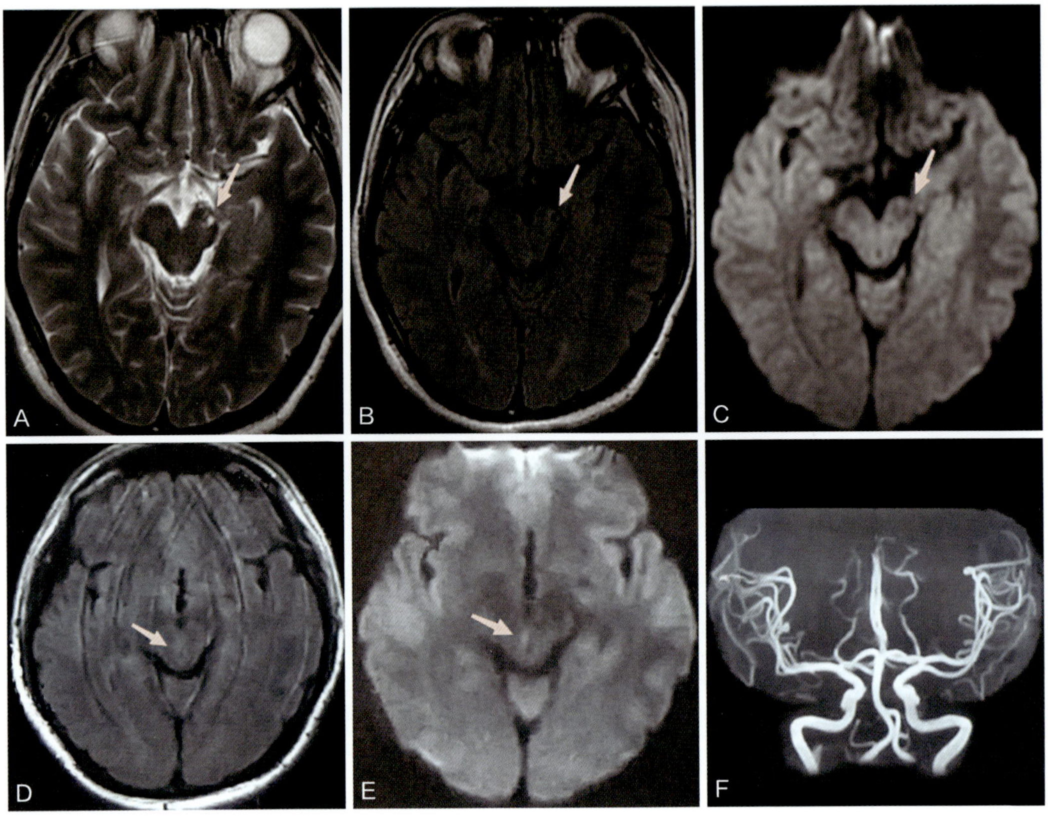

图 25-1 头影像学表现

注：A～C. 2019 年头 MRI 示左侧大脑脚陈旧性腔梗灶（白色箭头）；D～E. 2022-07 头 MRI 示中脑右份近导水管区新发腔梗灶（白色箭头）；F. 2022-07 头 MRA 未见明显异常。

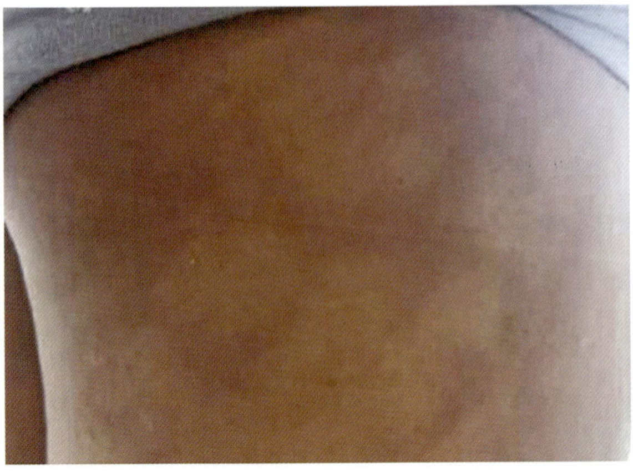

图 25-2 皮肤网状青斑

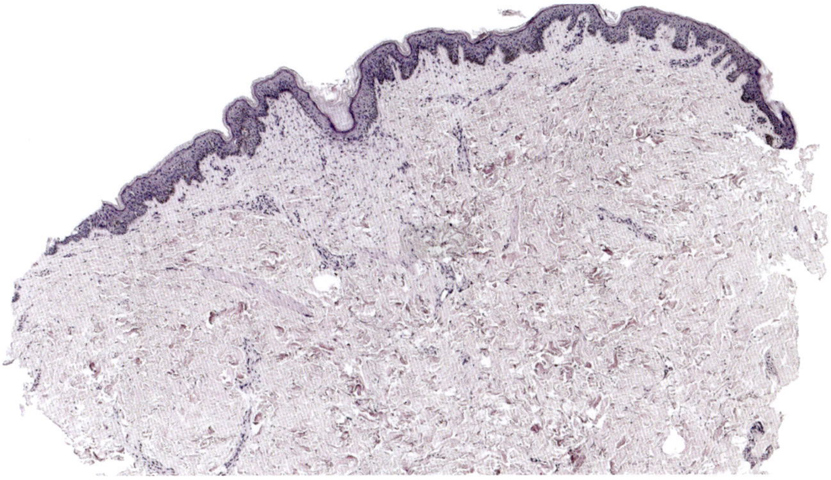

图 25-3　皮肤活检病理

注：（左侧大腿皮肤，HE 染色）表皮角化过度，棘层萎缩，皮突下延，基底层色素增加伴点状液化变性，真皮浅层小血管内皮细胞肿胀，血管周围少量淋巴细胞、组织细胞浸润。

出院随访

出院后规律脑血管病二级预防治疗，2022-09 某日新发右侧面部及肢体麻木，持续约 30 分钟自行缓解。10 月全外显子测序未见致病突变。*ISG* mRNA 明显升高。临床诊断为 I 型干扰素病，加用巴瑞替尼片 2mg bid po。患者规律口服药物，随诊 3 个月症状稳定，未再出现间断发热或突发神经功能缺损症状，复查 hsCRP 12.61mg/L。

（张　蕾）

病例 26

神秘的“笑脸”——中枢神经系统罗萨伊 - 多尔夫曼病

病例简介

罗萨伊 - 多尔夫曼病（Rosai-Dorfman disease，RDD）为罕见的非朗格汉斯细胞组织细胞增生症。中枢神经系统 RDD 目前全球仅有 300 余例报道，83% 为孤立神经系统受累，以硬脑膜受累为主要特征，头 MRI 常显示等 T1、短 / 等 T2 信号而易被忽略，增强后见均匀强化。

本文报道一例典型的中枢神经系统 RDD，患者病初虽行头 MRI 平扫但被漏诊，发现病灶后完善增强 MRI 见增厚伴强化的硬膜延伸增生形成包绕椎动脉的软组织影，延髓局部略受压，可解释临床定位。神经外科会诊行经鼻鞍区活检，最终病理明确诊断。此病病程进展相对缓慢，尚缺乏规范化治疗方案，手术切除可治愈单灶性疾病，免疫抑制治疗、化疗可使部分患者获益。患者于我院血液科经 3 程中等剂量阿糖胞苷化疗后，神经系统症状、体征基本消失，影像学见病变范围缩小。

病例摘要

患者，男性，68 岁，主因“行走不稳 3 月余”于 2022-09 入院。

■ 入院情况

2022-05 下旬患者出现行走不稳、双手指尖麻木，尚可独立行走、上楼，否认行走踩棉感。就诊于外院，完善头 MRI 自阅片见双侧椎动脉周围软组织影（图 26-1），颈椎 MRI 示 C_3 ~ C_7 椎间盘膨出，考虑“颈椎病”，予甲钴胺肌内注射治疗。2022-07 下旬，行走不稳加重，上下楼需扶栏，出现双手精细动作不灵活，双手麻木发展至双腕。就诊于我科门诊，完善叶酸、维生素 B_{12}、抗内因子抗体、AFP+CA19-9+CEA、Ri+Hu+Yo、血清蛋白电泳、IgG4 项、ANCA 谱 4 项、ANA 谱 17 项均正常，头增强 MRI 示双侧椎动脉周围软组织影，增强后均匀强化，颅底硬膜多发增厚强化（图 26-2），为进一步诊治入院。起病以来，大便干燥，体重下降 4kg。

既往史：高血压。

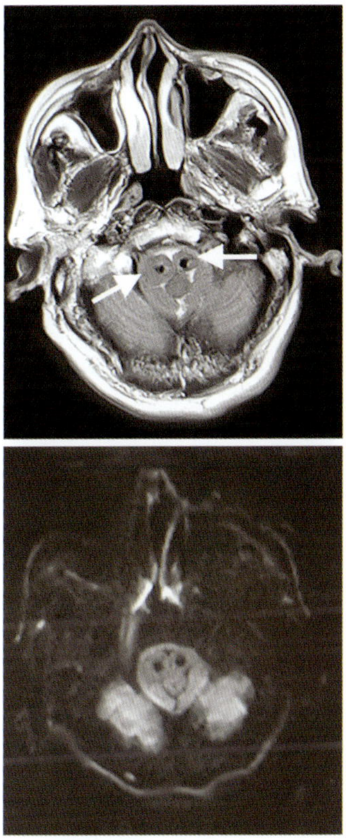

图 26-1　头常规 MRI

注：示双侧椎动脉周围 T2、DWI 等信号的软组织影。

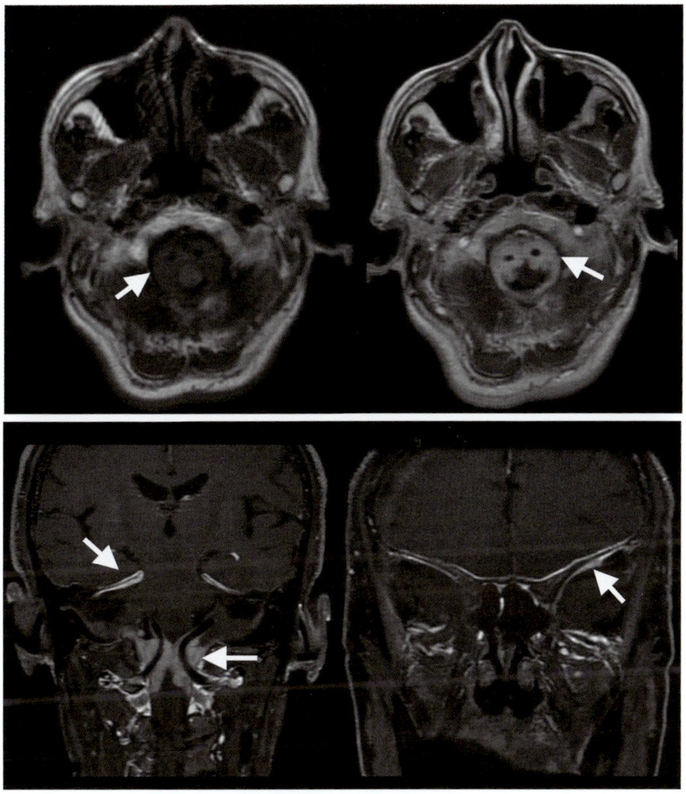

图 26-2　头增强 MRI

注：示双侧椎动脉周围软组织影，增强后均匀强化；颅底硬膜多发增厚强化，椎骨大孔周围、小脑幕、鞍背后部、鞍区、颅中窝底。

■ 入院查体

神清语利，脑神经（-）。双侧屈伸肘肌力 4^+ 级，左手对指肌力 3 级，双侧屈髋肌力 4^+ 级，余四肢肌力 5 级。双上肢腱反射亢进，双侧膝腱反射亢进，跟腱反射偏低。双侧 Hoffmann 征、Babinski 征（+）。双手轮替动作笨拙，左侧指鼻试验欠稳准，双下肢跟 - 膝 - 胫试验欠稳准，睁眼并脚站立不稳。可疑双膝及以下音叉振动觉减退。轻度醉酒步态，直线行走不稳。

辅助检查

入院后完善相关检查。内分泌：甲状腺功能、血F、血ACTH、血/尿渗透压正常。免疫：ACE、hsCRP、IL-6/8/10、Fer正常。脑脊液：压力105mmH$_2$O；常规：WBC 48×10^6/L，单个核46×10^6/L；生化：Pro 1.29g/L；IL-6 75.9pg/ml，IL-8 144pg/ml，IL-10 23.9pg/ml，SOB（+），病原学（−）；细胞学：淋巴细胞性炎症。电生理：神经传导+针极肌电图：未见神经源性或肌源性损害。影像学：头+躯干FDG-PET/CT示枕骨大孔周围软组织增厚伴代谢稍高，SUV_{max} 8.2；鞍区饱满，轻度代谢活性，SUV_{max} 4.7。全身骨显像：未见明显异常。

诊治经过

仔细阅片，患者增厚强化的硬膜延伸增生形成包绕椎动脉的软组织影，延髓局部略受压（图26-3），亦可能通过炎症刺激影响脑干功能。考虑影像学硬膜增生性病变可解释临床主体定位，同时可能合并周围神经损害，明确诊断依赖活检病理。神经外科会诊，结合FDG-PET/CT高代谢及MRI强化区域，在保证活检阳性率的情况下尽可能降低手术风险，于2022-09-22行神经内镜经鼻蝶窦入路鞍结节、鞍底病变活检+鞍底重建术，过程顺利。术后鞍结节病变病理回报：纤维结缔组织内见较多组织细胞聚集，伴淋巴细胞、浆细胞浸润；CD68、S100（+），CD1a、Langerin（−）（图26-4）。血液科会诊：结合临床及病理结果，考虑中枢神经系统RDD诊断基本明确。

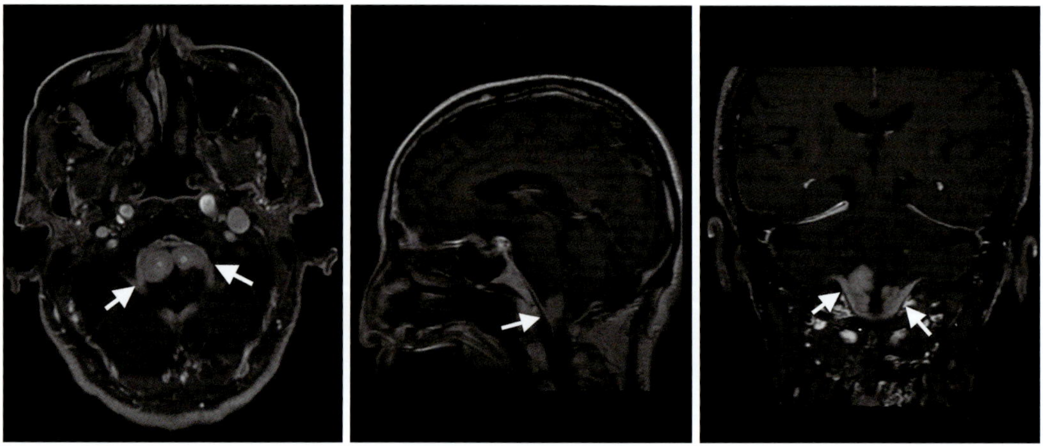

图26-3 颅底增强MRI

注：示增厚强化的硬膜延伸增生形成包绕椎动脉的软组织影，延髓局部略受压。

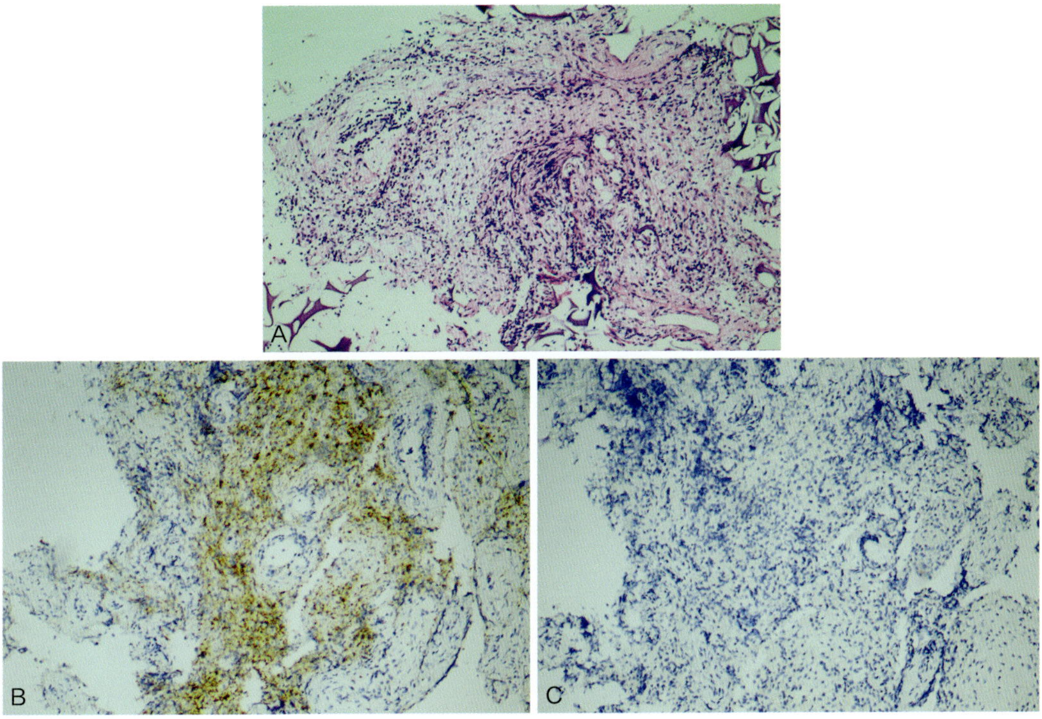

图 26-4　鞍结节病变病理

注：A. HE 染色；B. CD68（+）；C. CD1a（–）。纤维结缔组织内见较多组织细胞聚集，伴淋巴细胞、浆细胞浸润。

出院诊断

罗萨伊 – 多尔夫曼病（椎动脉周围肿物）

　　鞍结节、鞍底病变活检 + 鞍底重建术后

高血压（3 级，很高危）

出院随访

2022-10 下旬（治疗前），患者行走不稳加重，平地行走需拄拐，麻木至双侧前臂，出现双足麻木。至 2023-01，患者已于我院血液科行 3 程阿糖胞苷 1.6g q12h × 3d 化疗。可正常行走，手部精细运动基本恢复，遗留指尖轻度麻木。查体：四肢肌力 5 级，双侧 Hoffmann 征、Babinski 征（–），共济运动正常完成，直线行走正常。复查头增强 MRI 示病变范围缩小（图 26-5）。

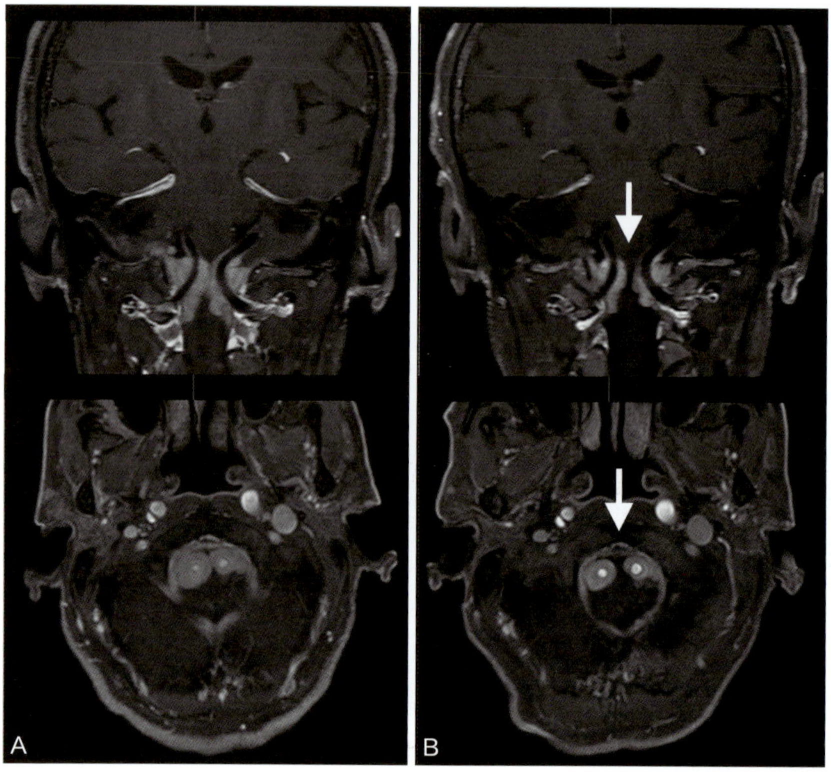

图 26-5　阿糖胞苷化疗前（A）及化疗后（B）颅底增强 MRI 对比

注：硬膜增生性病变范围缩小。

（王妍颖）

病例 27

神经元核内包涵体病合并卒中或卒中样发作

病例简介

神经元核内包涵体病（neuronal intranuclear inclusion disease，NIID）是一种罕见的神经系统变性病，基因检查提示 *NOTCH2NLC* 基因 5′UTR 区 GGC 重复扩展为确诊标准。临床症状具有高度异质性，主要表现为痴呆、自主神经系统功能障碍、发作性症状三大类，此外，还有周围神经病、共济失调、震颤、帕金森综合征、视力减退等症状，症状之间也有重叠。其中卒中样发作占比较高，我院 32 例 NIID 患者出现该症状的病例占 31.3%。

本例患者以急性卒中样的表现起病，存在脑血管病危险因素、病史、责任血管病变、典型的影像学转归及二级预防治疗后良好的预后。而回顾既往卒中样发作的 NIID 病例，患者未见对应的责任血管病变，也无明确的血管分布区域的影像学病灶，不存在血管病危险因素及病史。考虑本例合并卒中可能性大。这同时也提示我们需要考虑罕见病合并常见病的可能，为患者带来早期获益。病理方面，中枢和外周神经系统、多种器官尤其是皮肤可发现核内包涵体。卒中样发作目前的病理机制尚不清楚，似乎并不是通过累及脑血管导致卒中样表现，仍需后续收集相似病例并总结相应的影像学转归及病理特点。

病例摘要

患者，女性，67 岁，主因“突发言语不利、双下肢无力 1 个月”于 2022-07 入院。

■ 入院情况

2022-06-19 早 8:00 患者无明显诱因突发双下肢无力，行走欠稳，易向右偏。表达只能发出单音，但能听懂他人说话。就诊于我院急诊，查体：神清，不能诉说连贯句子，只能表达单个词语，可听懂，对答切题，计算力差，记忆力可。脑神经（-）。四肢肌张力可，左侧肢体肌力 5 级，右侧上肢肌力 5^-级，右侧下肢肌力 4 级，四肢腱反射对称引出，左侧病理征（+/-）。双侧深、浅感觉对称。可搀扶站立，不能行走。双侧指鼻试验稍不稳，闭目加重。NIHSS 评分 3 分。完善头 CT 未见出血。头 MRI 示双侧大片广泛脑白质高信号，DWI 序列可见双侧广泛“绸带征”，左侧侧脑室旁、额叶可见片状 DWI 高信号，ADC 稍低信号（图 27-1A、图 27-2）。头 MRA 示右侧大脑后动脉狭窄至闭塞，多发颅内动脉狭窄。完善血 ALT 461U/L。考虑“急性脑梗死”可能，予抗血小板、降脂及改善循环治疗。输液 2 天后，患者言语不利较前好转，可说短句，3 天后自觉双下肢无力好转 50%。现为进一步诊治收入我院。患者自觉近年来出现写字变差、手及头部细颤，否认认知功能下降。

既往史：2 岁时诊断脑炎。10 余年前发现高脂血症，未规律服药，今年初服用普伐他汀 40mg qn 后 ALT 升高约 400U/L，遂停药。10 年前诊断“脑梗死”。

个人史：既往从事技术工作，45 岁退休后在街道办事处工作，自觉能胜任。化学物品甲醇、甲醛、硫等接触史 20 余年，已脱离相应环境近 20 年。

家族史：患者父亲 60 多岁出现行走慢、淡漠、反应迟钝。我院查体：双侧瞳孔小（1.5mm），静止性震颤，夜间曾有大喊大叫。头 MRI 示双侧侧脑室旁脱髓鞘改变（未见片），曾诊断“动脉硬化性白质脑病、痴呆、帕金森病?”79 岁因肺部感染去世。兄弟姐妹 4 人，其中有一个弟弟 60 余岁于我院诊断脑室扩张、脑血管病。另一个妹妹有头部震颤。

■ 入院查体

神清、言语流利，定向力可，瞬时记忆 3/3，延迟回忆 2/3，计算力 100-7（2/5），视空间功能可，系列动作不能正确模仿。眼球活动：各项活动尚充分，右侧扫视差，辐辏反射差，双侧瞳孔等大，直径偏小，约 2mm，余脑神经查体无特殊。四肢肌力 5 级，肌张力正常，腱反射偏低，右侧病理征（+）。感觉查体（-）。左侧小脑反击征（+），双侧指鼻试验欠稳，双手轻微姿势性震颤。可见头部细颤。步态基本正常，Romberg 征（-）。直线行走略欠稳。

■ 辅助检查

见现病史。

入院诊断

脑梗死
颅内病灶待查
高脂血症
肝酶升高

诊治经过

血常规、尿常规、便常规、凝血功能正常，肝肾功能基本正常。感染 4 项（−）。炎症、免疫：C4 偏高、ESR 29mm/h↑、hsCRP 正常。代谢：LDL 2.3mmol/L，尿酸偏高，甲状腺功能、糖化血红蛋白、VB_{12}、叶酸正常。脑脊液常规：白细胞总数 2×10^6/L，单核 1×10^6/L，多核 1×10^6/L；脑脊液生化：CSF-Pro 0.52g/L↑，糖、氯化物、乳酸正常，细胞学（−）。OB、SOB（−）。头常规＋MRS：双侧广泛脑白质 T2、FLAIR 高信号，右侧小脑半球、双侧枕叶软化灶可能；原左侧额叶急性－亚急性梗死灶，本次信号趋向慢性期改变；双侧大脑皮质下 DWI 高信号，范围较前增大（图 27-1B、图 27-2）。MRS（−）。卧立位 TCD：基底动脉轻度狭窄。有 w 波出现，卧立位血压无明显变化。脑血管管壁 MRI：颅内动脉粥样硬化。左侧大脑前 A2～3 段狭窄，左侧大脑后 P1～2 段闭塞可能，左侧椎动脉颅内段、基底动脉多发狭窄（图 27-3）。全身检查：膀胱残余尿量约 31ml。量表：MMSE 评分 26 分；MoCA 评分 20 分。外送 NIID 基因示患者存在 *NOTCH2NLC* 基因突变，GGC 重复次数为 101 次。脆 X 综合征基因（−）。活检：取 2cm 长左小腿后方皮肤活检，可见汗腺细胞核内嗜酸性包涵体。眼科会诊：视野呈双眼中心暗点、左眼下方暗点。耳科会诊：老年性聋。

入院后予阿司匹林、瑞百安脑血管病二级预防治疗，营养神经治疗，患者病情平稳。

出院诊断

脑白质病变
　　神经元核内包涵体病可能性大
脑梗死
　　左侧大脑前动脉狭窄
　　左侧大脑后动脉闭塞可能
　　左侧椎动脉狭窄
　　基底动脉狭窄

高脂血症
高尿酸血症
肝酶升高
胆囊结石

出院随访

目前患者病情稳定，生活自理。

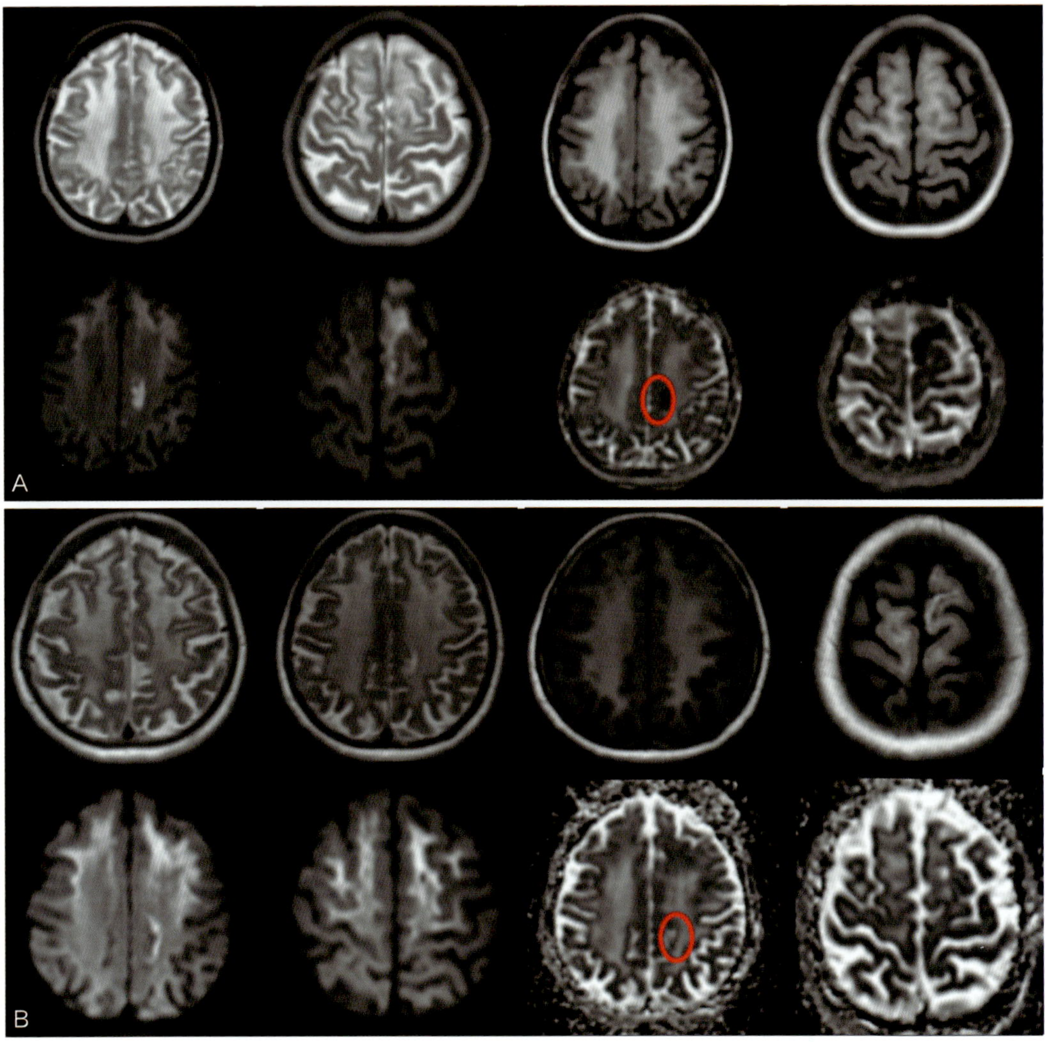

图 27-1 2022-06-19（A）及 2022-07-24（B）头 MRI + DWI

注：头 MRI 示双侧大片广泛脑白质高信号，DWI 序列可见双侧广泛皮质“绸带征”，左侧侧脑室旁、额叶可见片状 DWI 高信号，ADC 稍低信号→原左侧额叶急性 - 亚急性梗死灶，本次信号变化趋向慢性期改变；双侧大脑皮质下 DWI 高信号，范围较前增大。

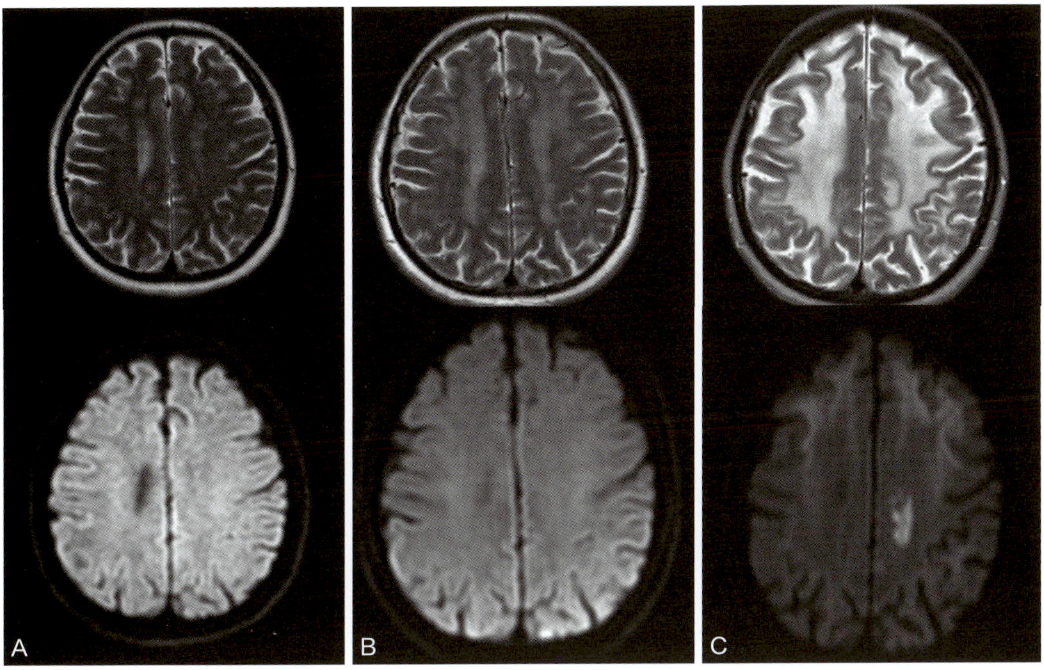

图 27-2　2007 年（A）、2012 年（B）、2022 年（C）头 MRI

注：双侧脑白质高信号进一步扩大融合，2022 年新发皮髓交界区 DWI 高信号。

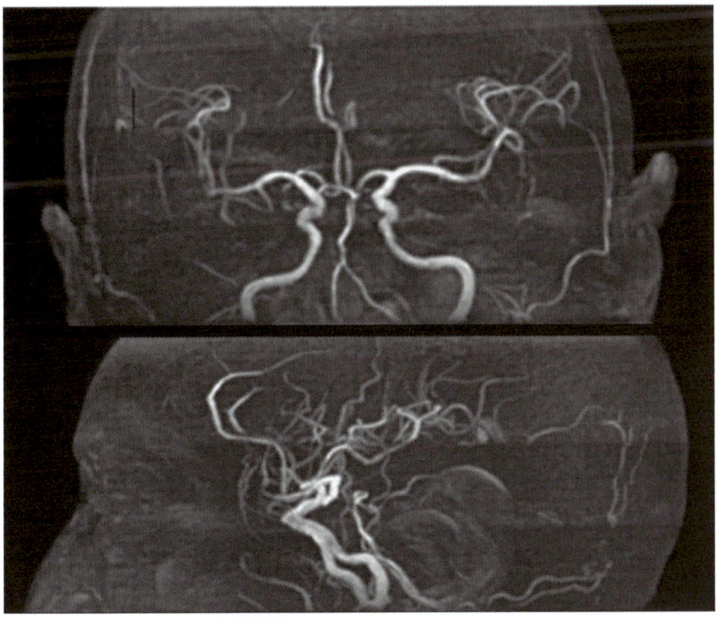

图 27-3　2022-07 头 MRA

注：多发颅内动脉狭窄，左侧大脑前动脉狭窄。

（王一淳）

病例 28

令人腹泻的“里脊”

病例简介

里吉综合征是一种罕见的多系统疾病，以进行性间歇性痛性痉挛、脱发和腹泻为特征，可伴有内分泌疾病、骨骼异常、胃肠道多发囊性腺体 / 胃肠炎，病因目前考虑为自身免疫机制，现有报道治疗以肌肉松弛药 / 抗惊厥药物 + 糖皮质激素 / 免疫抑制剂为主。

本例患者的不自主运动实为痛性痉挛，还具有特殊的完全脱发、闭经，以及常见而易被忽略的腹泻症状。外院诊治时这些点都未被重视。正是由于对症状的仔细分析，本例里吉综合征的诊断才得以确立。

病例摘要

患者，女性，30 岁，主因“进行性全身不自主运动 4 年余”于 2022-09-07 入院。

■ 入院情况

2018 年夏季患者出现右手不自主“抖动”，2 ~ 3 次 / 日，逐渐加重。2019 年右手“抖动”增加，下肢、左上肢及下颌“抖动”，10 余次 / 日。就诊于当地医院完善头 MRI（图 28-1），自诉未见明显异常，血 CK>1000U/L，未予特殊治疗。2020 年四肢、下颌和腰腹部近持续性“抖动”；严重时伴“抽筋”、疼痛、“肢体扭转”，每次数分钟至 10 余分钟，每周 1 ~ 2 次，静脉注射地西泮症状可缓解。2020-10 就诊于外院，脑电图、肌电图未见异常，CK 886U/L，铜蓝蛋白、甲状腺功能、ANA、ANCA 正常，WES（−）；诊断：肌阵挛；氯硝西泮 0.5mg bid→2mg tid；心理科诊断“焦虑障碍”，加用西酞普兰、奥氮平、坦度螺酮、阿普唑仑、酒石酸唑吡坦，睡眠改善。2021-09 就诊多家医院，完善神经肌肉病相关基因：PIEZO2 c.880T>C　c.7760A>G，复合杂合，VUS；PRRT2 c.640G>C，杂合，母源，VUS；诊断“发作性肌张力障碍”，阿普唑仑 0.4mg qn，卡马西平 0.3g bid，抖动幅度减小，可坚持上班。2022-07-06 失眠数日后全身较大幅度抖动，伴“抽筋”、疼痛、“肢体扭转”，地西泮、咪达唑仑治疗，持续 1 天减轻。VEEG 临界状态，氯硝西泮 2mg bid、卡马西平 0.3g bid、西酞普兰 10mg qd，减少活动，症状较稳定。2022-08 就诊外院，加用左乙拉西坦 250mg bid、苯海索 2mg qn，症状较稳定。我院门诊以“不自主运动”收入院。

既往史：10 年前出现体毛脱落，1 年内头发及其他体毛基本全部脱光，皮肤逐渐变薄。

个人史：生长发育正常，体育成绩及格。

月经史：20 岁闭经，经激素替代治疗后恢复正常月经周期，停药后月经周期 2～3 个月，行经天数 2～4 天，量少。

家族史：父亲糖尿病病史，皮肤偏白；母亲长期贫血；有一弟，22 岁，体健。

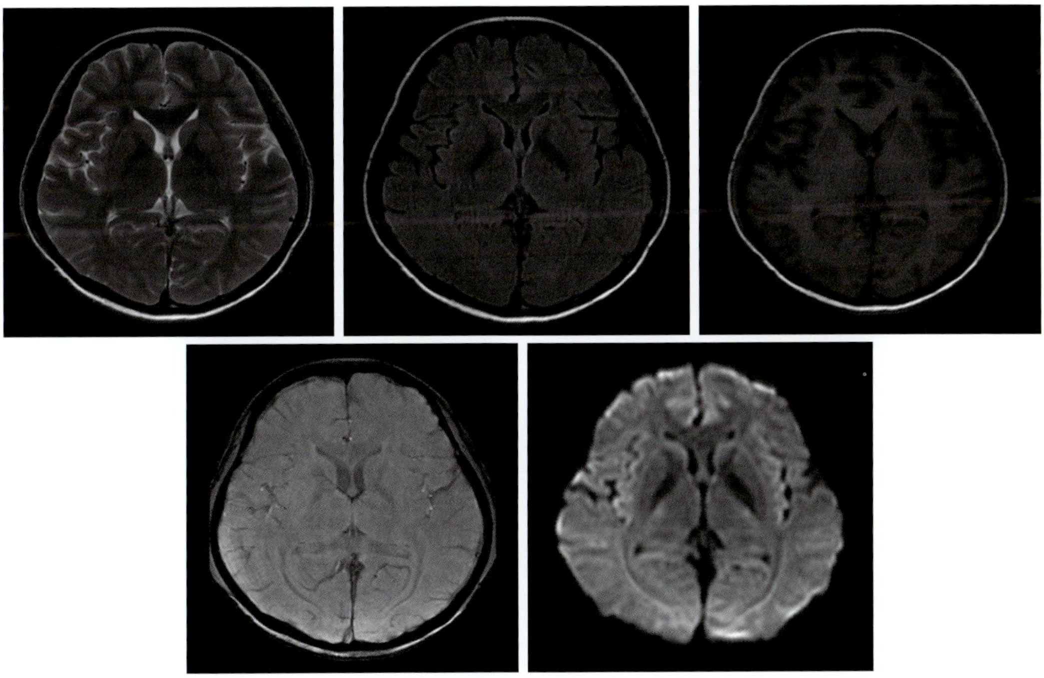

图 28-1　头 MRI

注：未见明显异常。

入院查体

肤色白，脱发，基本无体毛（图 28-2）。神经系统查体：神清语利，可见多种形式运动增多，脑神经（−）；四肢肌力 4^+ 级，肌张力正常，双上肢腱反射对称活跃，双下肢对称引出，病理征（−）；深、浅感觉未见异常；双侧轮替动作正常，指鼻试验、跟－膝－胫试验欠稳准，左侧为著，走直线不稳，Romberg 征（−）；脑膜刺激征（−）。

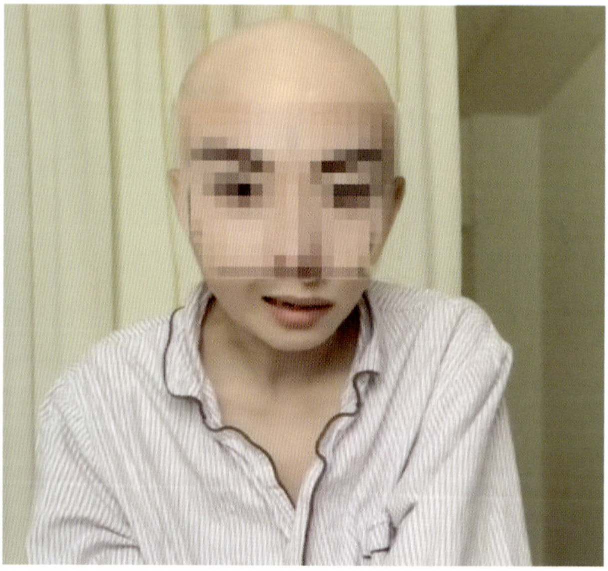

图 28-2 完全性脱发，肤色白

诊治经过

患者不自主运动形式考虑定位于下运动神经元，完善多通道表面肌电图（图 28-3）：多组肌肉可见阵发性 MUPS 发放，持续时间、强度不等，表明存在运动单位同步性阵发性放电。ANA 谱：ANA（+）H 1∶80，抗 ds-DNA 抗体（±），抗 SSA 抗体（+）；抗磷脂抗体谱：抗磷脂酰丝氨酸 / 凝血酶原 IgM 抗体（aPS/PT-IgM）（+）。头常规 MRI+SWI：未见明显异常。住院期间腹泻，便常规示大量脂肪滴。综合患者痛性痉挛、脱发、闭经（内分泌异常）、腹泻、自身抗体（+），经全科大查房，考虑患者符合里吉综合征，合并抗磷脂抗体 aPS/PT-IgM（+），风湿免疫科会诊考虑结缔组织病待除外，入院后继续卡马西平 200mg bid，甲泼尼龙 500mg ivgtt qd × 3d→240mg ivgtt qd × 3d，序贯口服泼尼松 45mg qd，症状改善后再次加重；再次恢复甲泼尼龙

80mg ivgtt→40mg ivgtt→45mg po，加用吗替麦考酚酯 0.75g bid、羟氯喹 0.2g bid，联合阿司匹林 0.1g qd；予面部肉毒毒素注射治疗，患者痛性痉挛及不自主运动较前改善。

■ 出院诊断

里吉综合征
结缔组织病待除外

■ 出院随访

症状稳定，未进一步好转或加重。

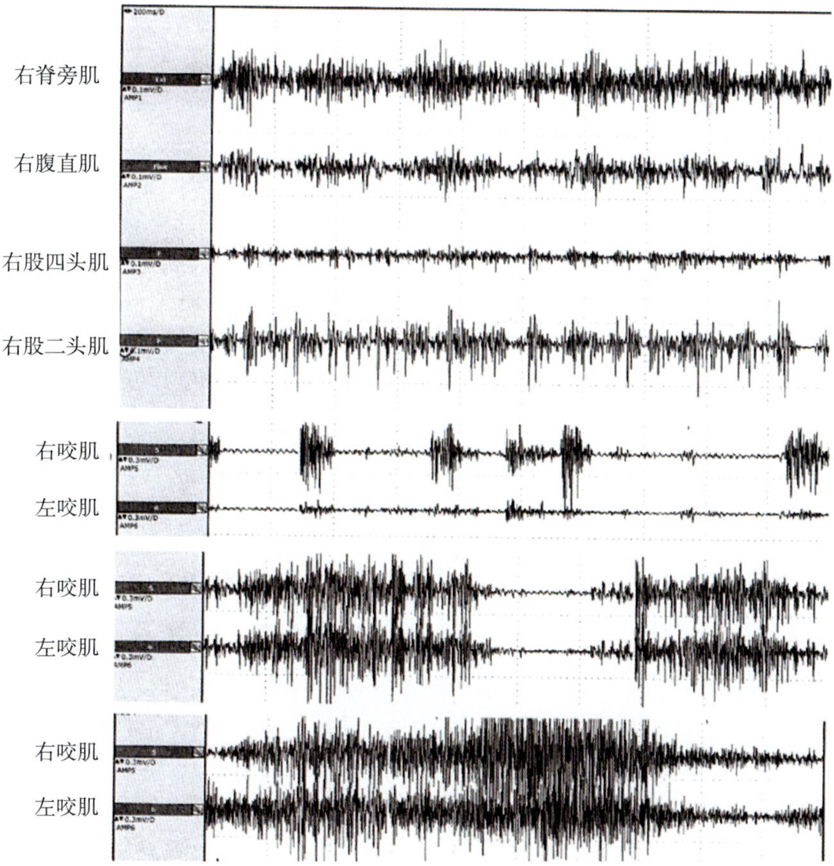

图 28-3　多通道表面肌电图

注：多组肌肉可见阵发性 MUPS 发放，持续时间、强度不等。

专家点评

不自主运动的症状描述对神经科医师来说也很困难，但即使在辅助检查越发先进的今天，准确的症状判断依然是明确诊断的前提。神经系统疾病很可能与其他系统疾病共存，神经科医师不应忽视患者其他系统的症状。

（吴娟娟）

病例 29

罕见线粒体病——线粒体神经胃肠脑肌病

病例简介

线粒体神经胃肠脑肌病（mitochondrial neurogastrointestinal encephalomyopathy，MNGIE）是一组以胃肠道症状、恶病质、周围神经病、眼外肌麻痹、白质脑病为主要表现的线粒体病，国内罕见。

本文报道一例 16 岁，主要以消化道症状起病，反复在消化内科就诊并接受手术治疗的男性患者，28 岁时出现神经系统异常表现，在 2022 年 33 岁时经家系验证发现 *TYMP* 基因纯合突变，确诊 MNGIE，并存在周围神经病变、脑白质受累及眼外肌受累表现。主要机制考虑为 *TYMP* 编码的脱氧胸腺嘧啶核苷磷酸化酶（TP）无法有效催化脱氧胸苷转化为脱氧嘧啶核苷酸，后者为线粒体 DNA 合成的重要补救途径，由此造成线粒体功能失衡。

病例摘要

患者，男性，33 岁，主因“腹泻 16 年，间断黑便 8 年”于 2022-10 入院。

■ 入院情况

2006 年开始患者出现腹泻，3～4 次 / 日，检查发现肝脾增大，反流性食管炎，测体重 55kg，未特殊诊治。后腹泻逐渐加重，2012 年时至 7～8 次 / 日，伴恶心、呕吐，多次胃肠镜检查未见明确异常。2014 年开始出现消化道出血，胃肠镜检查提示十二指肠、回肠多发溃疡，部分狭窄，病理提示急慢性炎症，结核 -DNA（－）。其间多次诊治，症状波动加重，反复呕吐，先后行“十二指肠空肠旁路术”及“小肠切除 + 造口术”，术中发现小肠局部肠壁增厚，多发狭窄，病理提示小肠黏膜慢性炎症。曾以克罗恩病接受泼尼松、维得利珠单抗治疗，症状无缓解。2018 年开始逐步出现听力下降、进行性四肢麻木无力、视力下降及糖尿病。

入院查体

体重 35kg。重度营养不良。神清，构音不清，高级智能粗测正常。双上睑下垂，双眼视力下降，双眼内收受限，右瞳 d=2mm，左瞳 d=1.5mm，对光反射迟钝，闭目有力，咽反射减弱，抬头力弱；四肢肌容积减少，双上肢肌力 4 级；双下肢近端肌力 4 级，足背屈肌力 0 级，趾屈肌力 2 级；上肢腱反射减低，下肢腱反射消失。双侧病理征（-）。双膝以下深、浅感觉减退。需辅助下行走。

诊治经过

入院后以消化系统及神经系统同时受累的遗传性疾病为核心，主要除外继发性因素。免疫方面：ANA、血/尿免疫固定电泳均（-），Hu+Yo+Ri 及抗神经节苷脂抗体（-）。感染方面：血及粪便感染指标（-）。代谢：乳酸、维生素 B_{12}（-）；肌酸激酶（-）。乳酸 4.1 ~ 5.4mmol/L↑。肠道 CT 提示小肠弥漫性稍增厚。神经系统：①听力检查提示双侧感音神经性听力下降。② EMG+NCV 示上下肢周围神经损害，上下肢及胸旁肌神经源性损害。③头 MRI+SWI（图 29-1）示双侧对称性广泛白质异常信号，小脑核团受累。家系验证基因（图 29-2）：*TYMP* 基因（22 号染色体，NM—001953）：c.1159+1G>A，纯合突变。

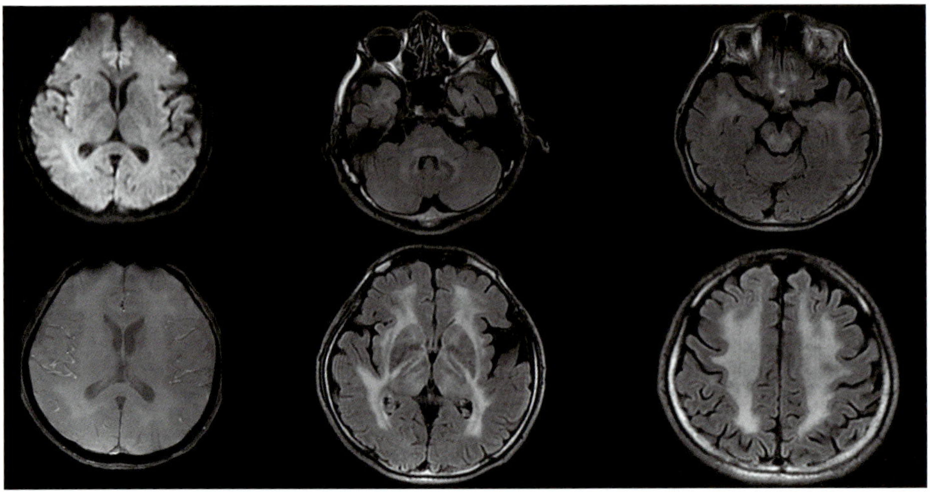

图 29-1 头 MRI + SWI

注：双侧半卵圆中心、放射冠、侧脑室旁、丘脑、脑干、小脑齿状核、脑桥臂见对侧性异常信号，FLAIR 高信号，DWI 稍高/等信号，SWI 未见明显低信号。

Sanger验证结果			
验证位点信息	关系	样本实验号	验证结果
TYMP chr22:50964674 Intron:8/9 NM_001953.5: c.1159+1G>A	先证者	NP24X00174	纯合
	父亲	NP24X00176	杂合
	母亲	NP24X00175	杂合
	姐姐	NP24X00231	野生型

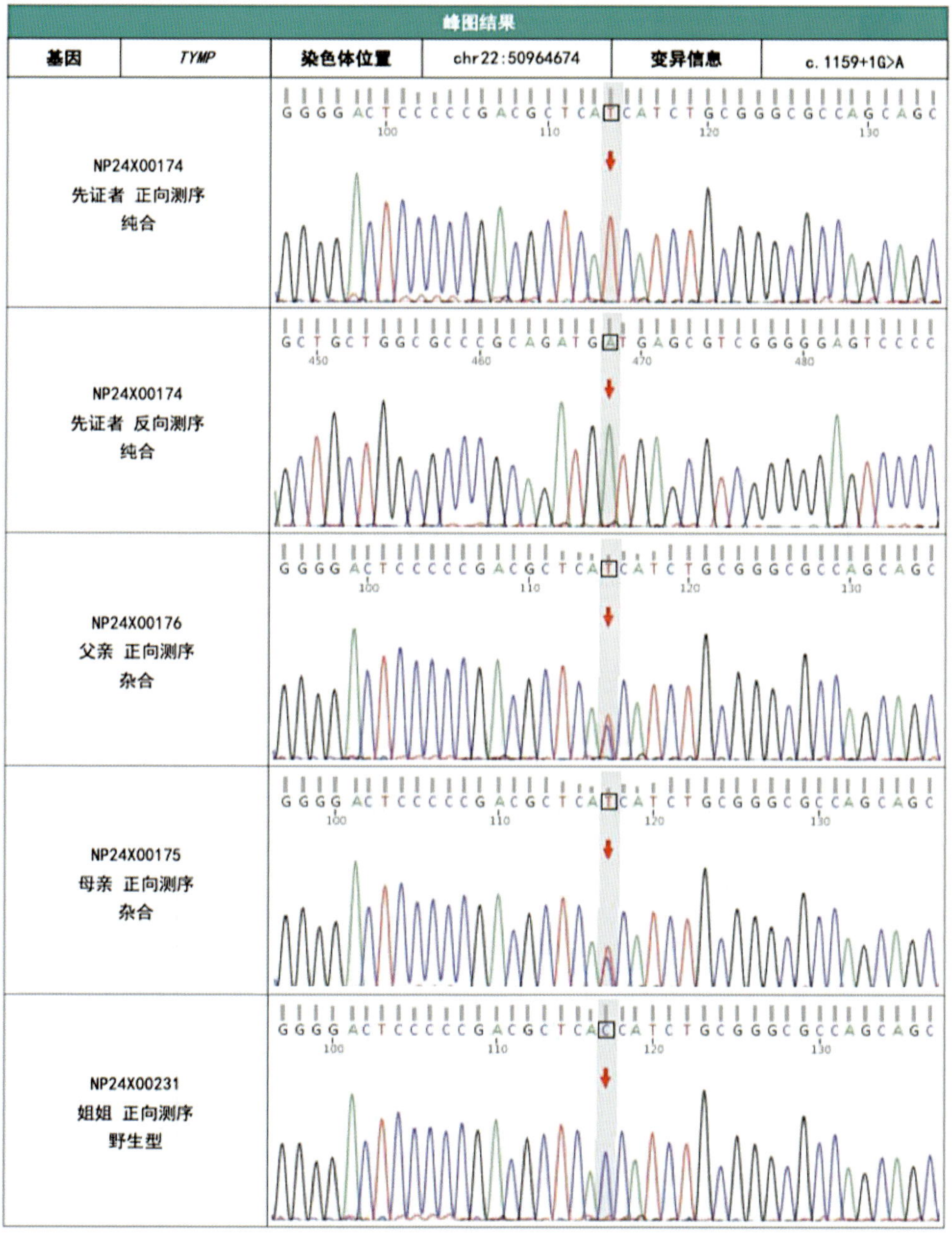

图 29-2　Sanger 测序

注：先证者（本例患者），*TYMP* 基因（22 号染色体，NM—001953），c.1159+1G>A，纯合突变。

出院诊断

线粒体神经胃肠脑肌病

小肠多发溃疡伴狭窄

不完全性小肠梗阻

小肠部分切除＋回肠双腔造口术后

空肠插管造口术后

空肠出血史

介入栓塞治疗后

十二指肠淤滞症

十二指肠降部近端－空肠吻合术后

脑白质病变

周围神经病变

双眼视力下降

眼外肌麻痹

双耳感音神经性听力下降

脂肪肝

重度营养不良（NRS 2002 5 分）

出院随访

确诊 MNGIE 后，予患者辅酶 Q_{10}、艾地苯醌、B 族维生素治疗。

（李胜德）

病例30

“深藏”的血管炎：腺苷脱氨酶2缺乏症相关血管炎

病例简介

腺苷脱氨酶2缺乏症（deficiency of adenosine deaminase 2，DADA2）是一种腺苷脱氨酶（ADA）基因缺陷病，为首个单基因血管炎。既往认为先天性ADA缺陷为抗磷脂抗体阴性的Sneddon综合征的发病机制之一。本例患者临床呈反复卒中、皮肤网状青斑的Sneddon综合征表现，但抗磷脂抗体阴性，无法解释其炎症指标异常及IgM减低，皮肤活检、外周血管影像学显示中小动脉血管炎，结合基因检测证实*ADA*复合杂合突变，最终诊断DADA2。

本病例提示合并网状青斑的青年卒中，诊断不应局限于Sneddon综合征，若合并有炎症指标异常、免疫缺陷等表现，需高度警惕DADA2。早期启动TNF-α抑制剂治疗有助于降低此类患者的卒中复发风险。

病例摘要

患者，男性，30岁，主因“反复头晕、走路不稳12年，左侧肢体无力8月余”于2021-05入院。

■ 入院情况

2009-08患者因突发头晕伴恶心、呕吐、走路不稳、饮水呛咳于外院诊断为“延髓梗死”，此后长期口服阿司匹林100mg qd，症状完全缓解。2011-10患者再次突发头晕伴恶心、呕吐、走路不稳，完善头MRI示左侧脑桥DWI片状高信号，头MRA和头颈CTA均未见明显异常（图30-1）。考虑为“脑桥梗死”，予抗血小板、改善循环治疗后症状逐渐缓解，无遗留症状。2012年于外院诊断为“卵圆孔未闭”，行卵圆孔封堵术。2012—2020年，规律服用阿司匹林100mg qd，患者间断有发作性头晕伴恶心，每3～6个月发作1次，其间复查头MRI未见新发梗死灶。2020-08-19患者无诱因突发左下肢无力，完善头CT示右侧基底节区高密度影（图30-2），诊断为“脑出血”，停用阿司匹林至本次入院。约2周后患者突发左侧偏身无力、麻木，复查头CT未见新发出血，头MRI可见右侧侧脑室旁新发DWI片状高信号（图30-3），考虑“脑梗死”，此后患者症状逐渐改善，入院前遗留行走左下肢拖曳，无法跑跳。

既往史：自幼有久坐后双下肢水肿，双小腿至外踝处皮肤色素沉着伴发痒，曾诊断“下肢静脉瓣膜发育不良”。约20岁起双臂、双大腿及腹部受凉后易出现散在网状青斑（图30-4），温热后自行消失。

个人史、家族史：无特殊。

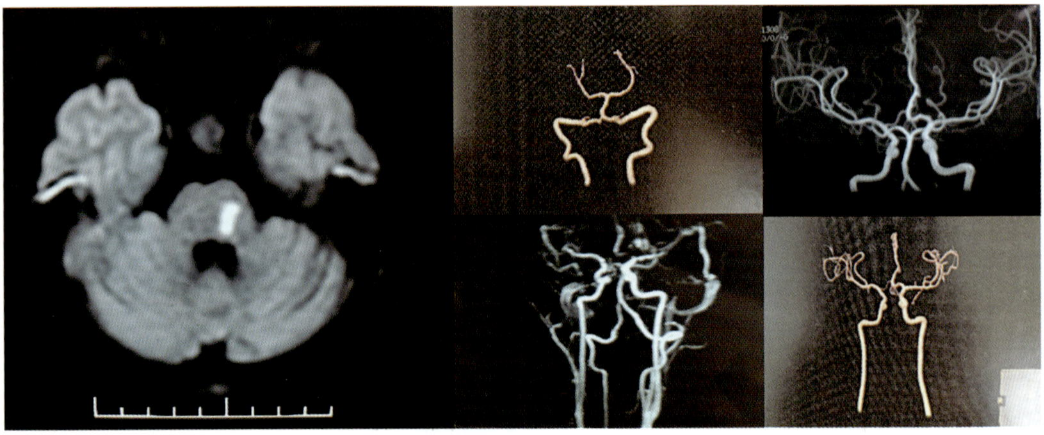

图30-1 头MRI

注：示左侧脑桥DWI片状高信号，头MRA和头颈CTA均未见明显异常。

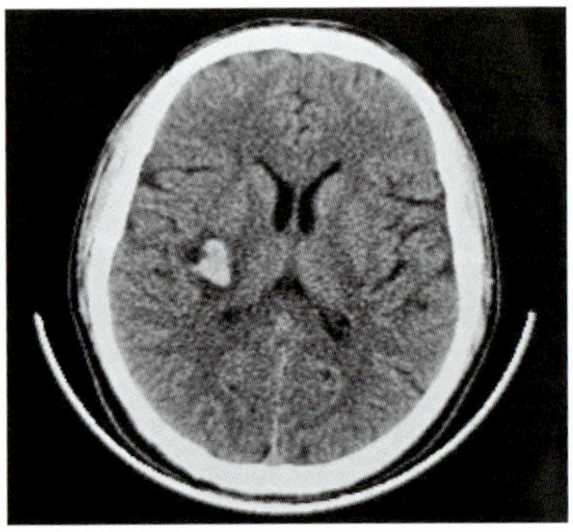

图30-2 头CT

注：示右侧基底节区高密度影。

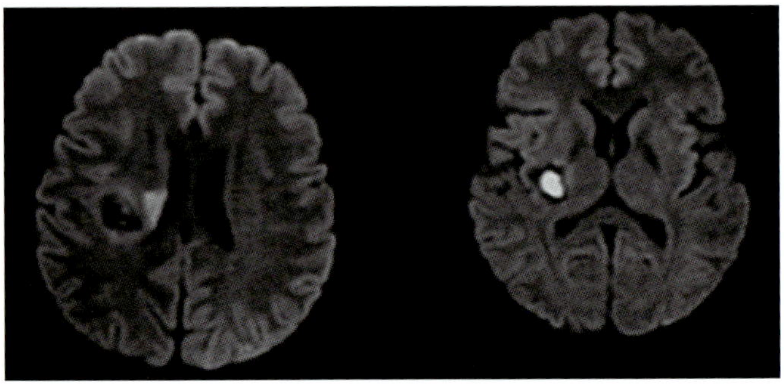

图30-3 头MRI

注：可见右侧侧脑室旁新发DWI片状高信号。

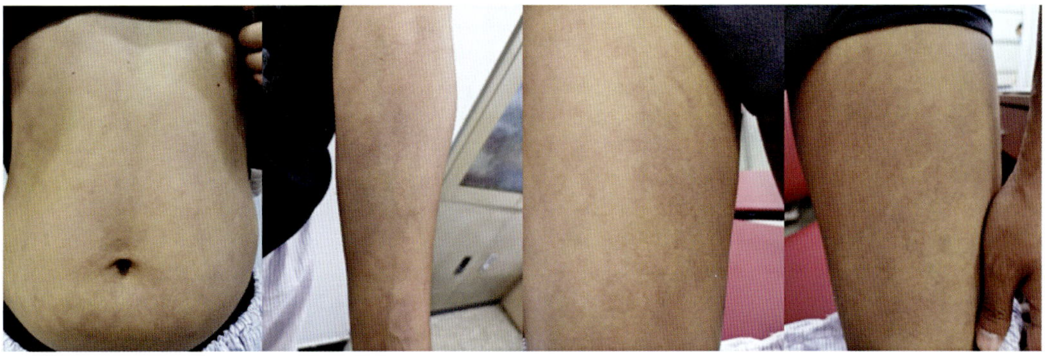

图 30-4 双臂、双大腿及腹部受凉后散在网状青斑

入院查体

神情，言语欠流利，MMSE 评分 28 分，MoCA 评分 25 分；双侧额纹对称，左侧鼻唇沟浅，左侧面部针刺觉减退；四肢肌力 5 级，四肢腱反射亢进。左侧 Hoffmann 征、双侧 Babinski 征、Chaddock 征（+）；双侧轮替动作慢，左侧为著；左侧指鼻试验欠稳准，双侧跟－膝－胫试验（-）；左上肢针刺觉减退。

辅助检查

完善病因相关筛查：常规化验提示尿蛋白 0.3g/L，Cr 90μmol/L；狼疮抗凝物、APL、ANCA 抗体谱、ANA 抗体谱（-）；IgM 0.15g/L↓，IgA 0.65g/L↓，IgG 8.48g/L；炎症指标：IL-6 8.6pg/ml，TNF-α 18.4pg/ml↑，IL-8 11pg/ml，IL-10 5.0pg/ml；下肢深静脉超声：左侧股浅静脉瓣膜功能不全；超声心动图、眼底检查未见明显异常。腹盆增强 CT+CTA：肝固有动脉分支、双肾动脉分支、肠系膜上下动脉分支多发微小动脉瘤形成；双肾形态欠规则，多发局部皮质变薄，提示累及中小动脉为主的血管炎可能。皮肤活检：表皮萎缩变薄，基底层色素增加；真皮浅层血管周围少许慢性炎症细胞浸润（图 30-5）。患者及其父亲的 ADA 活性测定：患者父亲，ADA2 1.0U/L，ADA1 3.4U/L；患者，ADA2 0.1U/L，ADA1 3.2U/L。基因检测证实患者存在 *ADA* 基因复合杂合突变，其父母、弟弟、妹妹及女儿均为携带者（图 30-6）。

诊治经过

患者临床上表现为反复卒中事件、全身网状青斑，合并炎症指标升高、IgM 减低，皮肤活检、外周血管影像检查提示中小动脉血管炎，结合患者 ADA2 活性明显下降、*ADA* 基因复合杂合突变，考虑 DADA2 诊断明确。除外相关禁忌后，予阿达

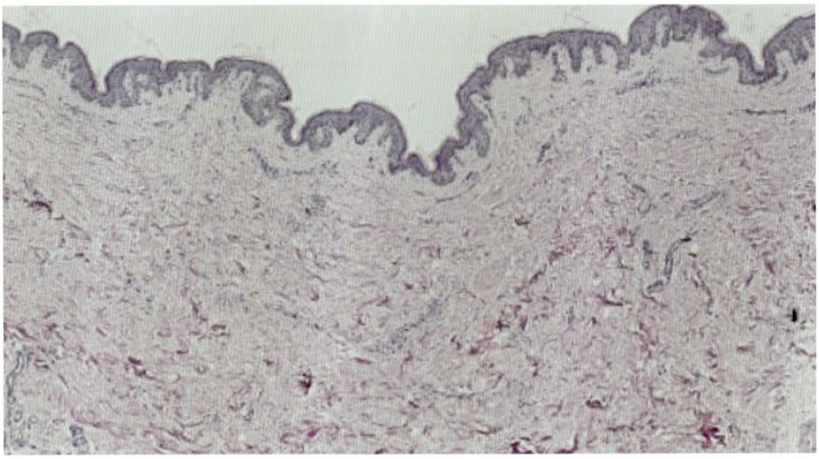

图 30-5 皮肤活检病理

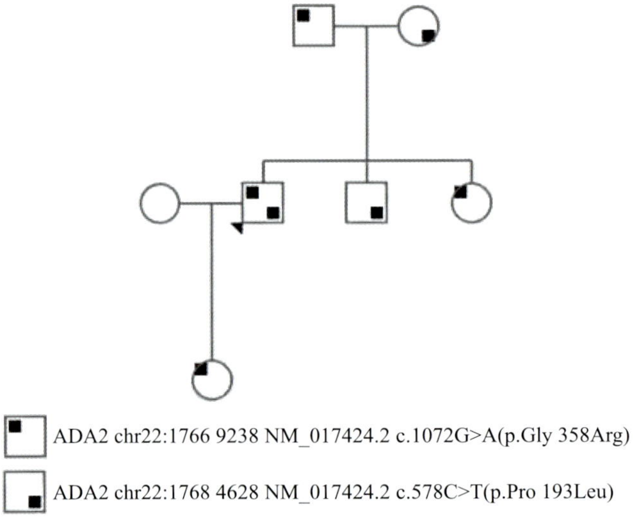

图 30-6 家系图

木单抗 0.4ml 皮下注射 q2w、泼尼松 10mg→7.5mg qd、西罗莫司 1mg qd 治疗，辅以氯吡格雷片 75mg qd 抗血小板、瑞舒伐他汀钙片 10mg qn 调脂。

■ 出院诊断

腺苷脱氨酶 2 缺乏症

　　Sneddon 综合征

　　　　脑梗死

　　　　脑出血

下肢静脉瓣膜发育不良

多发动脉瘤形成

卵圆孔未闭

卵圆孔封堵术后

出院随访

随访半年余临床稳定，未出现卒中事件，复查 IgM 0.15g/L→0.26g/L，尿蛋白 0.30g/L→0.27g/L。

（韩广淞）

病例 31

进展痴呆为哪般——中枢神经系统淋巴瘤

病例简介

弥漫大 B 细胞淋巴瘤（diffuse large B-cell lymphoma，DLBCL）是最常见的非霍奇金淋巴瘤亚型，在我院队列中中枢神经系统（central nervous system，CNS）受累约占 27%。

本例患者以进展性痴呆、步态障碍为主要临床表现，通过头增强 MRI、脑脊液白介素（interleukin，IL）、循环肿瘤 DNA（circulating tumor DNA，ctDNA）等临床诊断 CNS 淋巴瘤，进一步完善 FDG-PET/CT 及甲状腺活检发现甲状腺 B 细胞淋巴瘤，最终临床诊断系统性淋巴瘤累及 CNS 和甲状腺。CNS 淋巴瘤可表现为快速进展痴呆，脑脊液 ctDNA 联合 IL-10 诊断 CNS 淋巴瘤的敏感性和特异性均较高，且相比脑组织活检创伤更小。此外，本例经验提示：临床疑诊 CNS 淋巴瘤的患者，应积极筛查全身结内外受累情况以明确原发或继发性，以指导后续治疗。

病例摘要

患者，男性，63 岁，主因“认知下降、步态异常 7 个月”于 2022-06 入院。

■ 入院情况

患者 2021-12 开车时走错路，算错账，主动戒烟，逐渐出现双侧抬腿费力，行走步幅小，运动迟缓、尚稳，可独立行走，可工作，未就诊。2022-02 患者烦躁易怒，不认识前来拜访的亲友，当地医院完善头增强 MRI 示双侧脑室旁、右侧额叶、胼胝体、扣带回多发长 T1、长 T2 信号，右侧额叶近皮质及深部白质可见开环样及线样强化病灶（图 31-1）。2022-03 患者睡眠增多，神情淡漠，性格改变明显，近期记忆下降，远期记忆正常，饮食习惯改变，步态异常较前加重，上肢伴随动作减少，步态冻结，行走前冲并向前跌倒。2022-04 复查头 MRI 示新发脑干、小脑异常信号（图 31-2）。入院前因“急性会厌炎”曾给予米乐松 80mg qd ivgtt × 3d 治疗，近半年体重下降 10kg。

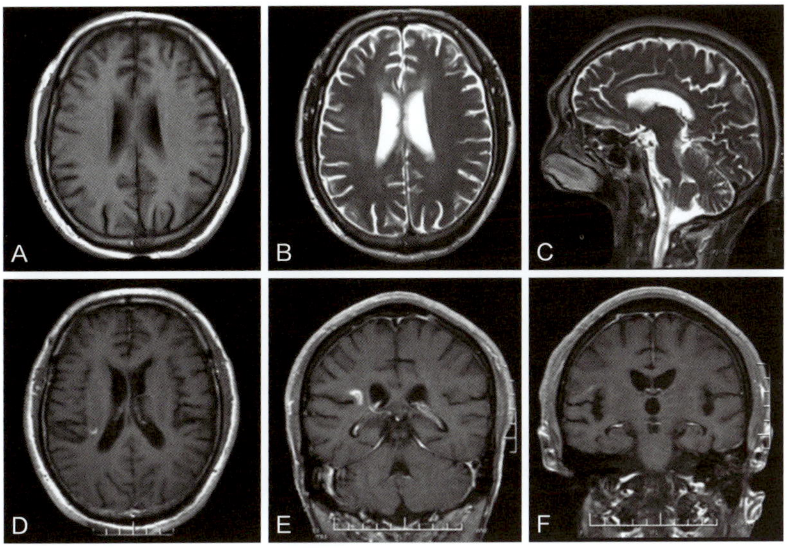

图 31-1　头增强 MRI

注：A～C. 双侧大脑半球多发 T1 等至低信号、T2 高信号；D～F. T1 增强扫描示右侧额叶近皮质及深部白质可见开环样及线样强化病灶。

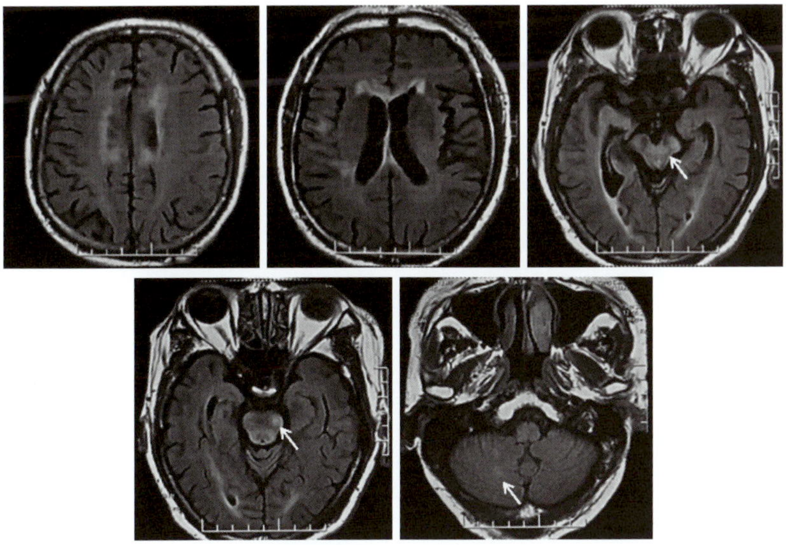

图 31-2　头 MRI 平扫

注：T2-FLAIR 像示双侧大脑半球多发高信号，新发脑干、小脑异常信号（白色箭头）。

入院查体

甲状腺右侧可触及结节，浅表淋巴结（-）。神清，构音欠清，问话少答；时间、地点定向力差，人物定向力尚可，100-7=？，瞬时记忆 0/3，逻辑差；MMSE 评分 10 分，MoCA 评分 6 分。右眼内收受限，双眼上下视受限，余脑神经（-）。双上肢肌张力偏高，左上肢近端肌力 4^{+} 级（骨折后遗留），余肌力 5 级。双侧轮替动作笨拙、指鼻试验欠稳准；运动缓慢，行走不稳、步基不宽，小碎步，行走路线左偏，上肢伴随动作少，后拉试验 6 步站稳。双上肢腱反射对称活跃，双下肢腱反射减低，双侧 Babinski 征（-），双侧掌颏反射、吸吮反射（+）。四肢皮层复合觉差。

诊治经过

入院后完善常规、代谢、炎症、肿瘤标志物等未见异常。血 IL-10 43.7pg/ml（<9.1pg/ml），IL-6 和 IL-8 正常水平；复查头增强 MRI 示脑内多发、弥漫异常信号，未见明确异常强化，病灶较前明显增多（图 31-3）；腰椎穿刺脑脊液示白细胞 0×10^{6}/L，Pro 0.61g/L，IL-6 6.8pg/ml（<5.9pg/ml），IL-8 109pg/ml（<62pg/ml），IL-10 272.0pg/ml（<9.1pg/ml），β_2-MG 5.4mg/L（0.7～1.8mg/L），脑脊液 ctDNA 检测示 MYD88 p.L265P 突变；进一步全身 PET/CT 检查示甲状腺右叶稍低密度占位，代谢异常增高，SUV_{max} 11.3，双侧额叶、顶叶、颞叶代谢对称性减低，基底节显影模糊，中脑可疑萎缩；外科甲状腺穿刺，病理提示异型增生的淋巴样细胞，结合免疫组化考虑为 B 细胞淋巴瘤。予甲氨蝶呤 + 阿糖胞苷 + 地塞米松鞘内注射，R-CHOP 化疗，长期口服奥布替尼（BTK 抑制剂）。

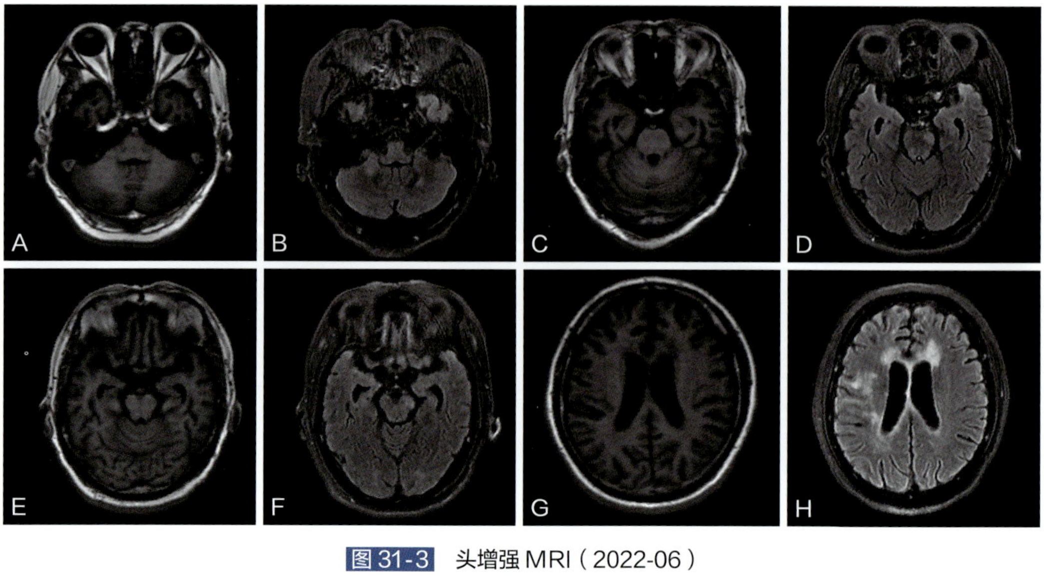

图 31-3 头增强 MRI（2022-06）

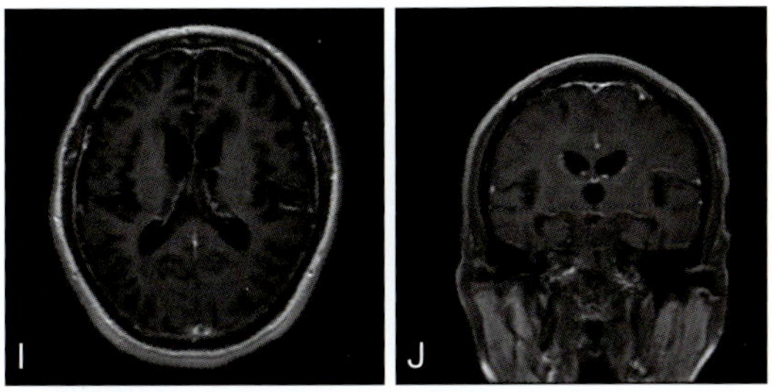

图 31-3　头增强 MRI（2022-06）（续）

注：A～H. 双侧大脑半球、脑干、小脑多发 T1 等至低信号，T2-FLAIR 高信号，病灶较前增多；I、J. T1 增强扫描未见异常强化。

出院诊断

非霍奇金淋巴瘤（弥漫大 B 细胞淋巴瘤，ABC 型，DE-，Ann Arbor ⅣB 期，IPI 4 分，aaIPI 2 分）

甲状腺、中枢神经系统受累

出院随访

出院后 8 个月随访，患者人物定向力正常，睡眠增多，不能行走，卧床。

（沙宇惠）

病例 32

有惊无险的无力——MADD

病例简介

成人起病的多种脂酰-CoA 脱氢酶缺乏症（multiple acyl-CoA dehydrogenase deficiency，MADD-Ⅲ型），又称晚发型戊二酸血症Ⅱ型，在 MADD 中最常见预后也最好，是我国最常见的脂质沉积性肌病。临床表现：肌无力、肌疲劳，伴或不伴肌痛，可合并心脏、肝脏受累。MRI 示股二头肌长头受累、半腱肌回避，小腿比目鱼肌受累、腓肠肌回避具有提示意义。诊断有赖于血/尿有机酸筛查、基因检测（*ETFDH*、*ETFA/B*）和肌肉活检。大部分患者对维生素 B_2 治疗反应较好，可尝试 100～300mg/d 经验性治疗（维生素 B_2 罕见迟发性过敏反应）。

ETFA/B 编码 ETF（电子转移黄素蛋白）接受脂肪酸 β 氧化过程产生的电子，转运至线粒体内膜由 *ETFDH* 编码的电子转移黄素蛋白脱氢酶（ETFDH），经由 ETFDH 结合的泛醌转运至复合体 3，产生 ATP。上述基因异常导致脂肪酸、支链氨基酸、维生素 B 代谢异常。尿有机酸可见戊二酸水平升高，血有机酸可见中长链脂酰肉碱（C4～C18）升高而戊二酰肉碱 C5DC 正常，以此与戊二酸血症Ⅰ型鉴别。

病例摘要

患者，男性，32 岁，主因“肢体无力 2 月余”于 2022-09 入院。

■ 入院情况

2022-07 中旬，患者户外高温作业后出现双下肢无力，表现为爬楼费力。7 月底上肢举重物费力，下肢无力加重，爬 1 层楼或平地行走 50m 需休息；咀嚼费力；恶心、呕吐。8 月初无法独立行走。经补液休息 8 月底可独立行走数十米。9 月初在外奔波后再次无法独立行走，咀嚼无力、需进流食，吞咽正常，抬头费力，恶心、呕吐。查体：双上肢肌力基本正常，双下肢近端肌力 3 级，病理征（−）。9 月中旬休息后呕吐及肢体无力好转，逐渐可独立行走、蹲起，爬 3～5 楼或平地行走数千步未诉明显劳累，可咀嚼普食。为进一步诊治收入我科病房。其间检测肌酸激酶水平基本与病情程度平行。既往脂肪肝。

个人史、家族史：未见异常。

■ 入院查体

神清，高级智能正常，咬肌及颈肌肌力基本正常，四肢肌容积饱满，无压痛；四肢近端肌力 5^- 级，疲劳试验（+）；行走鸭步，可独立蹲起但较缓慢，Gower 征（−）。余查体未见明显异常。

■ 辅助检查

8 月患者病情严重时在外院完善肌炎抗体谱、肌电图、超声心动图未见明显异常，9 月初再次加重时急诊查血气示代谢性酸中毒，乳酸水平升高。筛查炎症指标、ANA、肿瘤标志物、毒物等均（−）。病程中多次复查 CK 如图 32-1，其水平基本与病情严重程度平行。

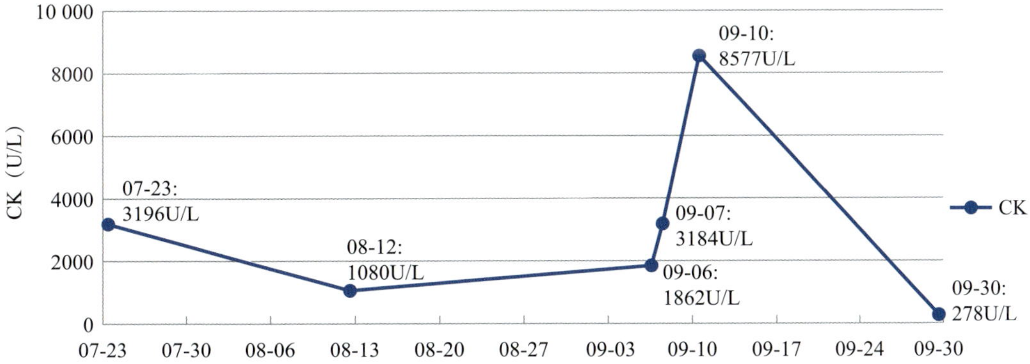

图 32-1　患者复查 CK 水平

■ 诊治经过

血常规、肝肾功能、尿常规等未见明显异常。血 / 尿有机酸：可见尿 2-羟基戊二酸、3-羟基戊二酸升高，存在戊二酸血症，进一步分析血液结果可见中长链脂酰肉碱升高，戊二酰肉碱 C5DC 正常。MRI：距 9 月初加重 1 个月后完善下肢肌肉

MRI，压脂序列可见双侧股二头肌长头、比目鱼肌高信号，但半腱肌、腓肠肌回避，部分半膜肌亦有受累（图 32-2、图 32-3）。病理：完善左侧股四头肌活检，HE 染色可见肌纤维大小不等，可见一些萎缩肌纤维，个别重度萎缩，部分肌纤维存在裂隙，严重时可见多发细小空泡和裂隙。油红 O 染色：可见部分肌纤维内脂滴中至重度增加。Gomori 染色：未见破碎红纤维不支持线粒体肌病（图 32-4）。MADD 琥珀酸脱氢酶（SDH）一般可见酶活性弥漫性减低，该病例正常可能与恢复期有关。病理结果支持脂质沉积性肌病。基因检测：*ETFDH* 纯合突变。

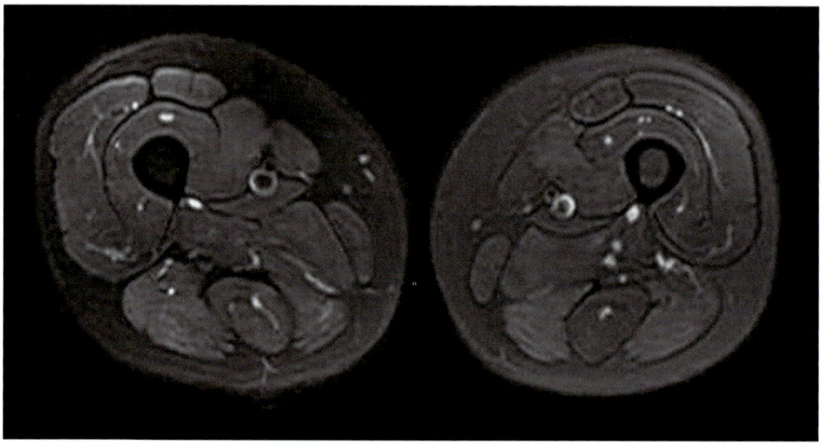

图 32-2 大腿 MRI（压脂序列）

注：双侧股二头肌长头高信号，但半腱肌回避。

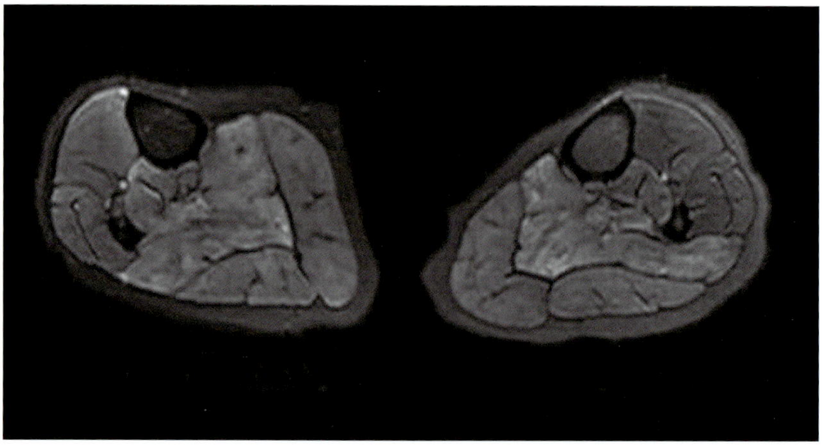

图 32-3 小腿 MRI（压脂序列）

注：双侧比目鱼肌高信号，腓肠肌回避。

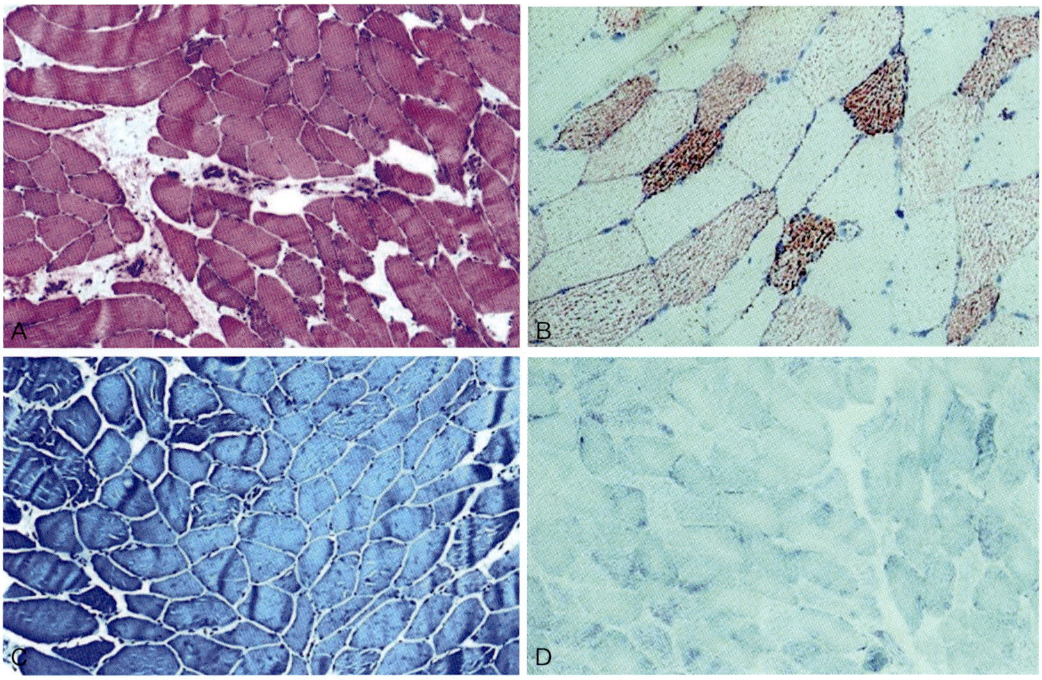

图 32-4　肌肉活检病理

注：A. HE 染色，肌纤维大小不等，可见一些萎缩肌纤维，个别重要萎缩，部分肌纤维存在裂隙；B. 油红 O 染色，部分肌纤维内脂滴中至重度增加；C. Gomori 染色，未见明显异常；D. SDH 染色，未见明显异常。

■ 出院诊断

成人起病的多种脂酰 -CoA 脱氢酶缺乏症（*ETFDH* 基因突变）

■ 出院随访

予维生素 B_2 和辅酶 Q_{10} 后进一步好转，出院时肌力恢复正常。目前已正常生活、工作。

（潘子昂）

病例 33

快速进展的意识障碍——狒狒巴拉姆希阿米巴脑炎

病例简介

狒狒巴拉姆希阿米巴（Balamuthia mandrillaris）感染是一种罕见的、致死率极高的寄生虫感染性疾病，免疫抑制人群是高危患者。部分患者先表现为皮肤慢性肉芽肿性炎症，最后进展为脑炎，皮损表现为面部浸润性斑块，易发生于鼻周，也可以见于四肢。从皮肤感染到神经系统感染潜伏期长，数月至数年。但出现脑部症状后，病情通常在数天至数月后快速进展，直至死亡。病理上主要表现为肉芽肿性炎、血管炎、组织坏死，由于阿米巴病原体与组织细胞形态相似，增加了诊断的难度，脑脊液 / 组织二代测序为发现病原体提供了新方法。狒狒巴拉姆希阿米巴脑炎目前没有有效的治疗方法，死亡率在 90% 以上。

病例摘要

患者，女性，59 岁，主因“发热 5 天，意识模糊 2 天，昏迷 1 天”于 2023-01-06 入抢救室。

■ 入院情况

患者 2023-01-01 出现发热，体温 37.5 ~ 40.0℃，伴咳嗽。01-04 出现意识模糊、反应迟钝。01-06 昏迷，呼之不应，无肢体抽搐。头 CT 示左侧基底节区、胼胝体压部、右侧颞叶片状低密度（图 33-1A），予莫西沙星 + 头孢哌酮抗感染、甲泼尼龙治疗后症状仍加重来我院就诊，因意识障碍于 2024-01-06 入急诊抢救室。

既往史：2022-11-20 因坠入粪水、吸入性肺炎 + 机化性肺炎住院，给予抗

生素 + 糖皮质激素治疗好转出院。高血压。

入院查体

生命体征：T 37℃，HR 137 次 / 分，R 20 ~ 25 次 / 分，BP 123/79mmHg，SpO_2 80% ~ 90% @ 文丘里 45%。神经系统查体：昏迷，E1V1M4，瞳孔 2.5mm，对光反射迟钝，疼痛刺激有肢体回缩，未见四肢自主活动，双侧 Babinski 征（-）。颈软。

辅助检查

血常规：WBC 14.14×10^9/L，Hb 127g/L，PLT 174×10^9/L；hsCRP 70.40mg/L，PCT 0.47ng/ml；肝肾功能、电解质、血氨、心肌酶均正常；新型冠状病毒核酸检测（-）。

诊治经过

入抢救室后因意识障碍、低氧行气管插管。完善腰椎穿刺：压力 80mmH_2O，WBC 总数 20×10^6/L（多个核 14×10^6/L，单个核 6×10^6/L），Pro 8.85g/L，Glu 5.4mmol/L（血糖 15.5mmol/L），Cl 131mmol/L，结核分枝杆菌及利福平耐药基因检测（Xpert）（-），考虑神经系统感染可能，暂给予美罗培南经验性抗感染。01-07 12:00 双侧瞳孔 5mm，对光反射消失；复查 CT 示小脑、脑干水肿，梗阻性脑积水（图 33-1B）；行脑室外引流、甘露醇脱水降颅压，继续抗感染、地塞米松抗炎治疗；当日 21:00 出现循环不稳定、中枢性尿崩症，双侧瞳孔 8mm，对光反射消失，家属要求自动离院。01-21 脑脊液宏基因组二代测序回报狒狒巴拉姆希阿米巴特异性序列数 15101。

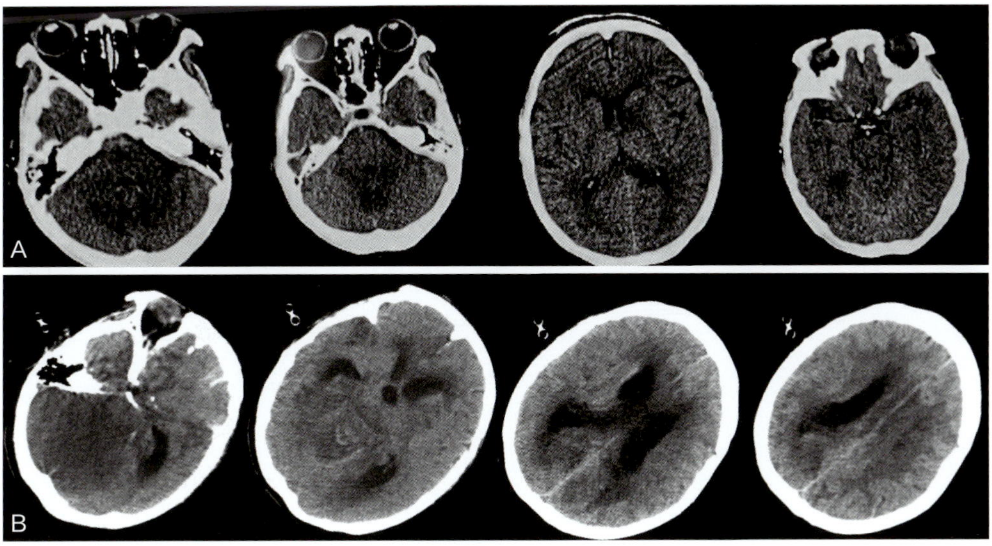

图 33-1　头 CT

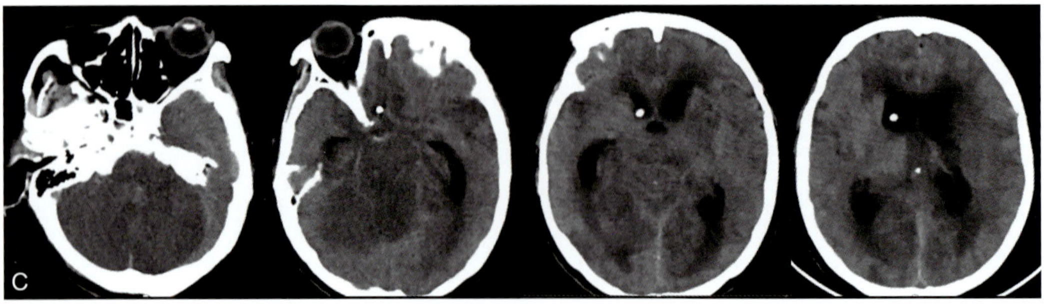

图 33-1 头 CT（续）

注：A. 2023-01-06 12:12，左侧基底节区、胼胝体压部、右侧颞叶片状低密度病灶；B. 2023-01-07 15:00，小脑、脑干水肿，梗阻性脑积水；C. 2023-01-07 17:50，小脑、脑干水肿，梗阻性脑积水，较前加重。

出院诊断

狒狒巴拉姆希阿米巴脑炎

（翟菲菲）

病例 34

腰椎间孔狭窄综合征
——慢性炎性脱髓鞘性多发性神经病的罕见表现

病例简介

慢性炎性脱髓鞘性多发性神经病（chronic inflammatory demyelinating polyneuropathy，CIDP）是一种获得性免疫介导的周围神经病，其特征是复发－缓解或进行性进展的肢体麻木无力。

本文报道了一例表现为发作性腰腿痛或间歇性跛行的 CIDP 患者，结合影像学考虑为腰骶神经根增粗而导致的相对性腰椎间孔狭窄综合征。类似的病例曾有过报道。此外，我们发现在 CIDP 患者长期的治疗过程中，临床症状和神经影像表现可能存在明显的不匹配现象。对于病程较长的难治性 CIDP 患者，需要定期进行影像学检查以监测神经根形态的动态变化。

病例摘要

患者，男性，59 岁，主因“肢体感觉异常 11 年、无力 5 年余”于 2022-09 入院。

■ 入院情况

患者 2011-08 后逐渐出现四肢远端的感觉异常、轻度无力，双侧基本对称，查中枢神经系统提示脱髓鞘性周围神经病，加用糖皮质激素、免疫抑制剂后病情基本稳定。其间规律复查中枢神经系统提示远端潜伏期延长、神经传导速度减慢逐渐加重，神经超声提示颈神经根、周围神经进行性增粗。2022-06 起出现发作性腰背部疼痛、麻木，伴双下肢放射、行走不能，持续数天后自行缓解。为明确病因入院。

既往史、个人史、家族史：无特殊。

■ 入院查体

神清，语利。脑神经查体（–）。四肢肌力近 5 级，肌张力正常，双上肢腱反射对称可引出，双下肢腱反射消失，病理征未引出。四肢呈短手 – 袜套样针刺觉及音叉振动觉减退。双侧指鼻试验、跟 – 膝 – 胫试验尚稳准。行走步基偏宽，一字步行走不能。脑膜刺激征（–）。

■ 辅助检查

针对病因完善相关筛查。免疫：抗神经节苷脂抗体、抗结旁抗体（–）。脑脊液压力：180mmH_2O；常规：白细胞总数 6×10^6/L；生化：Pro＞1.25g/L。基因：*PMP22* 基因（患者及其 1 子）未发现大片段变异。周围神经超声：双侧正中神经、尺神经、臂丛神经根较前进一步增粗，呈节段性（图 34-1）。腰骶神经根增强 MRI：示腰骶神经根形态饱满，走行及信号尚可，未见明显异常强化（图 34-2）。

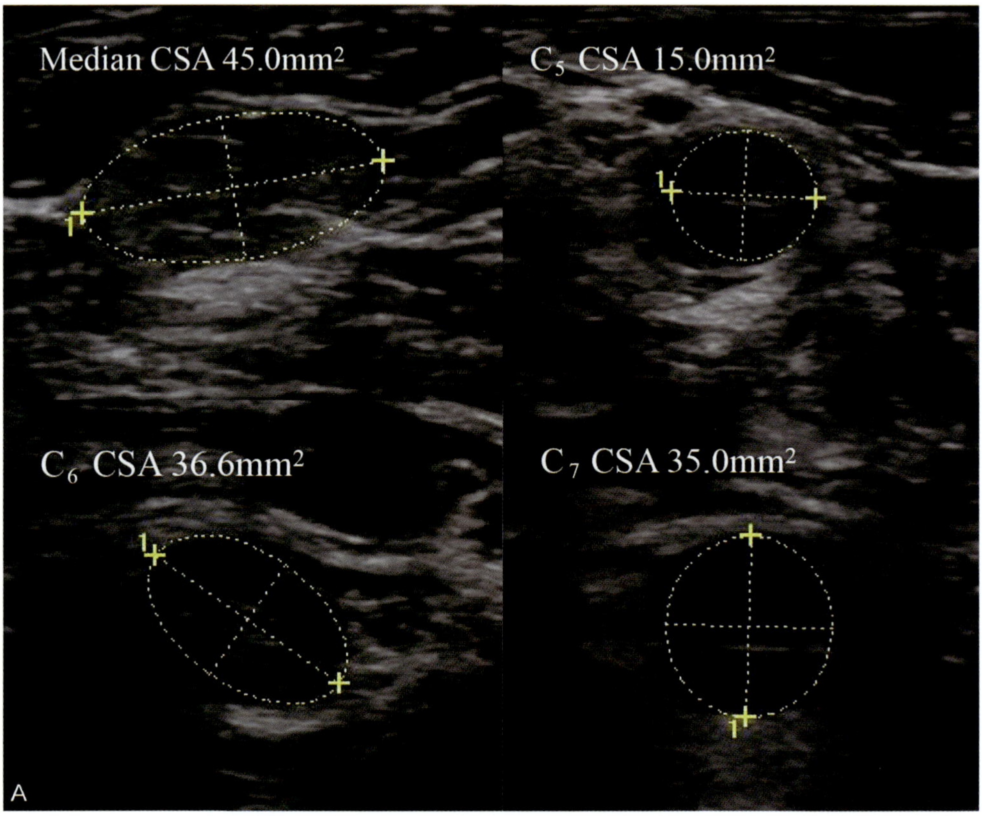

图 34-1 2020-09（A）、2022-09（B）神经超声结果

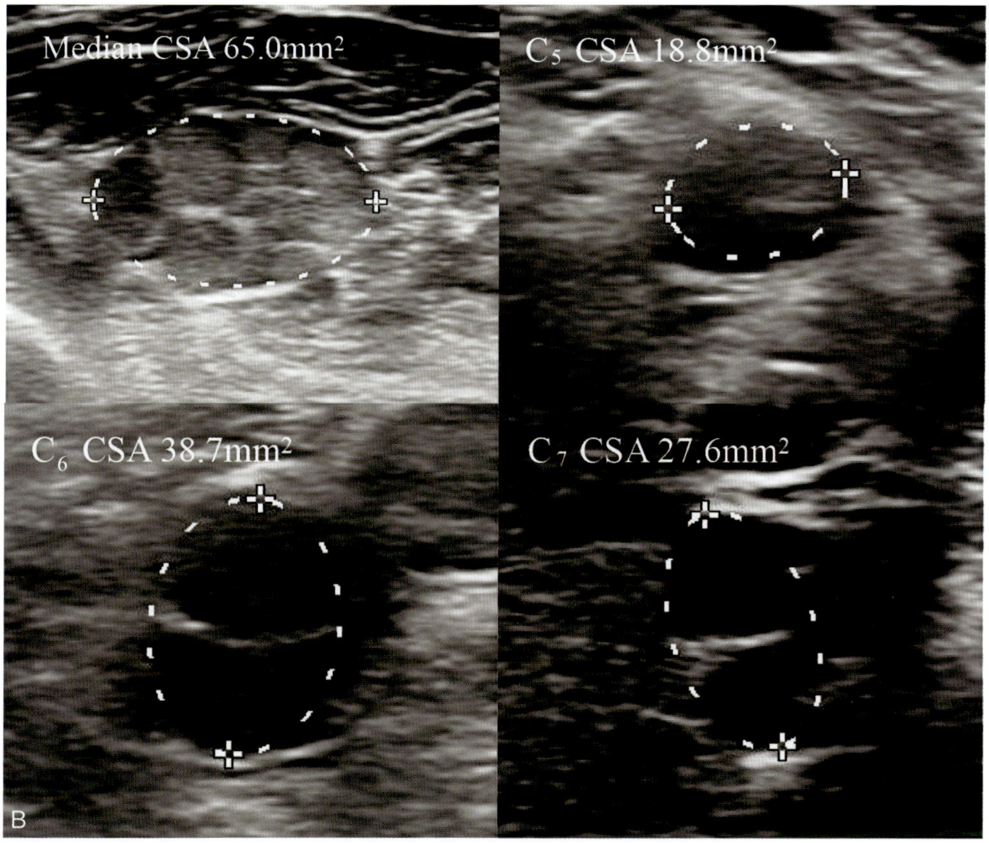

图 34-1　2020-09（A）、2022-09（B）神经超声结果（续）

注：可见在临床相对稳定的情况下患者的颈神经根、周围神经呈进行性增粗。

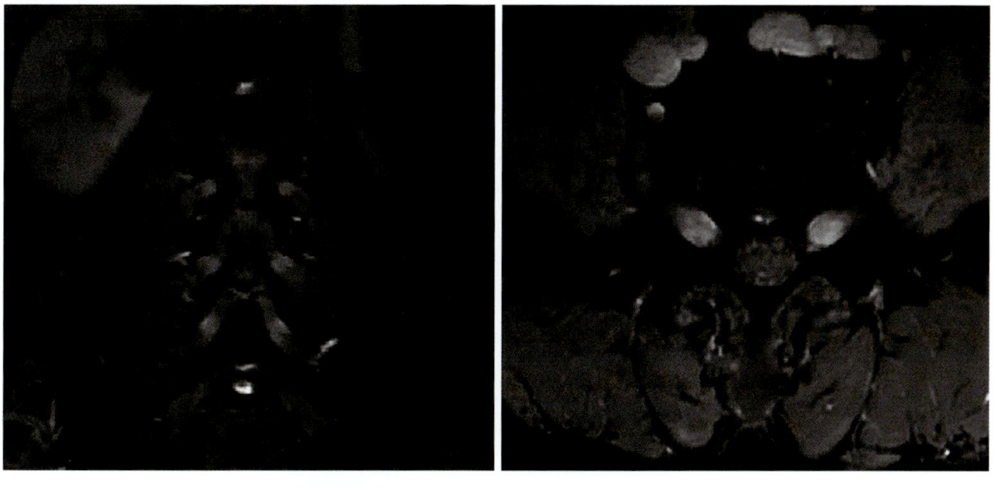

图 34-2　2022-09 腰骶神经根增强 MRI

注：示腰骶神经根形态饱满，走行及信号尚可，未见明显异常强化。

诊治经过

入院后结合患者神经根显著增粗、脑脊液蛋白 - 细胞分离现象，考虑 CIDP 诊断相对明确，加用吗替麦考酚酯 0.5g bid、泼尼松 40mg qd 口服。

出院诊断

慢性炎性脱髓鞘性多发性神经病

相对性腰椎间孔狭窄综合征

出院随访

出院 6 个月随访，患者仍有轻度腰背部疼痛发作，无明确下肢放射、下肢无力。

（胡　南）

病例 35

苦不堪言：H3K27M 突变型弥漫性中线胶质瘤

病例简介

H3K27M 突变型弥漫性中线胶质瘤是好发于儿童和青年人的高级别胶质瘤，其主要特征是组蛋白 H3 基因 H3F3A K27M 突变。病灶多位于中线结构，呈弥漫性浸润式生长。该病进展快速，临床症状与肿瘤浸润生长部位和占位效应相关，恶性程度高，总生存期为 7 个月至 1 年。

本例患者为青年男性，临床表现为头痛、神经根痛，双下肢无力、麻木。神经影像学可见胸髓、神经根和脑脊膜病变。脑脊液细胞学可见异性的肿瘤细胞，脑脊液二代测序拷贝数变异（copy number variation，CNV）分析检出 12 个大于 10Mb 的 CNV 片段。腰骶神经根活检病理和免疫组化提示 H3K27M 突变型弥漫性中线胶质瘤。多种方法组合应用协助原发神经系统胶质瘤早期诊断。

病例摘要

患者，男性，36 岁，因“头痛、双下肢麻木无力 2 个月”于 2022-05 入院。

■ 入院情况

2022-03 患者劳累后觉腰痛，向双下肢放射，NRS 2 ~ 3 分，未影响生活，未就诊。2022-04 晨起后出现间断右侧颞枕部或全头部胀痛，NRS 3 ~ 4 分，伴恶心、非喷射性呕吐，多持续半小时自行缓解，外院予对症治疗后症状缓解。此后，患者逐渐出现双下肢麻木、无力，行走有踩棉感，走路需拄拐，否认视力下降、二便障碍等。2022-05 头痛程度明显加重，NRS 9 分，频率增加，1 ~ 2 次 / 日，持续数小时不等。双下肢无力、麻木加重，活动依赖轮椅。外院完善头 CT 提示右侧半卵圆中心点状钙化，余未见明显异常。自服布洛芬、盐酸倍他司汀、奥美沙坦氨氯地平、奥氮平等药物，头痛持续不缓解。就诊于我院急诊。

既往史：头痛病史 3 年。

■ 入院查体

神清语利，对答切题，双侧瞳孔等大，对光反射灵敏，各方向眼动充分，未见眼震、复视，未见视盘水肿，鼻唇沟对称，示齿伸舌居中。脑膜刺激征（-）。双上肢肌力 5 级，双下肢肌力 4 级，双上肢腱反射对称引出，双下肢腱反射亢进，左侧 Babinski 征、Chaddock 征（+），右侧 Chaddock 征（±）。T_6 水平针刺觉减退，双髋关节以下音叉振动觉减退。

■ 辅助检查

血常规、肝肾功能、凝血功能、血清炎症指标基本正常。ANA、ANCA、RF、AQP4、MOG、肿瘤标志物、副肿瘤相关抗体均（-）。脑脊液：WBC 3×10^6/L，多个核 2×10^6/L，单个核 1×10^6/L；生化：Pro 12.5g/L，Glu 4.1mmol/L，LA 4.3mmol/L；抗酸染色、结核 / 非结核分枝杆菌核酸测定、结核分枝杆菌及利福平耐药基因检测（Xpert）、mNGS 均（-）；细胞学（图 35-1）：可见异型大细胞；二代测序 CNV 分析（图 35-2）：共检出 12 个大于 10Mb 的 CNV 片段。头增强 MRI（图 35-3）：脑干、小脑、双侧颞叶软脑膜弥漫性强化。胸椎常规 MRI：$T_5\sim T_{11}$ 水平脊髓信号异常。腰椎常规 MRI（图 35-4）：马尾神经走行不自然，局部神经束增粗。颈胸椎增强 MRI（图 35-5）：脊膜弥漫性线样、结节样强化，胸髓病灶可见环形强化。胸腹盆增强 CT

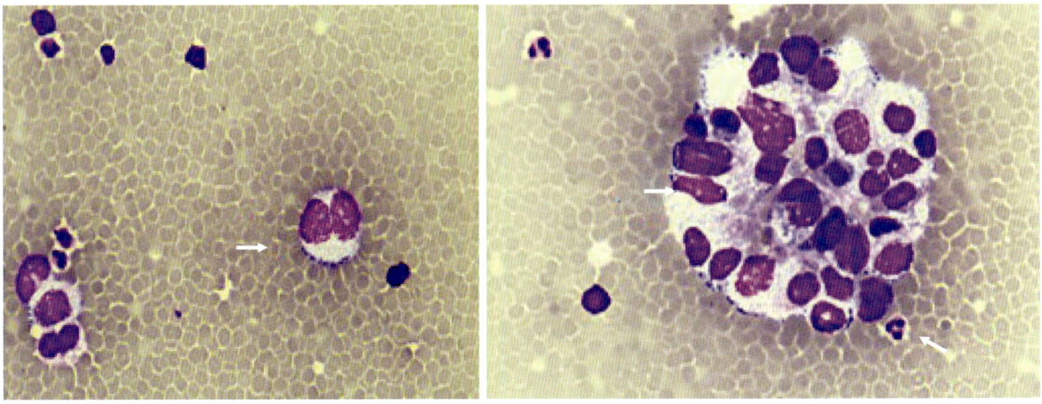

图 35-1 脑脊液细胞学（自然沉淀法，MGG 染色）

注：可见异型大细胞。

未见系统性肿瘤征象。FDG-PET/CT（图 35-6）：$T_1 \sim S_1$ 不均匀代谢增高，SUV_{max} 5.6。行神经根活检术：病理符合弥漫性中线胶质瘤（H3K27M 突变型，WHO 4 级）；免疫组化结果：GFAP（+），H3K27M（+），oligo-2（+），Ki-67（index 30%），NeuN（−），P53（散在+），S-100（+），Syn（+），IDH1（−），ATRX（−），AE1/AE3（−），EMA（−），CD34（脉管+），PR（−）。

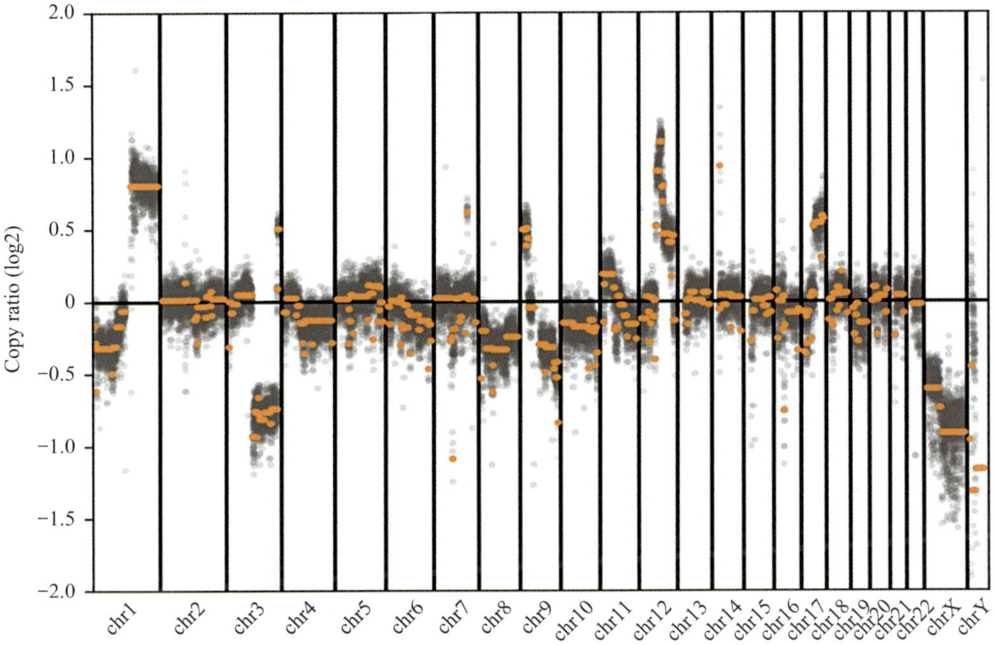

图 35-2　脑脊液二代测序 CNV 分析

注：共检出 12 个大于 10Mb 的 CNV 片段。

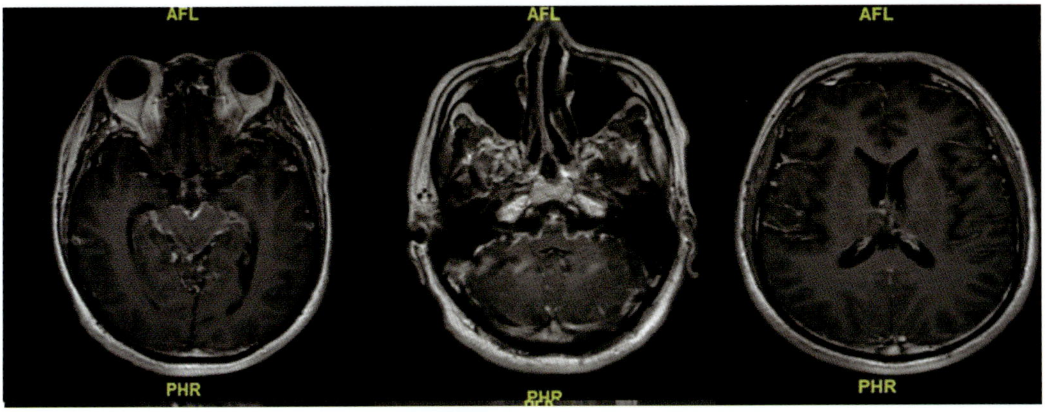

图 35-3　头增强 MRI

注：提示脑干、小脑、双侧颞叶软脑膜弥漫性强化。

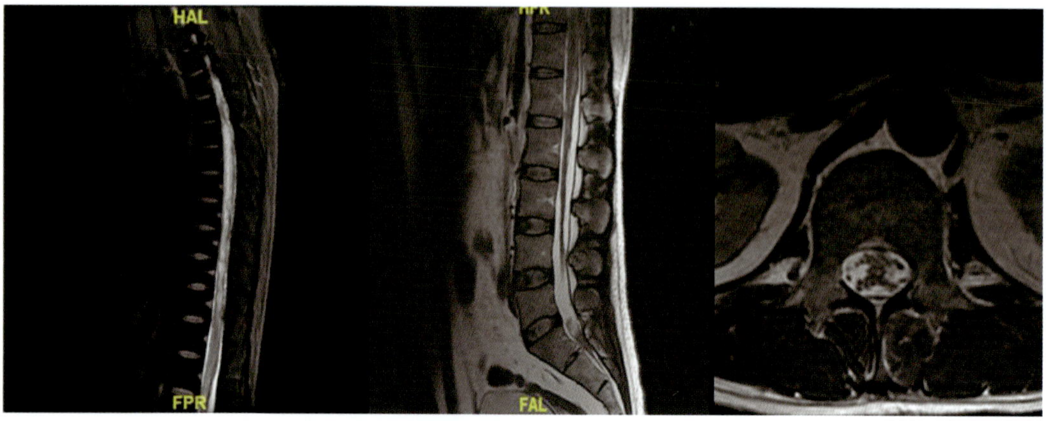

图 35-4 胸腰椎 MRI

注：T_5～T_{11} 水平脊髓信号异常，马尾神经走行不自然，局部神经束增粗。

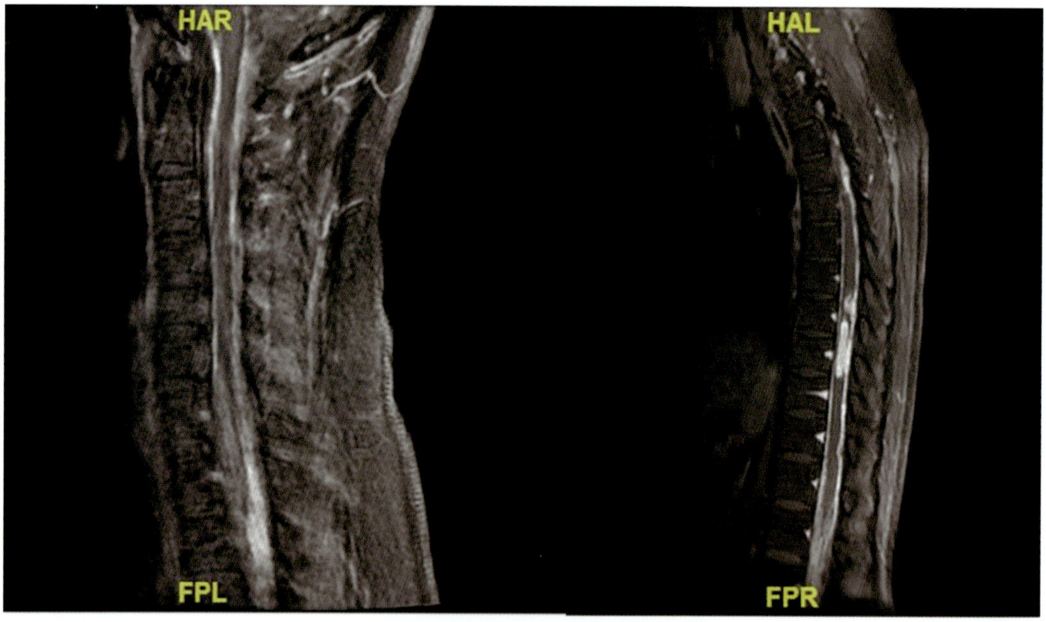

图 35-5 颈胸椎增强 MRI

注：颈髓、胸髓脊膜可见线样或结节样强化，胸髓内可见环形强化。

■ 诊治经过

成人 H3K27M 突变型弥漫性中线胶质瘤的治疗尚无指南推荐，参照胶质母细胞瘤的治疗，采用手术、同步 / 辅助放化疗、靶向治疗等。本例患者接受替莫唑胺化疗，预后不佳。

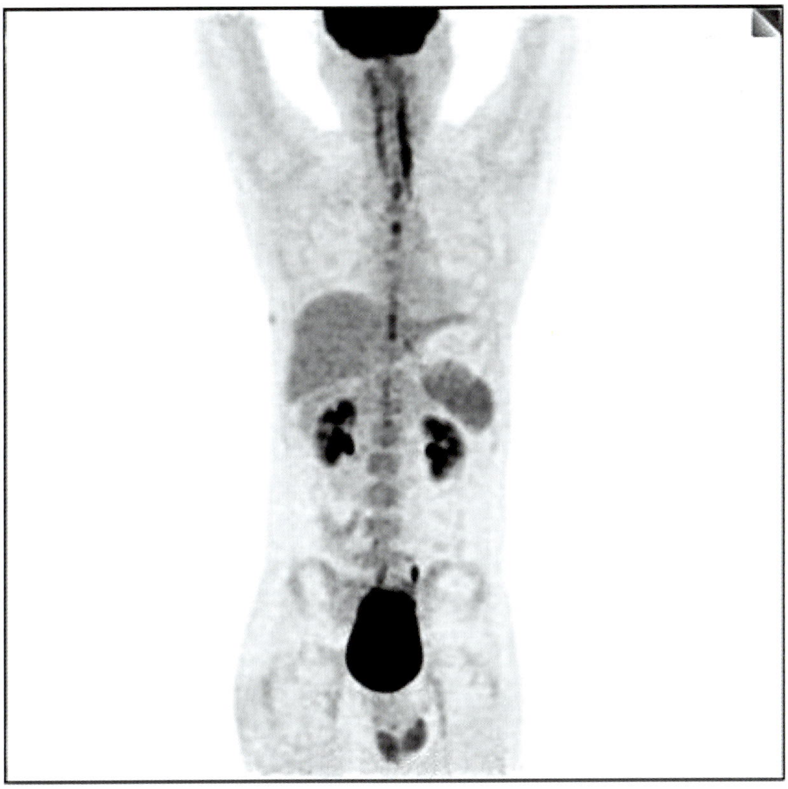

图 35-6　FDG-PET/CT

注：T_1～S_1 不均匀代谢增高，SUV_{max} 5.6。

出院诊断

弥漫性中线胶质瘤（H3K27M 突变型，WHO 4 级）

脊髓、马尾神经根、脑脊膜受累

专家点评

患者青年男性，既往间断头痛 3 年，近 2 个月头痛程度和频率均明显加重。急诊神经科医师需充分重视新发头痛或慢性头痛急性加重的患者，进行病因筛查。本例患者存在脊髓和脑脊膜受累。部分胶质瘤接近脑脊膜表面，可以累及脑脊膜，并沿脑脊髓膜播散，因此在脑脊液细胞学检查中可发现肿瘤细胞，肯定了细胞学在这类疾病中的诊断价值。

（柏　琳）

病例 36

电生理表现为脱髓鞘的周围神经病——抗 CNTN1 抗体相关周围神经病

病例简介

自身免疫性神经结病是一组由抗郎飞结及结旁抗体介导的自身免疫性周围神经病。其临床与电生理特征均类似于慢性炎性脱髓鞘性多发性神经病（chronic inflammatory demyelinating polyneuropathy，CIDP），然而自身免疫性神经结病多对静脉注射免疫球蛋白等 CIDP 的标准治疗反应不佳。一些特定的临床特征能帮助我们早期识别出这组疾病，从而选择更合适的治疗方案。

本例患者是一例慢性的电生理表现提示可能为脱髓鞘性周围神经病，然而其亚急性起病、显著的感觉性共济失调、存在脑神经受累等特征提示我们该病可能不是经典的 CIDP。通过送检抗郎飞结及结旁抗体，该患者最终诊断为抗 CNTN1 抗体相关周围神经病，经过足量糖皮质激素治疗后症状逐渐好转。自身免疫性神经结病易被误诊为 CIDP，从而接受静脉注射免疫球蛋白等治疗后效果不佳，因此需对其独特临床特征保持警惕，从而早期识别。

病例摘要

患者，女性，49 岁，主因“四肢麻木 5 个月，加重伴无力、踩棉感、排便困难 1 个月”于 2022-11-09 入院。

■ 入院情况

2022-06 初患者出现从四肢末梢逐渐进展至双前臂、双髋以远的麻木感，伴双侧面部麻木、咀嚼无力、面瘫、构音障碍、味觉减退。2022-07 症状达峰，外院予 B 族维生素、中成药后，2022-08 患者症状基本好转，仅遗留味觉减退。2022-10，患者症状再发并逐渐加重，出现四肢远端无力，双前臂、双侧臀部以下麻木感，伴双足踩棉感、行走不稳，双手精细动作差，伴排便困难，需通便药辅助排便。

既往史、个人史、家族史：无特殊。

入院查体

神清语利。双面部针刺觉减退，双侧抬眉、闭目对称性力弱。双下肢近端肌力 5^-级，余肌力 5 级。四肢腱反射未引出，病理征（－）。双腕、双膝以下针刺觉减退，双手、双侧髂棘以下振动觉减退。双侧指鼻试验、跟－膝－胫试验欠稳准，闭眼后加重；Romberg 征闭眼（＋），睁眼完成可；闭眼直线行走不能。卧立位血压、脑膜刺激征（－）。

辅助检查

脑脊液压力 110mmH_2O，WBC 2×10^6/L，Pro 1.68g/L。抗核抗体谱 3 项：ANA（＋）S 1∶80。ESR 50mm/h。hsCRP、Ig 3 项、补体 2 项、RF、自身抗体 9 项、ANCA、尿免疫固定电泳、抗神经抗原抗体检测（Ri＋Hu＋Yo）、抗神经节苷脂抗体、抗内因子抗体、狼疮抗凝物、抗磷脂抗体谱 6 项、血清免疫固定电泳＋血游离轻链 2 项：未见异常。神经电生理（图 36-1 ~ 图 36-6）：NCV 示上下肢周围神经损害。EMG 示双下肢神经源性损害。节段神经传导：长节段运动神经传导示上下肢运动神经远端潜伏期延长、传导速度减慢。右侧正中神经、尺神经 Erb’s 点至腋部可疑传导阻滞。双下肢可疑波形离散。周围神经超声：双侧正中神经、尺神经轻度增粗，臂丛神经根轻中度增粗。

诊治经过

予甲泼尼龙 1000mg ivgtt qd × 3d，序贯口服泼尼松 60mg qd 治疗，辅以 B 族维生素营养神经，患者双上肢活动不利、四肢远端麻木感、行走不稳及踩棉感、排便费力较前好转。

出院诊断

抗 CNTN1 抗体相关周围神经病

MNCS				
Nerve	潜伏期	波幅	传导速度	距离
	ms	mv	m/s	mm
Medianus Motor Left				
Wrist - APB	4.23（28% ↑）	16.6		
Elbow-Wrist	11.3	11.7	26.9（57% ↓）	190
Medianus Motor Right				
Wrist - APB	4.80（45% ↑）	13.7		
Elbow-Wrist	11.5	11.9	31.3（50% ↓）	210
Ulnaris Motor Left				
Wrist - ADM	3.13（20% ↑）	11.5		
Bl. elbow-Wrist	6.60	10.9	28.8（57% ↓）	100
Ab. elbow-Bl. elbow	13.3	9.0	24.6（62% ↓）	165
Ulnaris Motor Right				
Wrist - ADM	3.71（43% ↑）	8.5		
Bl. elbow-Wrist	7.86	5.8（59% ↓）	27.2（59% ↓）	113
Ab. elbow-Bl. elbow	14.0	5.2（60% ↓）	29.6（54% ↓）	182
Tibialis Motor Left				
Ankle - Abd hal	5.47（40% ↑）	5.9		
Tibialis Motor Right				
Ankle - Abd hal	5.1	2.4（82% ↓）		
Peroneus Motor Left				
Ankle - EDB	7.73（195% ↑）	3.9		
Fib. head-Ankle	19.3	2.1（60% ↓）	26.8（57% ↓）	310
Fib. head - Tib. ant	7.45	5.1（60% ↓）		
Peroneus Motor Right				
Ankle - EDB	6.62（153% ↑）	3.9		
Fib. head-Ankle	19.9	2.2（58% ↓）	23.5（62% ↓）	312
Fib. head - Tib. ant	7.53	5.3（65% ↓）		

图 36-1 运动神经传导

SNCS				
Nerve	潜伏期	波幅	传导速度	距离
	ms	uv	m/s	mm
Medianus Sensory Left				
Dig Ⅰ - Wrist	4.40	0.97（98% ↓）	20.5（62% ↓）	90.0
Dig Ⅲ - Wrist	7.53	1.14（94% ↓）	17.5（70% ↓）	132
Medianus Sensory Right				
Dig Ⅰ - Wrist	—	—	未引出肯定波形	
Dig Ⅲ - Wrist	—	—	未引出肯定波形	
Ulnaris Sensory Left				
Dig Ⅴ - Wrist	7.21	0.82（96% ↓）	15.5（72% ↓）	112
Ulnaris Sensory Right				
Dig Ⅴ - Wrist	—	—	未引出肯定波形	
Tibialis Sensory Left				
Dig Ⅰ - Ankle	—	—	未引出肯定波形	
Tibialis Sensory Right				
Dig Ⅰ - Ankle	—	—	未引出肯定波形	
Peroneus Sensory Left				
calf - Fib.head	9.24	1.42	32.5（45% ↓）	300
Peroneus Sensory Right				
calf - Fib.head	6.79	1.48	43.4（26% ↓）	295
Suralis Sensory Left				
Ankle - Mid. lower leg	1.54	18.3	58.4	90.0
Suralis Sensory Right				
Ankle - Mid. lower leg	1.54	17.4	61.7	95.0

图 36-2 感觉神经传导

Left Medianus FResponse			
	F(Mean-Lat)	F%	FCV
	ms	%	m/s
Wrist - APB	58.5	100	25.7 ↓

Right Medianus FResponse			
	F(Mean-Lat)	F%	FCV
	ms	%	m/s
Wrist - APB	62.4	90.0	23.1 ↓

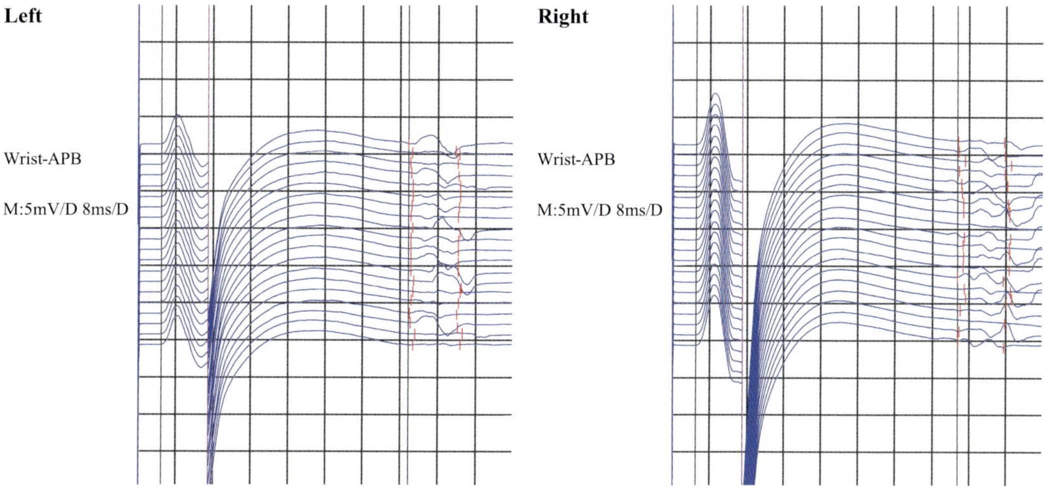

图 36-3　上肢 F 波

Left Tibialis FResponse			
	F(Mean-Lat)	F%	FCV
	ms	%	m/s
Ankle - Abd hal	57.3	30.0	—

Right Tibialis FResponse			
	F(Mean-Lat)	F%	FCV
	ms	%	m/s
Ankle - Abd hal	—	—	—

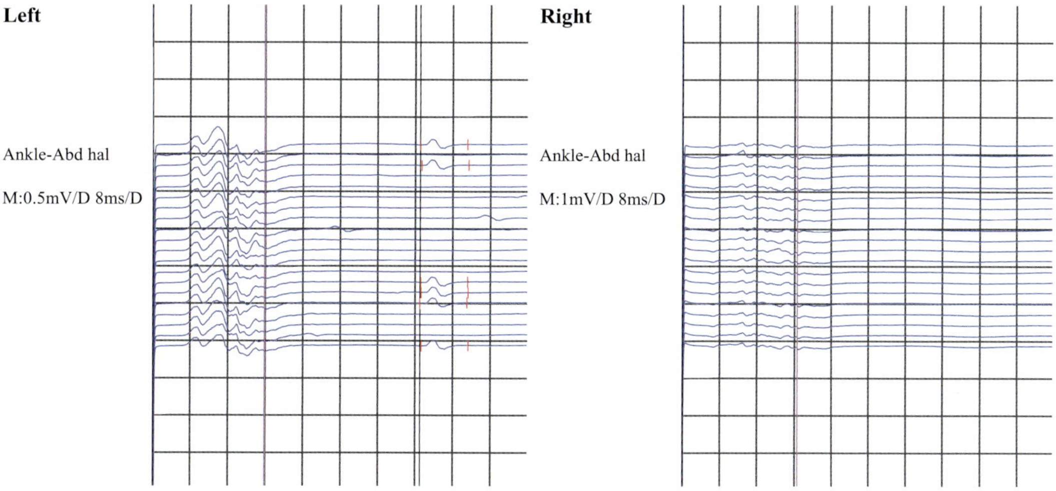

图 36-4　下肢 F 波

	安静	Mean Amp	Mean Dur	Ploy(%)	Area	非多相时限	大力波幅
		uv	ms	%	ms*uv	ms	mv
右第一骨间肌	（-）	705	10.1（2% ↑）	10.0	697	10.0	混合 2.3
右胫前肌	（P+++）	774	15.2（11% ↑）	50.0	1158	13.9	混合 2.5
左股内侧肌	（-）	870	15.9（25% ↑）	12.5	1858	15.9	混合 2.3
右 L_4 脊旁肌	（P+++）						
右 L_5 脊旁肌	（P+++）						
右 S_1 脊旁肌	（P++++）						
左 L_4 脊旁肌	（P+++）						
左 S_1 脊旁肌	（P++++）						
右 T_{11} 脊旁肌	（-）						

图 36-5 针极肌电图

MNCS					
Nerve	潜伏期	峰峰波幅	传导速度	负相峰波幅比	距离
	ms	mv	m/s	%	mm
Medianus Motor Left					
Wrist - APB	4.49	16.3			
Elbow-Wrist	11.6	10.4	28.1	-38.1	200
Axilla-Elbow	16.0	8.7	29.5	-20.0	130
Erb-Axilla	23.8	5.8	—	-31.3	
Medianus Motor Right					
Wrist - APB	5.01	15.4			
Elbow-Wrist	12.6	11.3	26.4	-27.3	200
Axilla-Elbow	15.4	9.8	39.3	-16.7	110
Erb-Axilla	25.3	2.7	—	-75.7	
Ulnaris Motor Left					
Wrist - ADM	3.79	10.0			
Bl. elbow-Wrist	8.63	8.6	30.0	-4.3	145
Ab. elbow-Bl. elbow	13.9	7.6	24.7	-15.6	130
Axilla-Ab. elbow	16.1	7.4	27.3	-2.6	60.0
Erb-Axilla	24.9	5.5	—	-27.0	
Ulnaris Motor Right					
Wrist - ADM	3.50	12.6			
Bl. elbow-Wrist	7.34	11.3	22.1	5.4	85.0
Ab. elbow-Bl. elbow	12.5	9.1	32.0	-15.3	165
Axilla-Ab. elbow	15.0	8.5	22.0	-8.0	55.0
Erb-Axilla	24.4	4.3	—	-50.0	
Tibialis Motor Left					
Ankle - Abd hal	7.93	2.7			
Pop Fossa-Ankle	23.0	1.70	26.2	-36.2	395
Tibialis Motor Right					
Ankle - Abd hal	6.62	1.08			
Pop Fossa-Ankle	21.6	1.14	25.4	24.5	380
Peroneus Motor Left					
Ankle - EDB	6.64	3.2			
Fib. head-Ankle	18.9	1.83	25.3	-43.1	310
Ab. fib. head-Fib. head	23.8	1.58	15.3	-10.1	75.0
Peroneus Motor Right					
Ankle - EDB	6.96	3.1			
Fib. head-Ankle	20.5	1.76	21.4	-45.1	290
Ab. fib. head-Fib. head	25.4	1.29	17.3	-18.8	85.0

图 36-6 节段神经传导

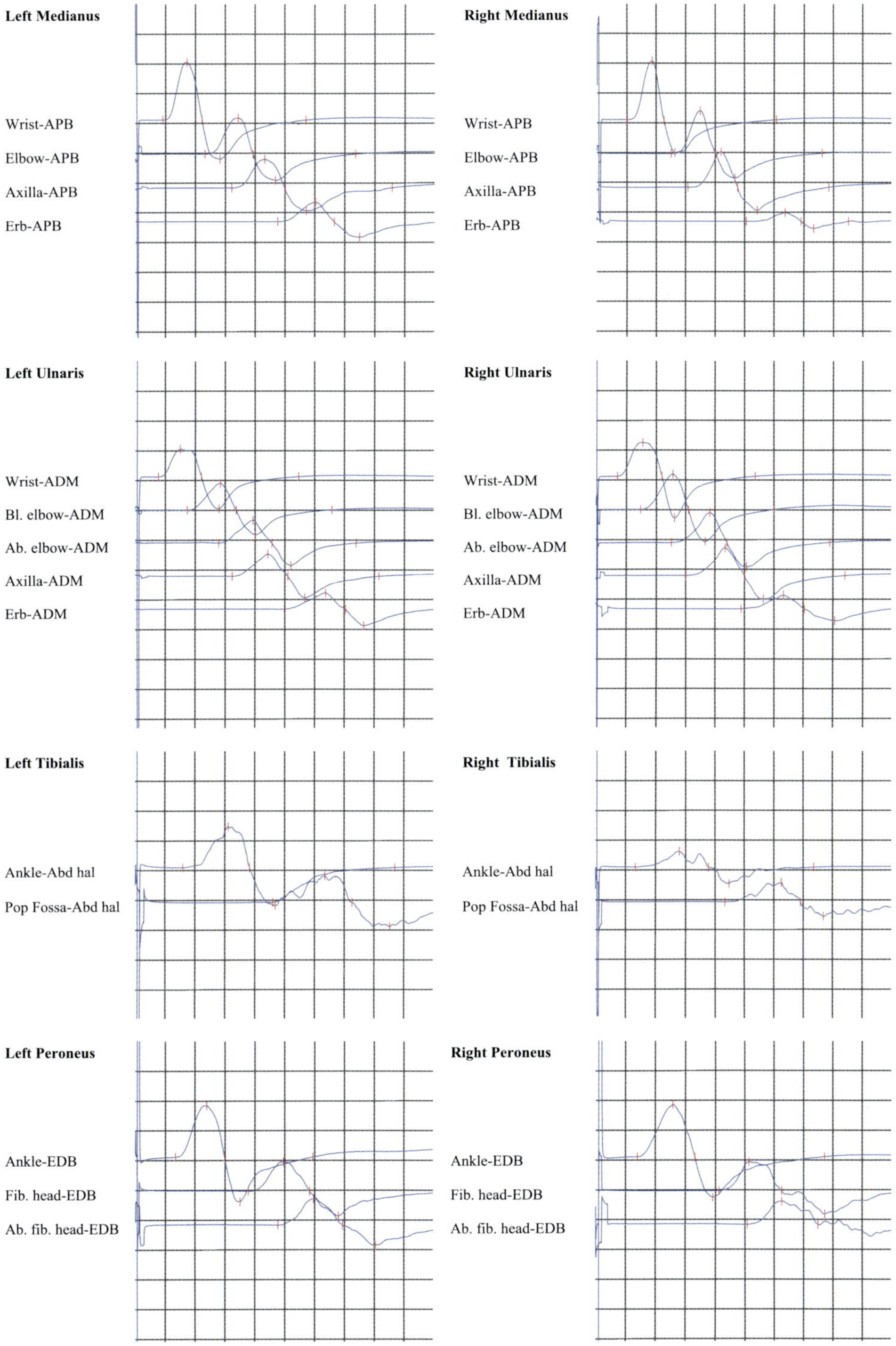

图 36-6　节段神经传导（续）

（黄杨钰）

病例 **37**

乳腺癌的自白
——乳腺癌转移脑脊膜神经根神经病

病例简介

乳腺癌神经系统转移占神经系统转移的第二位，占 5%～20%，而乳腺癌中神经根转移罕见，常需与恶性神经鞘瘤、感染性疾病（如结核、神经系统布氏杆菌病等）鉴别。本例患者多脑神经、神经根受累，伴脑脊膜强化，慢性进展性病程，既往存在明确乳腺癌病史，但乳腺癌诊断距离时间长、规律随访无特殊，初期鉴别诊断困难，且影像学误导诊断了神经纤维鞘瘤病。除经典的腰椎穿刺细胞学辅助肿瘤诊断外，本例还应用新技术如染色体拷贝数变异分析快速鉴别肿瘤与感染。此外，仔细的查体及追问病史发现患者与神经系统症状同期出现皮肤改变，最终获得皮肤病理证实乳腺癌转移，通过随访证实神经系统随着治疗好转，资料完整，诊断逻辑证据链明确。

病例摘要

患者，女性，48 岁，主因“左上肢痛 2 年，加重伴麻木无力 1 年，复视 2 个月”于 2022-09 入院。

■ 入院情况

2020-09 患者无明显诱因出现左侧肩胛骨内侧间断性疼痛（性质不详）。2021-09 再次出现上述疼痛，NRS 4 分，活动后可缓解。2021-11 出现左手尺侧二指间断麻木，同期发现左上肢远端肌肉萎缩。2021-12 出现左上肢持物力弱，抬肩尚不受影响。2022-02 休息时突发左上肢前臂内侧撕裂样疼痛，NRS 7 分；同月发现左上肢近端肌肉萎缩。2022-04 出现右前臂尺侧疼痛伴麻木，NRS 8

分。2022-08 无明显诱因出现双眼复视。2022-09 初出现双下肢平地行走距离缩短、腰部无力，休息后症状可缓解 50%，2022-09-10 出现咀嚼费力，此后双下肢无力明显加重，右侧为著。2022-09-21 就诊于我科，查头 CT 自阅可见鞍上池及中脑靠近右侧大脑脚区域高密度影，查头 CTA 自阅未见动脉瘤或动脉狭窄；查头 MRI+SWI 见颅内多发结节样病灶（桥前池、脚间池、海绵窦）；左侧内听道异常信号。近 1 年体重下降 5kg。

既往史：2010-08 因“左乳乳腺癌”行“左乳乳腺癌根治切除术及腋窝淋巴结清扫术”，2022-02 查全身骨扫描未见异常。

个人史：文员，无特殊。

家族史：患者外婆、大姨、舅舅均因“肺癌”去世。

■ 入院查体

左侧颈部可及一大小约 2cm × 1cm 的光滑肿物，质地不硬，肿大淋巴结可能。双上肢可见多发褐色色素沉着，左前胸片状皮肤改变、菲薄，毛细血管增生，无压痛。神清语利，右侧瞳孔大，左侧瞳孔小，对光反射灵敏，右眼内收、上视差，双眼左视、上视时可见复视；左侧眼裂小。双侧角膜反射正常，面部针刺觉正常，咀嚼力弱，张口下颌左偏。左侧闭目力弱，示齿口角右偏。双耳听力正常。左侧舌肌萎缩，伸舌稍左偏。左上肢近端肌力 4^+ 级，远端肌力 3 级。右下肢近端肌力 3 级，远端肌力 2 级；左下肢肌力基本正常。双上肢腱反射对称偏低，双下肢膝腱反射未引出。感觉、共济、双侧病理征（-）。颏胸距 3 横指，克氏征、布氏征（-）。左侧面部至左侧 T_6 支配区皮肤干燥、出汗少。

■ 辅助检查

炎症：ESR、hsCRP 正常；免疫：ANA、ANCA（-）；ACE、血清 IgG 亚类：无异常；脑脊液常规：WBC 12×10^6/L；脑脊液生化：Pro 2.23g/L，Cl 124mmol/L，Glu 2.9mmol/L；细胞学：个别细胞不典型（图 37-1）；血液 + 脑脊液 CEA、AFP、β-hCG 正常，脑脊液 Hu+Yo+Ri（-），mNGS（-），拷贝数变异（copy number variation，CNV）：该样本检出 5 个大于 10Mb 的 CNV 片段（图 37-2）；头增强

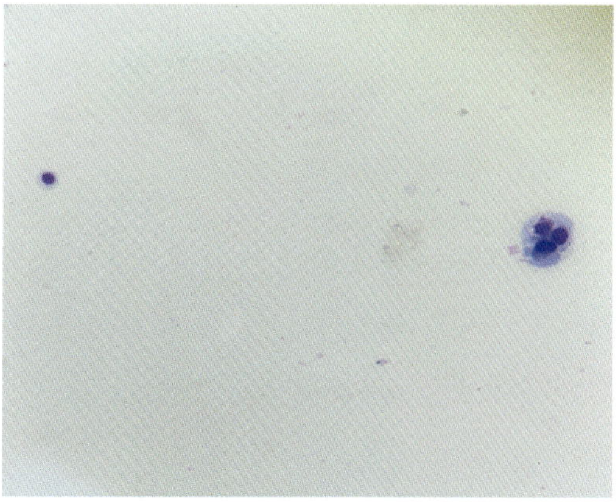

图 37-1　脑脊液细胞学

MRI：脚前池、桥前池、双侧海绵窦、内听道、左侧小脑延髓池多发异常强化灶，双侧听神经瘤，双侧动眼神经、三叉神经、左侧舌下神经神经鞘瘤可能大。颈椎增强MRI：脊髓表面及双侧颈部神经根走行区多发异常强化灶，需警惕转移；C_4、T_3椎体内异常信号，不除外转移。腰骶神经根增强MRI：双侧腰骶神经根走行区多发占位；腰椎、左侧髂骨多发异常信号（图37-3）。FDG-PET/CT：胸骨柄及周围软组织代谢不均匀增高；鞍上池及中脑靠近大脑脚区高密度影，多个椎间孔（如$C_6 \sim C_7$右侧、$T_2 \sim T_3$左侧）处可见代谢轻度增高软组织密度影。皮肤活检病理：ER（+），PR灶状（+），Her2（−），Ki-67 10%，符合乳腺癌皮肤转移。

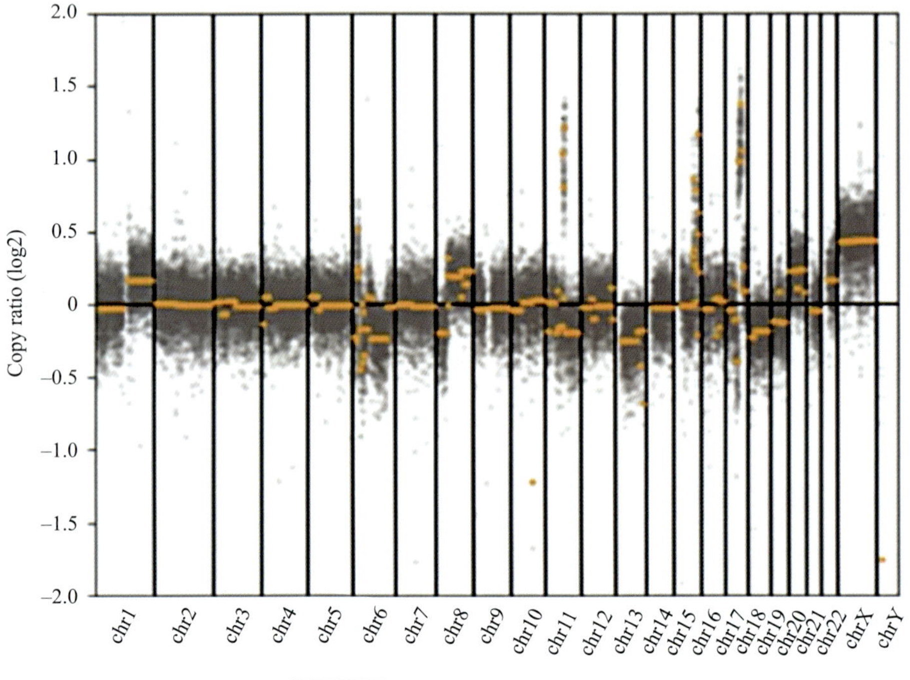

图37-2 染色体CNV分析结果

注：该样本检出5个大于10Mb的CNV片段。

诊治经过

入院后完善炎症（感染性和非感染性炎症如免疫性疾病）、肿瘤检查，结合脑脊液、PET/CT及病理结果，诊断患者为乳腺癌转移，请肿瘤科及乳腺外科会诊予来曲唑2.5mg qd。

出院诊断

乳腺癌转移

脑脊膜神经根转移
皮肤转移
骨转移

■ 出院随访

3 个月后随访患者，皮肤改变如图 37-4 所示，咀嚼较前有力，无复视；肢体疼痛基本缓解，可不予搀扶下地行走。

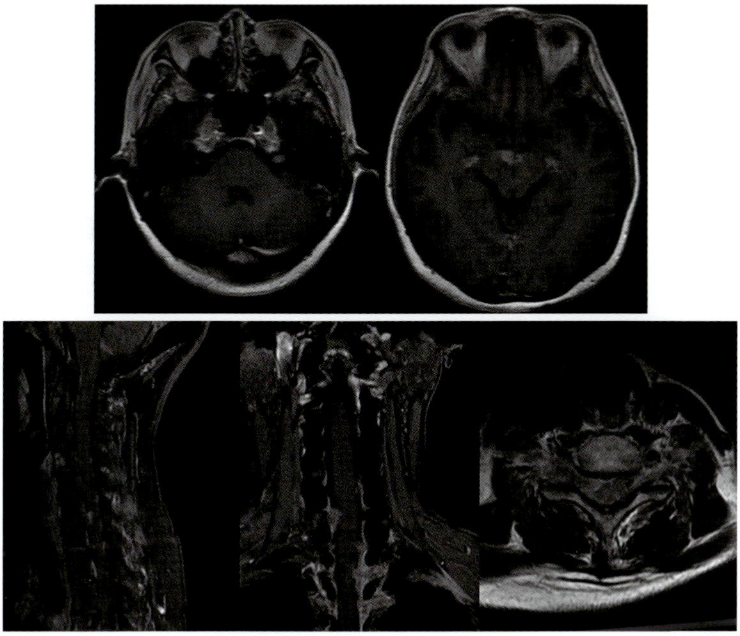

图 37-3　腰骶神经根增强 MRI

注：可见多脑神经占位，脊膜强化，多发神经根增粗占位。

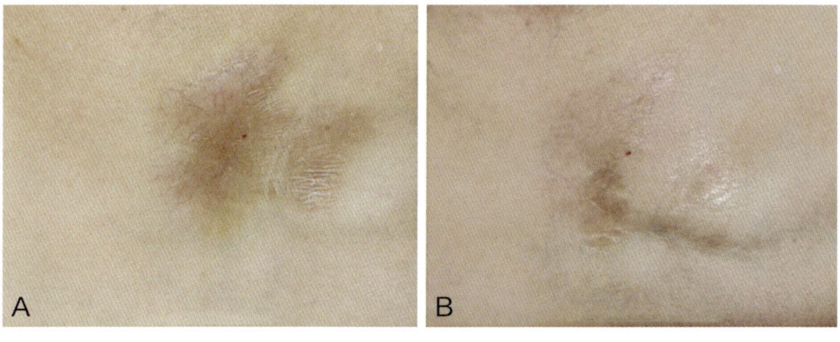

图 37-4　患者皮肤损害

注：A. 2022-10（入院时）；B. 2023-02（随访 5 个月）。

（陈思娴）

病例 **38**

疯狂的舞者：中脑萎缩的亨廷顿病

病例简介

亨廷顿病（Huntington disease，HD）是一种常染色体显性遗传的神经系统变性疾病，典型的 HD 表现为三联征，即舞蹈样动作、认知障碍和精神行为异常。在发病年龄大于 20 岁的患者中，首发症状以运动症状多见。在影像学方面，尾状核和壳核是最易受影响的两大结构。

本例患者 49 岁发病，在运动症状出现之前首先表现为精神行为异常和认知功能下降。此外，影像学上，除尾状核头的萎缩外，该患者还表现为明显的中脑萎缩，这也为诊断带来困扰。检索文献发现，精神症状和认知障碍可早于运动症状，早期或中期的 HD 患者可存在广泛的脑萎缩，包括中脑。

病例摘要

患者，男性，49 岁，主因“精神行为异常、认知下降 3 年余，运动增多 3 个月”于 2022-09-16 入院。

■ 入院情况

2019 年患者被家属发现情感淡漠，对父亲病情不关心，不愿与他人沟通，性格孤僻，谈话中经常打断他人，喜欢谈论钱财，梦想自己发财。2020 年起夜间外出，否认夜间大喊大叫、拳打脚踢及坠床。经常不洗衣服，不做家务，有客人来家里时不穿衣服，认为电影明星要和自己结婚。同期出现记忆力逐渐减退，停车后忘记关车门，忘记刚说过的话，能正常使用电子产品，生活基本自理。上述症状缓慢加重，2022-06 出现不自主咂嘴，伴有肢体运动增多，坐姿时摇晃。2022-08 就诊于当地医院精神科，完善脑电图未见明显异常，头 CT

显示脑萎缩，考虑“精神行为异常”，加用奥氮平午 2.5mg、晚 2.5mg，自觉夜间睡眠较前改善。随后就诊外院完善头 MRI 提示左侧海马 FLAIR 信号不均匀，伪影所致？脑萎缩；头 MRA 提示双椎动脉及基底动脉迂曲、延长，邻近延髓受压，建议加用丙戊酸钠，患者未服药。2022-08-23 就诊我院神经科门诊，查体：神清语利，动作增多，龇牙样动作，答非所问，自言自语，四肢肌力 5 级，四肢肌张力高，双上肢轮替动作慢，四肢腱反射活跃，跟－膝－胫试验尚可，双侧 Hoffmann 征（+），双侧 Babinski 征（－）。完善血涂片、ANA 3 项、甲状腺功能、ASO、NMDA-GAD-VGKC、Hu+Yo+Ri 未见明显异常，铜蓝蛋白 0.18g/L↓，送检 HTT 基因动态突变结果未回，脑电图大致正常。现为进一步诊治收入病房。

既往史：先天右肾缺如。高血压，BP_{max} 150/90mmHg，长期口服美托洛尔 47.5mg qd、贝那普利 10mg qd、非洛地平 5mg qd，血压控制在 120～130/80～90mmHg；外院因“脑萎缩”加用阿司匹林 0.1g qd、阿托伐他汀 20mg qn。1994 年发现乙肝病毒携带。1994 年、2020 年因摔伤骨折后行左上肢骨折手术。

家族史：父亲脑梗死病史，母亲心肌梗死病史。大姨痴呆病史，80 岁去世。堂妹有精神分裂症，生活不能自理。

■ 入院查体

神清语利，对答基本切题，偶有答非所问，自言自语；粗测定向力、计算力正常，瞬时记忆（3/3），延迟回忆（0/3），单个动作模仿（5/7），系列动作（2/3）；示齿、伸舌无法配合，余脑神经查体（－）；四肢肌力正常，双下肢肌张力稍高，四肢腱反射（+++），双侧 Hoffmann 征（+），右侧踝阵挛（+），左侧踝阵挛（±）；深、浅感觉（－），皮质复合觉减退；双侧轮替动作笨拙，指鼻试验、跟－膝－胫试验稳准，直线行走不能，Romberg 征（－）；脑膜刺激征（－）。

■ 辅助检查

血 UA 433μmol/L↑，P 1.47mmol/L↑。

■ 诊治经过

入院后完善血常规、血生化、凝血功能正常；代谢：Hcy 16.1μmol/L↑，SFA 3.8ng/ml↓，余（－）。感染：HBsAg、HBeAb、HBcAb（+）；免疫炎症：OB（CSF）（+），SOB（CSF）（+）；肿瘤：（－）。认知：MMSE 评分 27 分，MoCA 评分 21 分，综合认知评估为多项认知功能障碍。复查头 MRI 示双侧尾状核头、中脑、脑桥、小脑萎缩（图 38-1、图 38-2）。送检 HTT 基因动态突变：检测到两个扩增片段，

101bp（n=18）；177bp（n=43）。确诊 HD。嘱患者自行购买氘丁苯那嗪减轻舞蹈样症状，另加美金刚 5mg 改善认知，逐渐增加至 20mg；奥氮平 2.5mg qn 控制精神症状等对症治疗。

出院诊断

亨廷顿病

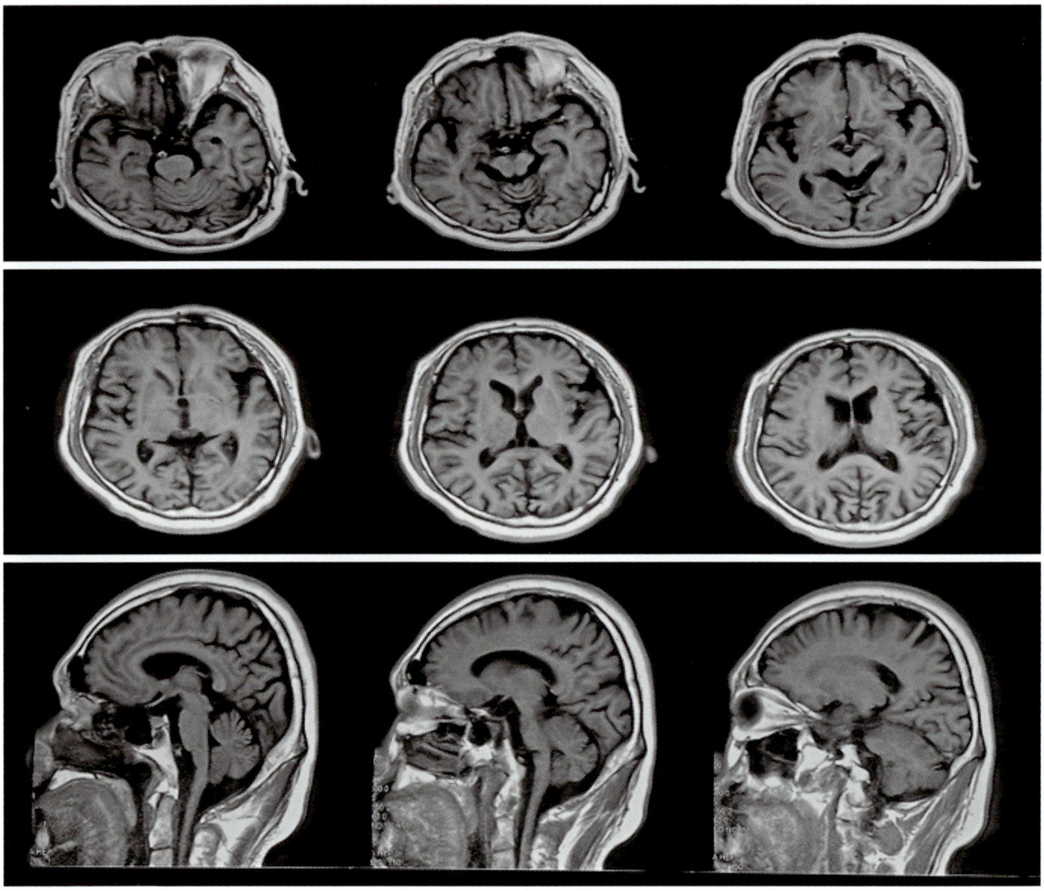

图 38-1 外院头 MRI（2022-08-24）

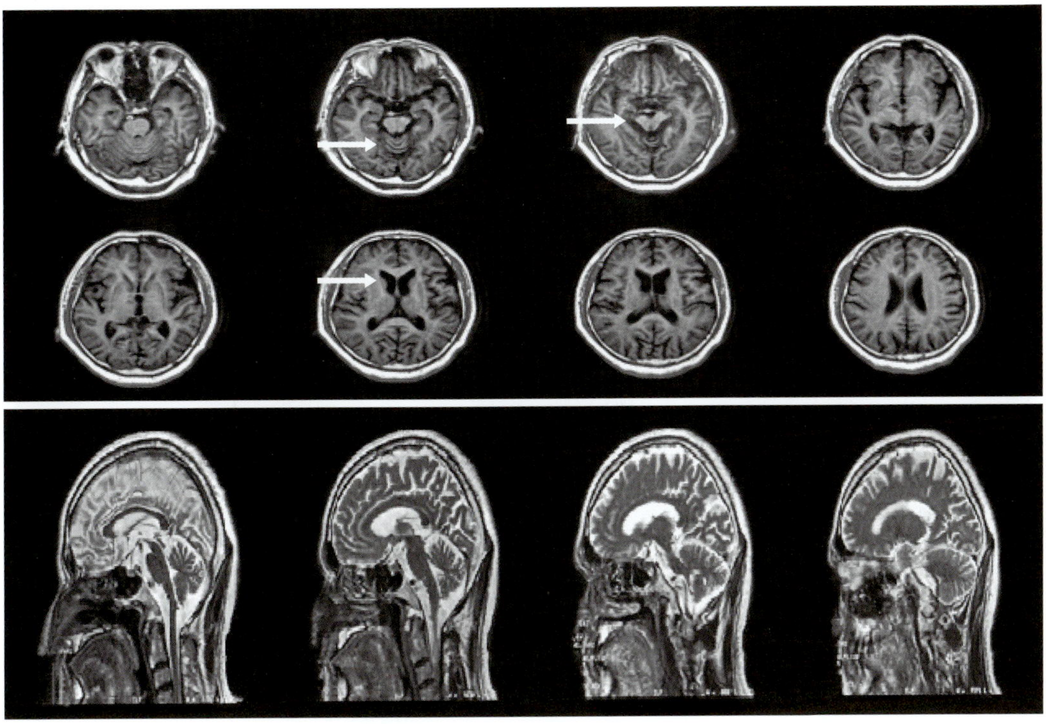

图 38-2　2022-09-22 我院头 MRI

注：箭头显示小脑、中脑、尾状核头萎缩明显。

（尚　丽）

病例 **39**

早发卒中伴发热——腺苷脱氨酶 2 缺乏症

病例简介

自身炎症性疾病是一组由基因突变导致其编码蛋白改变，固有免疫失调，最终导致机体出现全身或器官炎症反应的疾病，其特征是反复或持续的炎症（急性期反应物升高），并缺乏适应性免疫系统的主要致病作用（自身反应性 T 细胞或自身抗体产生），包括单基因病和多基因多因素炎症性疾病。

本例患者男性，青少年起病，表现为反复卒中伴发热、皮疹、淋巴结及肝脾大，炎性指标升高而自身抗体阴性，曾诊断为血管炎，糖皮质激素及强效免疫抑制剂治疗仍难以控制病情，历经 6 年余，通过多学科讨论，长期随访，结合临床、辅助检查和治疗效果，临床医师与遗传学专家充分沟通、深入分析，最终经再次基因检测确诊为腺苷脱氨酶 2 缺乏症（deficiency of adenosine deaminase 2，DADA2）。DADA2 是由 *CECR1* 基因突变导致的自身炎症性疾病，呈常染色体隐性遗传，是早发卒中的罕见病因。多数患者婴儿期或儿童期起病，表现为发热、网状青斑、早发卒中、肝脾大，又称早发卒中伴发热（fever with early onset stroke，FEOS），临床上酷似结节性多动脉炎，易漏诊、误诊，血腺苷脱氨酶 2（ADA2）活性显著下降或 *CECR1* 基因纯合或复合杂合突变可协助诊断。对于疑难病例，多学科协作，长期随访，结合临床特征和辅助检查进行深入分析，可能有助于找到答案。

病例摘要

患者，男性，22 岁，因“反复肢体无力伴发热 6 年余”于 2015-03、2019-09 分别在我院神经科、全科医学科住院。

■ 入院情况

患者 2014-10 突发左侧肢体无力、复视伴发热，MRI 提示多发腔隙性梗死（右侧基底节、中脑、双侧丘脑，图 39-1A、B），FDG-PET/CT 未提示恶性肿瘤，脑脊液常规、生化未见异常，诊断血管炎、脑梗死，予糖皮质激素治疗，症状好转。2015-01 停用糖皮质激素后再发脑梗死（左侧延髓），伴发热、皮下痛性结节。2015-03 为明确病因在我院神经科住院。

既往史、个人史、家族史：既往体健，出生、生长发育基本正常，戒烟，独子，家族中无类似情况。

■ 入院查体

系统查体：四肢皮肤色素沉着，可触及皮下结节伴压痛，浅表淋巴结肿大，肝大。神经系统：神清，高级智能大致正常；右眼上视、内收受限，伴复视、眼震，右侧中枢性面瘫，构音欠清，咽反射减弱；四肢肌张力正常，右侧肢体肌力 5^-级，左侧 5 级，右侧腱反射亢进、踝阵挛（+），右侧 Hoffmann 征、双侧 Babinski 征（+）；双侧深、浅感觉对称存在；左侧指鼻、跟－膝－胫试验欠稳准；脑膜刺激征（-）。

■ 辅助检查

血压、血糖正常。完善卒中少见病因检查如下。炎性/免疫：hsCRP 68.57～125.07mg/L↑，ESR 34～57mm/h↑；IL-6 28.1pg/ml↑（<5.9pg/ml），TNF-α 24.0pg/ml↑（<8.1pg/ml）。IgA 0.15～0.80g/L↓（0.7～4.0g/L），IgM 0.05～0.36g/L↓（0.4～2.3g/L）；T/B 细胞亚群：B% 3.5%↓（8.5%～14.5%），NK% 3.0%↓（9.5%～23.5%），CD4/CD8 0.43↓（0.95～2.13）；补体、类风湿因子、ANA、ANCA、血管紧张素转换酶（-）。心血管：心电图、超声心动图、TCD 发泡试验、颞/颈动脉超声、头颈 CTA/MRA、头 MRV 未见异常。系统影像：淋巴结超声、胸腹盆 CT 示腹股沟、腋窝、腹膜后、肠系膜淋巴结大，脾大；FDG-PET/CT：淋巴结代谢轻度增高，倾向炎症。其他：血液（高凝、易栓、骨髓穿刺）、感染（病毒、分枝杆菌、细菌、真菌）、代谢（Hcy、血脂、甲状腺功能、乳酸）、血肿瘤标志物、脑脊液（常规、生化、细胞学、寡克隆区带、病原学）均未见异常。

■ 诊治经过

经神经科查房及风湿免疫科、全科医学科、儿科、皮肤科等多科会诊，考虑系统性血管炎累及中枢可能，肿瘤（尤其淋巴瘤）待除外，拟淋巴结或皮肤活检。但患者住院期间新发腔隙性梗死（左侧丘脑，图 39-1C），患者及家属选择暂缓活检。遂予糖皮质激素、环磷酰胺、静脉注射免疫球蛋白治疗及康复训练，患者症状逐渐好转，出院后维持环磷酰胺，糖皮质激素逐渐减量，仍间断发热伴炎性指标升高。2015-08 风湿免疫科门诊随诊，考虑自身炎症性疾病不除外，完善基因检测，发现 *CECR1* 基因杂合突变，该基因纯合或复合杂合突变可引起 Sneddon 综合征或儿童起病的结节性多动脉炎，临床表型与患者部分相符，但遗传方式不符合，考虑该基因检测结果难以完全解释临床。但因患者炎症反应重，环磷酰胺控制欠佳，建议 TNF-α 抑制剂治疗。患者考虑诊断尚不明确、经济负担较重，暂拒绝。此后 2 年，患者病情反复、新发腔隙性梗死（图 39-1D），2019-09 在我院全科医学科住院，考虑患者青少年起病，反复炎症反应，无明确肿瘤、感染、常见自身免疫病证据，仍拟诊自身炎症性疾病，与遗传学专家沟通，再次完善基因检测及家系验证，重点关注 *CECR1* 基因，发现 *CECR1* 基因复合杂合突变（图 39-2），血 ADA2 活性 0 U/L（4.0 ~ 24.0 U/L）。结合患者临床表型、基因突变、生化改变，腺苷脱氨酶 2 缺乏症诊断明确，予 TNF-α 抑制剂（阿达木单抗）治疗。

出院诊断

腺苷脱氨酶 2 缺乏症

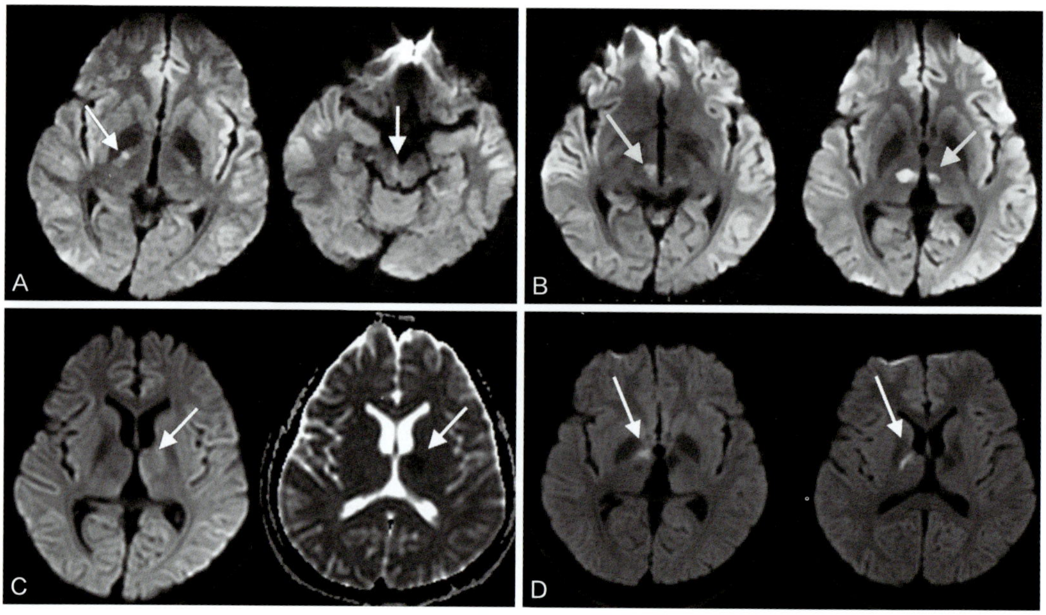

图 39-1 头 MRI

注：提示多发腔隙性梗死。A. 右侧基底节、中脑 DWI 高信号；B. 双侧丘脑内侧 DWI 高信号；C. 左侧丘脑 DWI 高信号、ADC 低信号；D. 右侧丘脑 DWI 高信号。

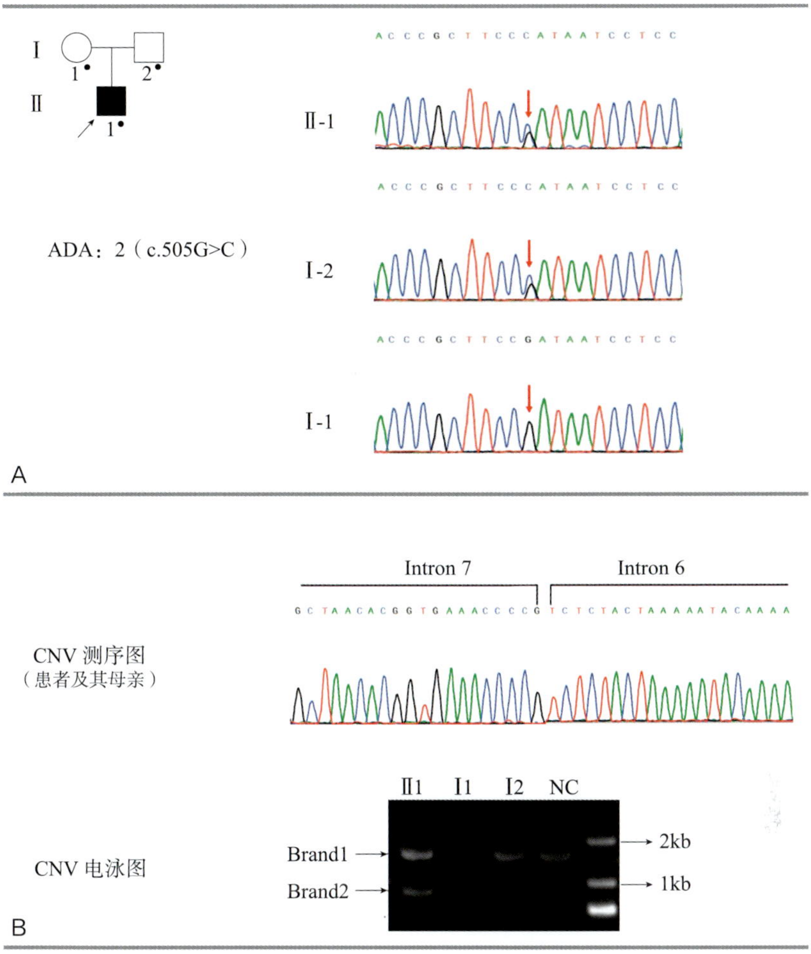

图 39-2　患者全外显子 +CNV 检测及家系验证

注：提示患者 *CECR1* 基因复合杂合突变。A. 错义突变（父源），c.505G>C（p.169R>G）；B. 片段缺失（母源），第 6、8 号外显子之间缺失 775bp。

（洪月慧）

病例 40

萎缩的“占位”：基底节区生殖细胞肿瘤

病例简介

基底节区是颅内生殖细胞肿瘤较少见的病变部位，患者多数起病隐匿，临床及影像上易与其他性质的颅内病变混淆，造成误诊及延迟诊断。

本例患者是一例表现为偏侧肢体无力的青少年女性，头 MRI 检查发现对侧侧脑室旁、基底节、大脑脚异常信号，伴大脑脚萎缩。脑活检确诊为颅内生殖细胞肿瘤。放疗、化疗后，患者症状缓解、病灶缩小。本例患者的诊疗经过提示：基底节病变需鉴别颅内生殖细胞肿瘤；同侧大脑脚萎缩是具有提示意义的影像学征象；脑活检、脑脊液细胞学及脑脊液肿瘤标志物检测对该病的诊断及分型有重要意义。

病例摘要

患者，女性，17岁，主因“左手无力1年余，左足无力1年”于2022-01-13入院。

■ 入院情况

2020-09 患者出现左手持物费力，上肢近端力可，逐渐加重。外院营养神经治疗无改善。2020-12 出现左足无力，跛行，蹲起不受限。2021-02 头 MRI 示右侧侧脑室旁、基底节区多发病灶。头 MRA、颈胸椎 MRI 未见异常。2021-03 外院查体：左侧肢体浅感觉减退，左侧肢体无力、肌张力增高，腱反射活跃，病理征（+）。查脑脊液常规、生化正常，SOB（+），病原学（−）。血及脑脊液抗 MOG、GFAP、AQP4 及 MBP 抗体（−）。头增强 MRI：病灶无强化（图 40-1）。外院考虑“脱髓鞘病”，予甲泼尼龙 500mg ivgtt，序贯口服糖皮质激素逐渐减量，患者左侧肢体无力部分好转，但 2021-05 再次加重，复查头增强 MRI 报告病灶较前缩小（图 40-2）。外院考虑“脱髓鞘病”，予利妥昔单抗 100mg ivgtt × 4 次治疗，症状无明显变化。2021-11 就诊我院门诊，查血 MOG 抗体 1∶10（+）；头增强 MRI：右侧额叶、侧脑室旁、丘脑－基底节区及右侧大脑脚异常信号，局部稍高强化，炎性脱髓鞘疾病可能；右侧丘脑、大脑脚、桥脑右部体积变小，沃勒变性可能”（图 40-3）。我院急诊完善血 β-hCG（－）；腰椎穿刺：压力 185mmH_2O，WBC 9×10^6/L（单个核 8×10^6/L），血生化＋乳酸、β-hCG（－）；细胞学：淋巴细胞性炎症，SOB（+），脑脊液 IL-6 9.1pg/ml，IL-8 63pg/ml，IL-10 5.0pg/ml；病原学：（－）。

既往史：有月经失调病史。

■ 入院查体

神清语利，示齿右偏，伸舌左偏，余脑神经（－），左侧大小鱼际肌及第一骨间肌萎缩，左上肢近端肌力 4^- 级，伸指肌力 0 级；左下肢近端及屈踝肌力 4 级，伸踝肌力 1 级；左侧肢体肌张力高，腱反射较对侧活跃，左侧踝阵挛、病理征（+）。深、浅感觉大致正常，脑膜刺激征（－）。

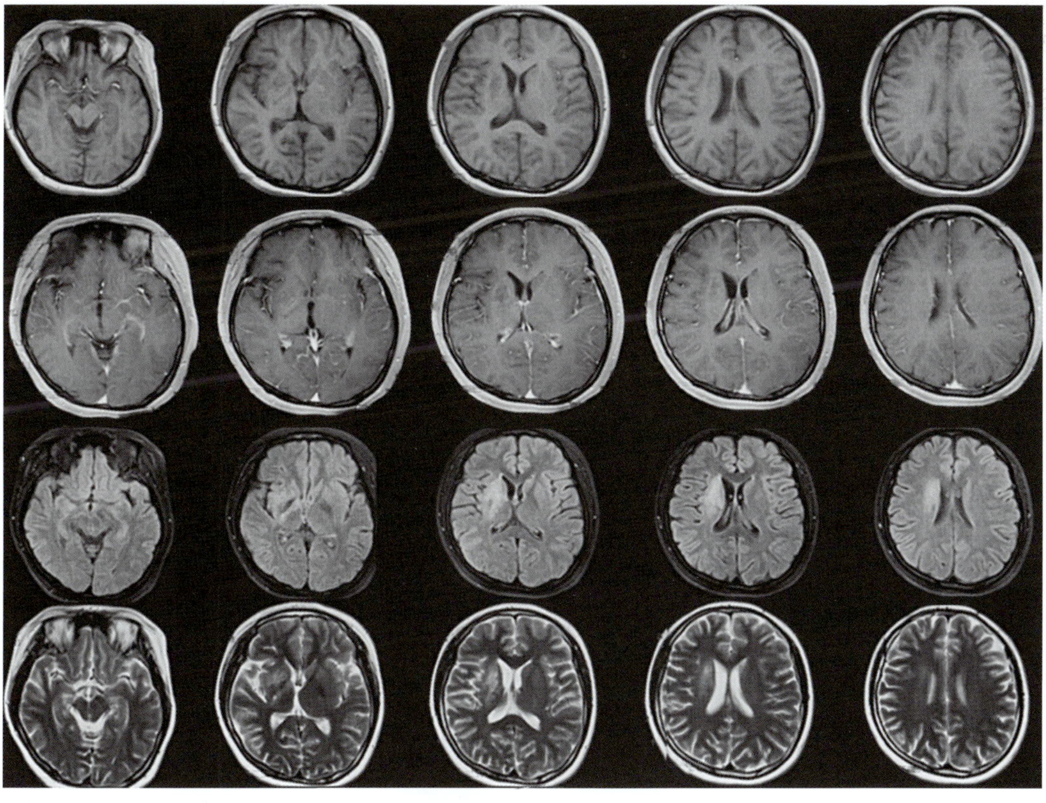

图 40-1　头增强 MRI

注：示右侧侧脑室旁、基底节区多发病灶，无强化。

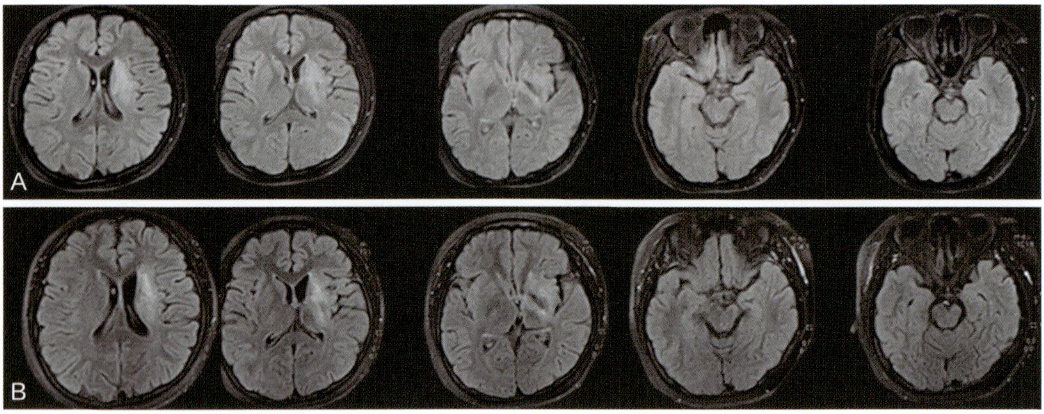

图 40-2 2021-02 头 MRI（A）与 2021-05 头 MRI（B）对比

注：可见右侧侧脑室旁、基底节区病灶萎缩较前明显。

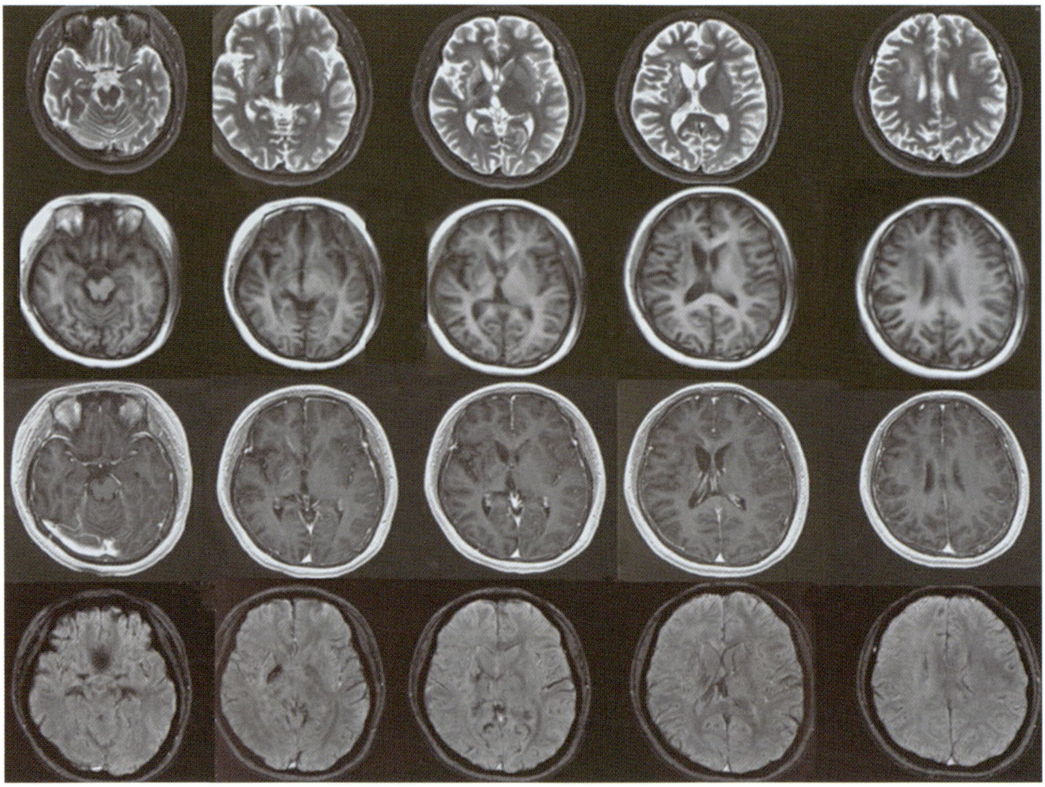

图 40-3 2021-11 我院复查头增强 MRI

注：右侧额叶、侧脑室旁、丘脑－基底节区及右侧大脑脚异常信号，局部稍高强化；SWI 上右侧基底节区见片状高信号；右侧丘脑、大脑脚、桥脑右部体积变小，沃勒变性可能。

■ 入院诊断

颅内病变原因待查

月经失调

■ 诊治经过

原发病方面，入院后查血常规、尿常规、便常规、肝肾功能、凝血功能大致正常。血 AFP 2.1ng/ml、β-hCG 0.37U/L；CEA 0.5ng/ml，ACE 14U/L。ANCA、抗磷脂抗体谱（－）；复查血 MOG 抗体 1∶10（+）。考虑颅内生殖细胞瘤不除外，遂行立体定向右侧基底节区病变活检术。病理：穿刺脑组织，胶质细胞增生，可见散在淋巴细胞、浆细胞浸润及血管周淋巴细胞套袖，其中可见少数散在 OCT3/4、SALL-4 阳性的生殖细胞（图 40-4）。多学科会诊后考虑生殖细胞瘤诊断明确，建议进一步肿瘤内科及放疗科诊治。月经失调方面，完善下丘脑－垂体－靶腺轴检查未见明显异常，遂继续口服屈螺酮炔雌醇（Ⅱ）改善月经失调。

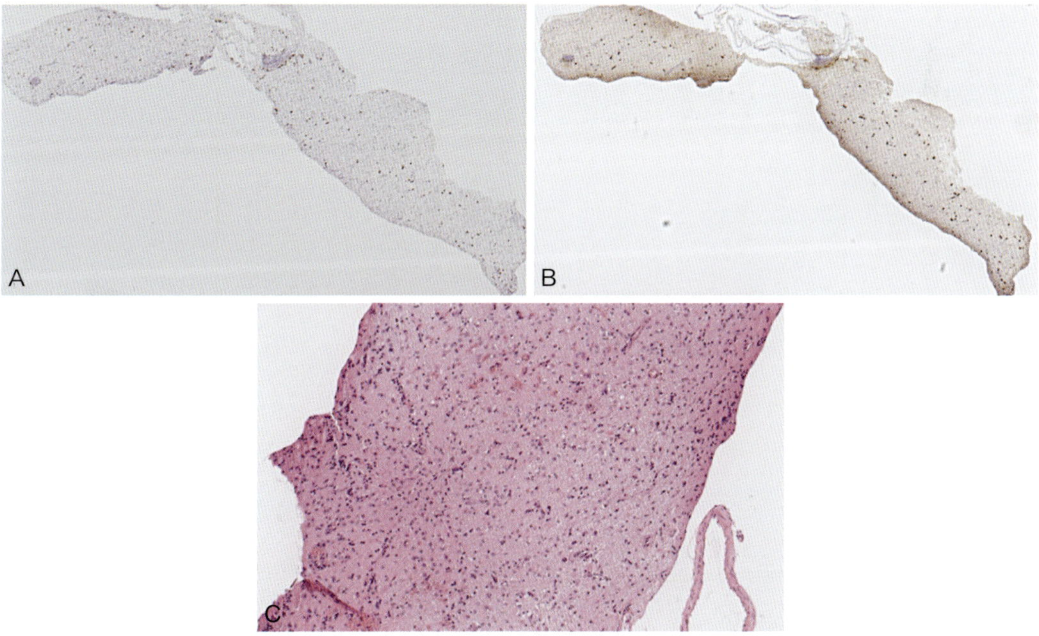

图 40-4　脑活检病理

注：SALL-4（A）、OCT3/4（B）、免疫组化染色及 HE 染色（C）。穿刺脑组织中可见少数散在 OCT3/4、SALL-4 阳性的生殖细胞（不能除外肿瘤边缘）。

出院诊断

颅内生殖细胞肿瘤

月经失调

出院随访

患者于我院肿瘤科、放疗科随诊，经化疗及全脑 + 基底节放疗后，左侧肢体无力好转，右侧大脑半球异常信号较前减小（图 40-5）。

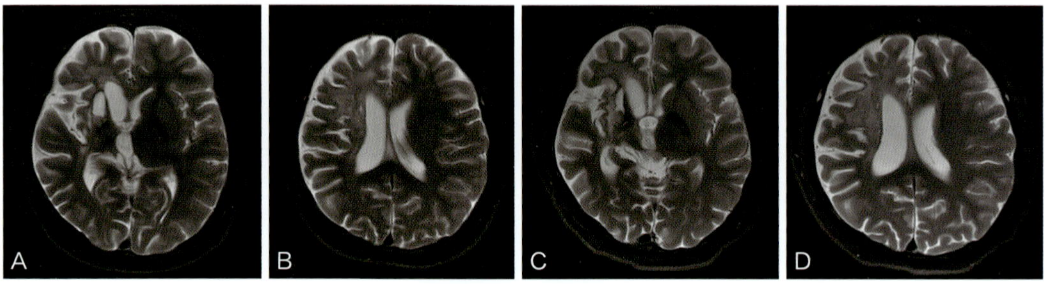

图 40-5 随访 MRI

注：A、B. 2022-03 化疗后，示右侧大脑半球异常信号较前减小；C、D. 2022-07 全脑及基底节放疗后，示病灶较前稳定。

（刘曼歌）

病例 41

周围神经病的少见病因——麻风病

病例简介

周围神经病变和相关残疾是麻风病的主要后果，麻风病仍然是全球医学关注的问题。尽管在了解麻风分枝杆菌进入周围神经的机制方面取得了重大进展，但对麻风神经病发病机制的大多数方面仍知之甚少。随着麻风病防治在我国取得突破，临床医师对于麻风病导致周围神经病逐渐陌生，在鉴别诊断时易被忽视。

本文通过介绍一例以周围神经病为突出表现的麻风病患者的诊疗，以达到：①深化周围神经病的定性诊断思路。②深化对于麻风病周围神经病的认识。③从机制角度阐述并理解麻风病周围神经病的特殊之处。

病例摘要

患者，女性，47岁，主因“双下肢痛温觉减退2年，四肢麻木无力18个月”于2022-04入院。

■ 入院情况

2年前，患者出现双下肢痛温觉减退，频繁出现双下肢皮肤烫伤，未予诊治。18个月前，患者出现双眼闭目、鼓腮无力，同期出现左手远端无力，自觉左手大鱼际肌欠饱满，伴左手麻木，麻木范围位于腕以下。1年前，患者出现左下肢麻木，远端麻木为主。9个月前，患者出现右上肢远端无力。为行进一步诊治于2021-07就诊于外院，完善血常规、肝肾功能、凝血功能、抗核抗体谱、ANCA、补体、肿瘤标志物、毒物筛查、脑脊液检查均未见明显异常，完善肌电图提示四肢周围神经损害，感觉纤维及运动纤维均受累，所检神经波形未引出，部分肌肉针极肌电图提示自发电位；完善神经超声，提示双侧尺神经增粗；完善颈椎、胸椎增强MRI，未见明显异常；诊断考虑周围神经病，予患者营养神经及静脉注射免疫球蛋白足量足疗程治疗，用药后患者自觉肢体麻木感稍改善20%左右。6个月前，患者出现行走时踩棉感。4个月前，患者出现右上肢麻木，麻木范围位于右腕以下，自觉右手肌肉较前欠饱满。为行进一步诊治于2022-03-29就诊于我院门诊，完善相关检查：血常规正常；系统性血管炎相关自身抗体谱、抗核抗体谱（-）；血/尿免疫固定电泳、尿及血轻链2项未见异常；维生素 B_{12} + 叶酸（血清）、乳酸、尿卟啉、Hcy、血氨未见异常；布氏杆菌凝集试验（-）。现为行进一步诊治收入我科。起病以来，患者精神、睡眠、食欲可、二便正常，体重上涨2.5kg。病程中有雷诺现象。

既往史：约10年前患者出现面部及躯干红斑，自诉部位不固定，否认皮损部位感觉减退。

■ 入院查体

内科查体：腹部多发环形红斑，直径6～8cm（图41-1），双下肢多发皮肤烫伤瘢痕（图41-2）。脑神经提示双侧周围性面瘫，双手大鱼际肌、小鱼际肌、骨间肌萎缩，双上肢肩外展肌力5级，双上肢屈肘、伸肘肌力5级，左手屈腕肌力 4^- 级，右手屈腕肌力 4^+ 级，双手伸腕肌力5级，双手伸指肌力2级，双手握拳及屈指肌力5级，双手分并指肌力2级，双下肢近端肌力5级，左足背屈肌力2级，右足背屈肌力4级，双足跖屈肌力5级。无法走直线，无法足跟行走。四肢长手套、长袜套样针刺觉及音叉振动觉减退，左侧较右侧明显。

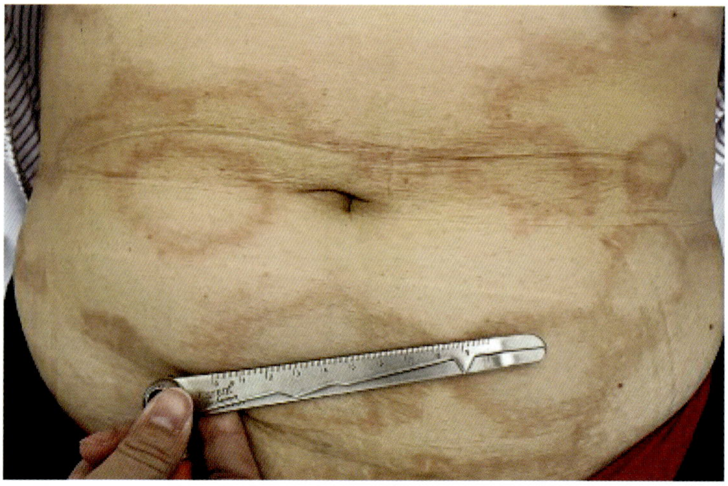

图41-1 皮肤红斑

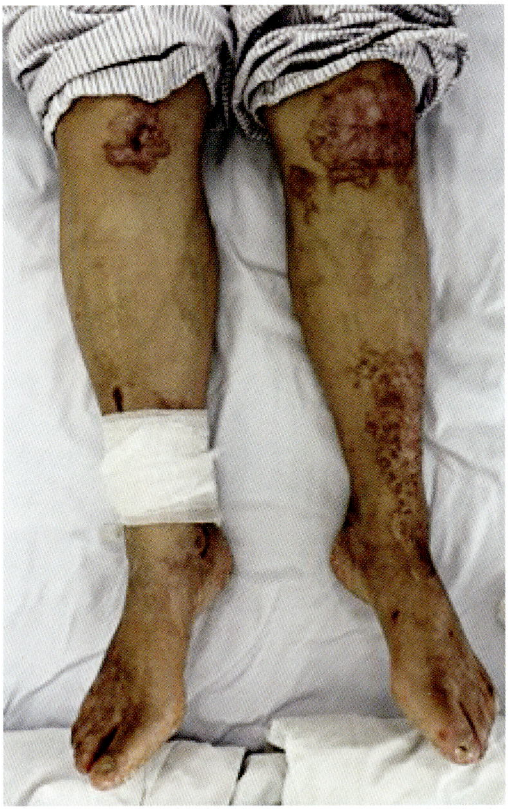

图 41-2　下肢瘢痕

■ 辅助检查

入院后完善检查：常规检查未见异常；肿瘤筛查（-）；血及脑脊液莱姆 IgG+IgM（-）；脑脊液：生化、常规、细胞学、抗神经节苷脂抗体、病原学、抗神经抗原抗体检测（NMDA+GAD+VGKC）、特异 IgG 寡克隆区带分析 5 项 +24 小时 IgG 鞘内合成率均（-）；颈椎常规 MRI、胸椎常规 MRI、头增强 MRI+DWI、腰骶神经根增强 MRI 均（-）；超声心动图：心脏结构与功能未见明显异常；神经超声：双侧正中神经腕部至前臂中段 CSA 明显增粗，双侧尺神经肘管至上臂近端 CSA 明显增粗，双侧臂丛未见神经增粗；电生理：上下肢周围神经损害；神经活检：符合麻风病（图 41-3）。

■ 诊治经过

入院后经验性予抗莱姆病治疗（阿莫西林 0.5g tid 口服），用药 18 天后停用；并予营养神经、针灸及康复治疗。明确诊断后转诊至外院进行多药联合化疗。

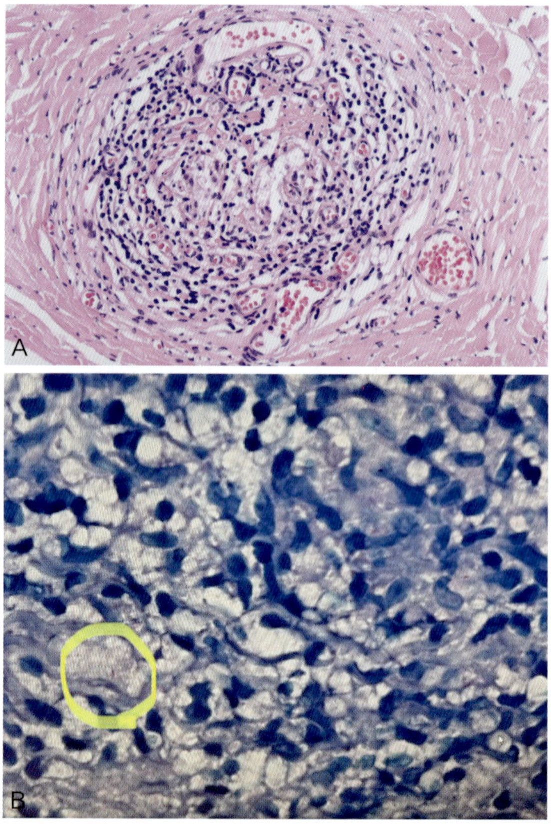

图 41-3 腓肠神经病理

注：A. HE 染色；B. 弱抗酸染色。

出院诊断

麻风病

　　多发感觉运动性周围神经病

　　皮肤红斑

腰椎间盘突出症

左侧上颌窦炎

出院随访

患者神经系统症状恢复不明显，未复查电生理检查。

（史佳宇）

病例 42

小脑性共济失调伴听力下降，影像学脑和脊髓广泛 T2 低信号——中枢神经系统表面铁沉积症

病例简介

中枢神经系统表面铁沉积症（superficial siderosis of central nervous system，SSCNS）是由中枢神经系统含铁血黄素沉积于软脑膜下、脑组织、脑神经和脊髓表面所致的神经系统变性病，影像学上可见脑及脊髓表面广泛短 T2 信号、SWI 明显低信号。最常见表现是慢性进展的听力下降、共济失调及双侧锥体束征三联征，其他包括认知功能下降、嗅觉障碍、排尿障碍。最常见病因是硬膜撕裂，影像学上常见腹侧纵向椎管内积液。完善脊柱 CT、脊髓造影，寻找硬膜撕裂口，外科手术修补是治疗该病的最佳手段。长期病程可能不可逆，缺乏有效治疗，因此骨科对于腰椎间盘突出症、骨赘患者，若能早期发现腹侧椎管内积液，早期干预，可能有效预防该病发生及进展。

本例患者以下肢无力麻木起病，逐渐出现听力下降、行走不稳，有嗅觉减退，症状上符合三联征，影像学可见脑干及脊髓表面短 T2 信号，临床及影像学较为典型，脊柱 CT 可见 T_6 椎体上缘突出骨赘，为可疑病因。

病例摘要

患者，女性，44 岁，主因“肢体无力 3 年，行走不稳、听力下降 9 月余”于 2022-07 入院。

■ 入院情况

患者 2019 年出现左下肢轻微无力伴紧绷感，2021-07 出现左足底麻木，行走踩棉感，左下肢无力加重，2021-10 出现右足底麻木无力，行走不稳，双耳进

行性听力下降、自觉嗅觉减退，症状逐渐加重。2022-04 外院完善头 + 颈胸髓 MRI，脑干及颈胸髓全长表面短 T2 信号、SWI 低信号（图 42-1），考虑“中枢神经系统表面铁沉积症”，予去铁酮片治疗无效，为进一步治疗入院。

既往史：否认脊柱外伤史，腰椎间盘突出症，右下肢骨折术后。

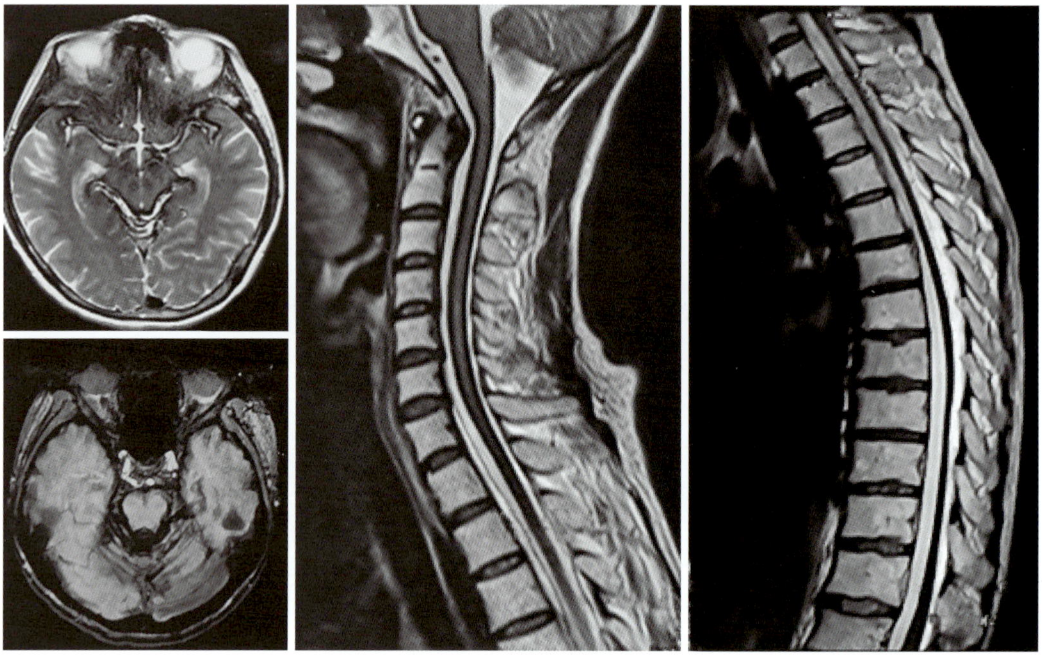

图 42-1 头 + 颈胸髓 MRI

注：脑干及颈胸髓全长表面短 T2 信号、SWI 低信号。

■ 入院查体

神清语利，记忆力、计算力略减低；脑神经粗测双耳听力下降，双侧 AC<BC，Weber 居中；双下肢近端肌力 4^+ 级，四肢及躯干肌张力增高，四肢腱反射活跃至亢进，双侧掌颏反射、Hoffmann 征、Babinski 征、Chaddock 征（+）；双髋及以下振动觉减退；左侧跟 – 膝 – 胫试验欠稳，Romberg 征睁闭眼不稳；步基宽，痉挛步态。

■ 辅助检查

常规：血常规、肝肾功能、尿常规、便常规、凝血功能等无特殊；免疫：ANA 17 项、免疫球蛋白 3 项、补体 2 项无特殊；代谢：HbA1c、血脂、SFA、维生素 B_{12}、Hcy、甲状腺功能 2+3（–）；铁 4 项：TRF 1.92g/L↓，CER 0.16g/L↓（0.2 ~ 0.6g/L），血微量元素检测 + 重金属元筛查示 Cu 585μg/L↓（750 ~ 1740μg/L）；腰椎穿刺：压力低至测不出；细胞学未见新鲜红细胞；超声：残余尿量彩超示排尿后膀胱残余尿量约 135ml；听力测定：纯音测听示左耳轻度感音神经性听力下降，右耳中度感音神经性听力下降。

■ 诊治经过

入院后复查头 + 脊髓 MRI（图 42-2、图 42-3）、脊柱 CT（图 42-4）。考虑“中枢神经系统表面铁沉积症”诊断明确，组织多学科会诊，放射科阅片见 T_6 椎体后上缘骨质增生，硬膜欠完整伴硬膜外积液，不排除为硬膜撕裂的瘘口所在，但因病程不可逆性及手术条件限制，最终未能行手术治疗，继续内科保守治疗。

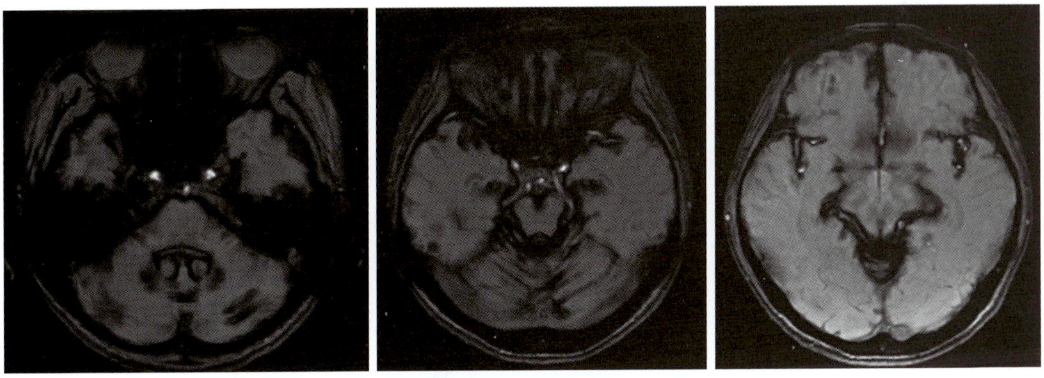

图 42-2　头 MRI

注：SWI 可见小脑半球、脑干周围、额叶底面、大脑半球广泛 SWI 低信号。

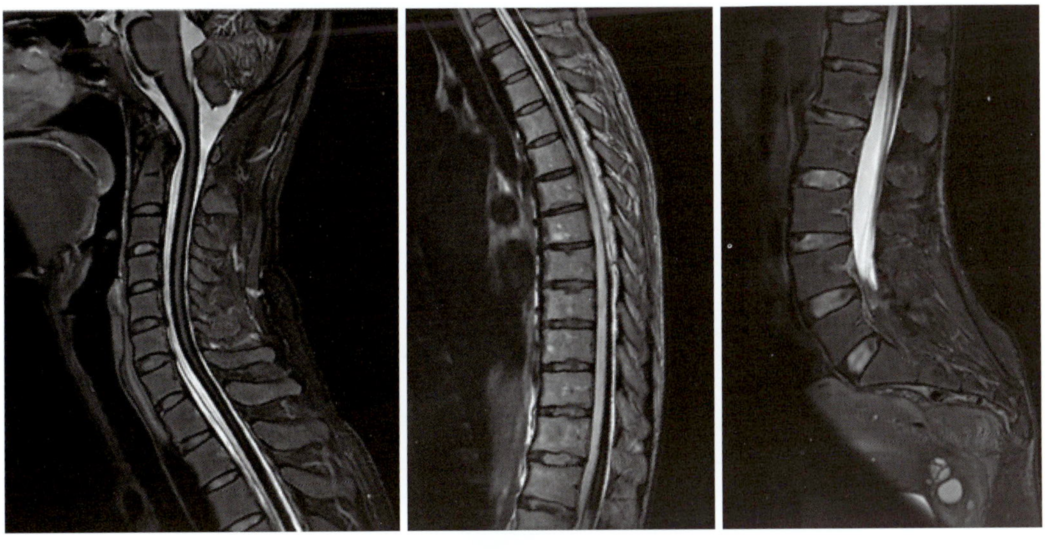

图 42-3　脊髓 MRI

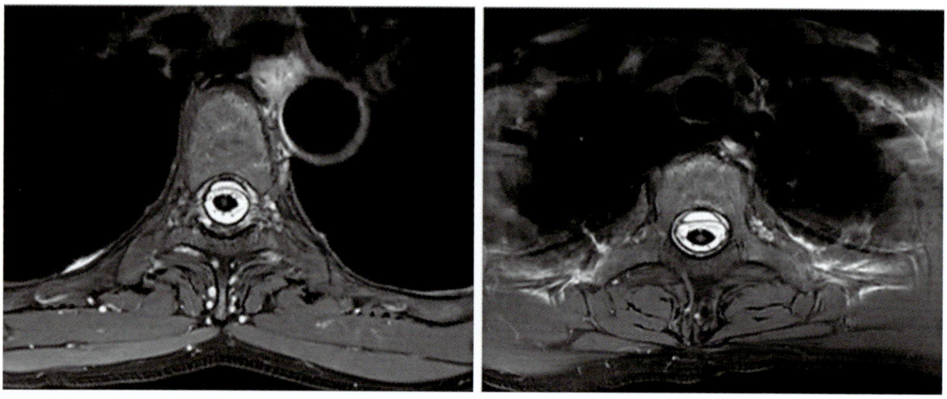

图 42-3 脊髓 MRI（续）

注：脊髓全长 T2 低信号，脊髓变细，可见腹侧椎管内积液。

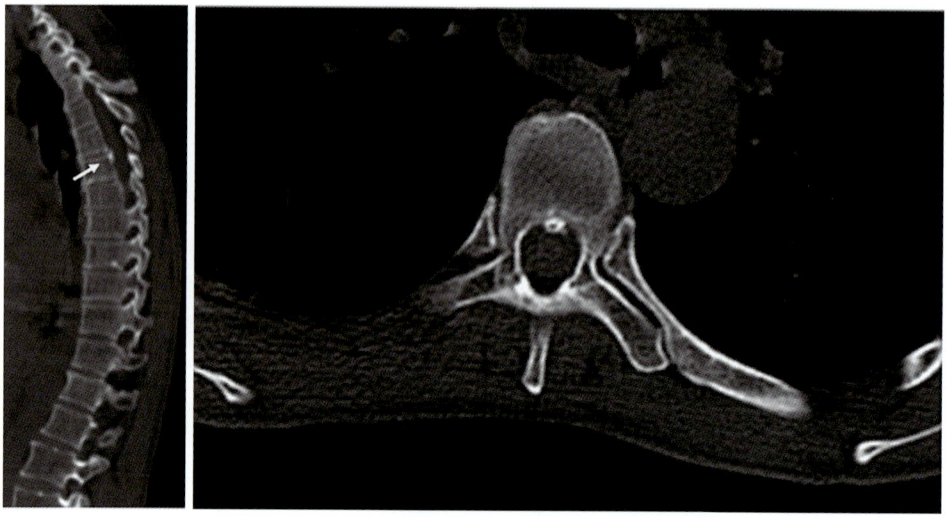

图 42-4 脊柱 CT

注：矢状位及轴位见 T_6 椎体后上缘可见突出骨赘。

出院诊断

中枢神经系统表面铁沉积症

出院随访

患者出院后继续口服去铁酮片，服用巴氯芬改善肌张力，佩戴助听器改善听力，行走不稳较前无明显改善。

（王文君）

病例 43

止血还需抗凝药——颅内静脉窦血栓形成

病例简介

颅内静脉与静脉窦血栓形成（cerebral venous sinus thrombosis，CVST）占所有脑血管疾病的 0.5% ~ 1.0%，是导致颅高压和实质性脑损害的病因之一，同时是导致脑出血的病因之一。通常认为，CVST 患者并发少量脑出血和颅高压并不是抗凝治疗的禁忌证，但是在抗凝治疗后出血增多的情况下是否继续抗凝也是临床上面临的困境。

本例 CVST 患者以脑出血为首发表现，在抗凝及介入治疗后出血增多，停用抗凝后出血反而进一步恶化，最终在持续抗凝治疗后出血才得以控制。病因方面，经过详细筛查，本例患者最终被证实存在编码凝血酶原的 *F2* 基因 c.1787 G>A（p.R596Q）杂合突变，而这个突变来自于存在肺栓塞病史的患者父亲。这一突变曾在多个家系中报道过，涉及凝血酶与抗凝血酶结合位点的关键氨基酸突变，造成抗凝血酶抵抗，最终产生高凝状态。针对这一突变导致的高凝状态，持续抗凝治疗才是减少血栓事件的对因治疗。

病例摘要

患者，男性，49 岁，主因“右侧肢体无力”于 2022-04 入院。

■ 入院情况

2022-03-13 8:40 左右患者无明显诱因出现右侧肢体不灵活，伴右侧肢体及面部阵发性抽动，下肢为著，1 ~ 2 次 / 小时，每次持续时间小于 5 分钟，否认头痛、头晕、恶心、呕吐、视物模糊、意识障碍。就诊于外院急诊，头 CT 示左侧额顶叶出血（图 43-1），予地西泮 10mg 肌内注射、丙戊酸钠 800mg 静脉注射，症状无改善。遂当日就诊于我院急诊，查体：神清语利，右上肢肌力 3 ~ 4 级，右下肢肌力 4 级，右侧肢体针刺觉、音叉振动觉减退，右侧 Babinski 征（+）。复查头 CT 出血较前无明显变化，头颈 CTA 未见明确血管畸形，予甘露醇降颅压、地塞米松改善脑水肿、丙戊酸钠 500mg bid 抗癫痫。03-14 头增强 MRI+SWI 示左侧额顶叶急性 - 亚急性早期出血，周围片状水肿，左侧额顶叶蛛网膜下腔出血，中线结构略右移；上矢状窦充盈缺损，SWI 低信号；头 MRV 示上矢状窦中段充盈缺损（图 43-2）。考虑颅内静脉窦血栓形成可能，予依诺肝素 6000U 皮下注射序贯肝素静脉泵入。03-15 局麻下行“全脑血管造影 + 上矢状窦取栓术”（图 43-3），取栓后上矢状窦未完全再通。患者右侧肢体抖动逐渐消失，无力逐渐加重，并出现言语含糊。复查头 CT 见周围水肿信号较前明显，可见新发小出血灶（图 43-4）。遂停用抗凝，继续甘露醇 250ml q6h、丙戊酸钠 500mg bid、巴氯芬 5mg tid 治疗。03-16 查体：运动性失语，右侧肢体肌力 1 级，右侧肢体肌张力明显增高，右侧 Babinski 征、Chaddock 征（+）。完善 ANA 谱、ANCA、抗磷脂抗体谱、狼疮抗凝物均未见异常。03-18 腰椎穿刺：压力 310mmH_2O，外观粉红色微浊，细胞总数 6309×10^6/L、白细胞总数 8×10^6/L（单个核 6×10^6/L），Pro 0.97g/L。为进一步诊治收入病房。起病前 1 周因搬家陆续搬重物，否认大量出汗。起病以来，精神、睡眠差，可进食少量流食，因排尿困难予留置尿管，需甘油灌肠剂通便，体重未见明显改变。否认皮肤红斑、光过敏、皮疹、关节痛、雷诺现象、反复口腔外阴溃疡。

既往史：白癜风 20 余年，目前病情稳定，皮损无扩大，未规律治疗。否认高血压、冠心病、糖尿病等慢性病史，否认肝炎、结核等传染病史，否认重大手术、外伤及输血史，否认药物、食物过敏史。2021-07、2021-08 接种两针新型冠状病毒疫苗。

家族史：父亲高血压、肺栓塞病史，兄高血压病史。

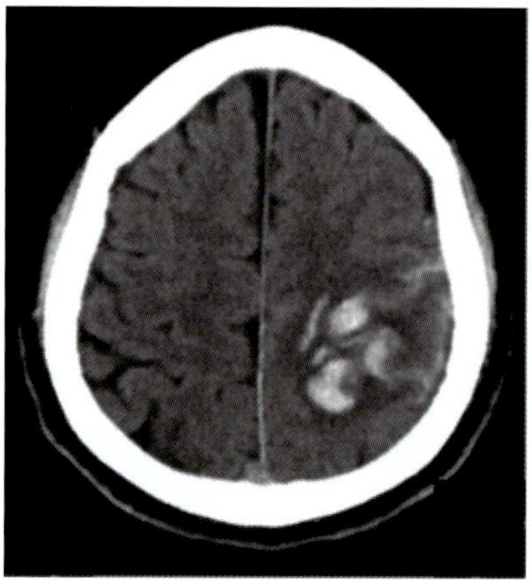

图 43-1 头 CT

注：可见左侧额顶叶出血。

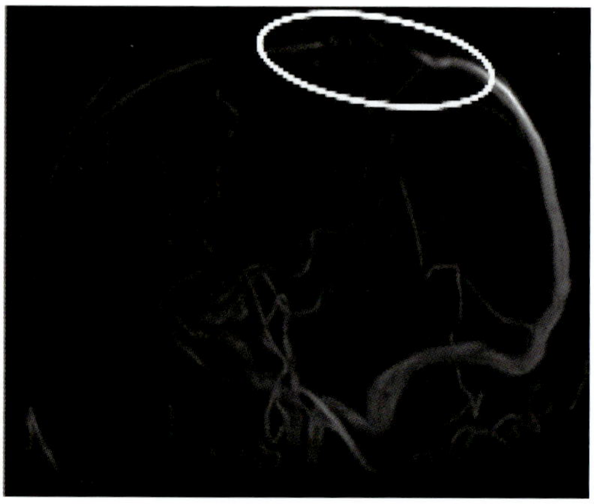

图 43-2 头 MRV

注：上矢状窦充盈缺损。

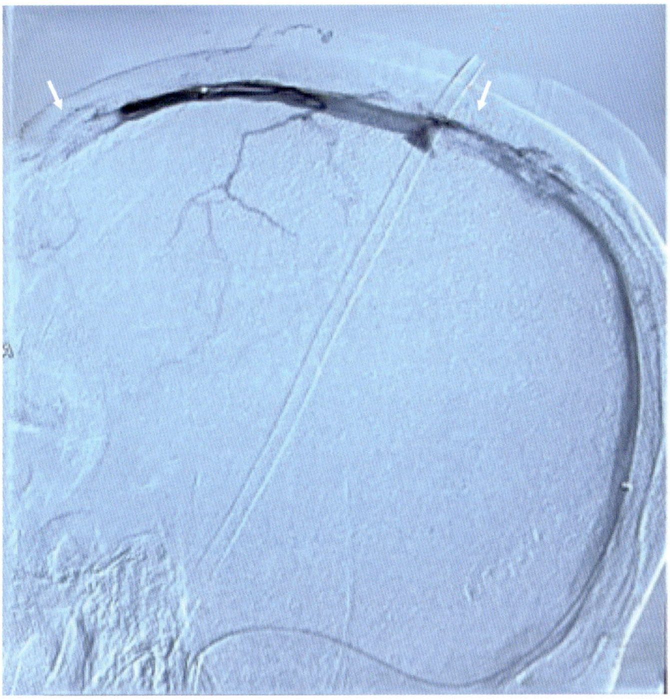

图 43-3　DSA

注：可见上矢状窦局部充盈缺损。

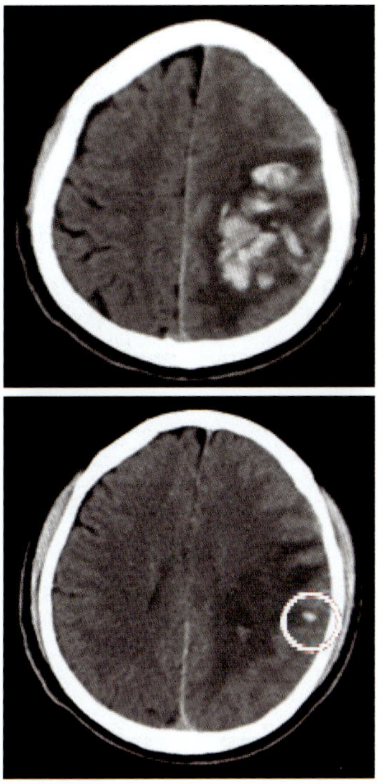

图 43-4　取栓后头 CT

注：可见新发出血灶。

■ 入院查体

全身皮肤可见多处色素脱失，心、肺、腹查体无特殊。神经系统查体：神清，运动性失语，听理解基本正常；双瞳孔等大等圆，对光反射灵敏，双眼外展不及边，右侧鼻唇沟浅，示齿口角左偏，伸舌不出；右侧肢体肌力 0 级，肌张力显著增高，腱反射活跃偏亢进，右下肢病理征（+），左侧肢体肌力 5 级，肌张力不高，腱反射正常引出，左下肢病理征（–）；余神经系统查体欠配合。

■ 诊治经过

入院后完善血常规、尿常规、便常规、肝肾功能、血脂、甲状腺功能、叶酸、维生素 B_{12} 正常，Hcy 15.9μmol/L；凝血功能：Fbg 5.13g/L，D-Dimer 6.17mg/L；炎症指标：ESR 35mm/h，hsCRP 35.43mg/L，IL-6 16.9pg/ml，IL-8 543pg/ml，IL-10 5.0pg/ml；血清蛋白电泳、血 / 尿免疫固定电泳、血清 IgG 亚类、PNH 克隆检测未见异常；外送标准外抗磷脂抗体谱、全外显子基因检测。03-22 傍晚患者出现精神弱，03-23 出现淡漠、嗜睡，急查头 CT 脑出血及水肿范围较前增大，大脑镰下疝、左侧小脑幕切迹疝可能性大

（图 43-5），加强脱水，与患者家属充分沟通后，予肝素静脉持续泵入抗凝。颈静脉超声示右侧颈静脉血栓形成可能，下肢动脉、上下肢深静脉、髂静脉、下腔静脉超声未见异常。03-24 全麻下行双侧颈内动脉造影 + 支架辅助静脉窦取栓术 + 静脉窦置管溶栓（尿激酶 20 万 U），留置上矢状窦微导管持续泵入尿激酶 80 万 U/24h。03-25 行经导管上矢状窦造影，术中可见上矢状窦前 1/3 窦腔内充盈缺损（图 43-6），拔除上矢状窦微导管，停止尿激酶泵入，继续予肝素抗凝治疗。外送抗磷脂抗体谱人抗膜联蛋白 A2（ANXA2）127.27ng/ml↑（0～100ng/ml），糖皮质激素调整为甲泼尼龙 40mg q12h，风湿免疫科会诊考虑抗磷脂综合征不除外，加用羟氯喹 0.2g bid。之后患者病情逐渐平稳并好转，意识改善，复查头 CT 出血较前吸收，水肿略减轻（图 43-7）。03-31 起将肝素改为依诺肝素 6000U q12h 抗凝。患者症状逐渐好转，可正常对答，右侧肢体肌力改善，05-06 出院前全外显子基因回报 *F2* 基因 c.1787 G>A（p.R596Q）杂合突变。

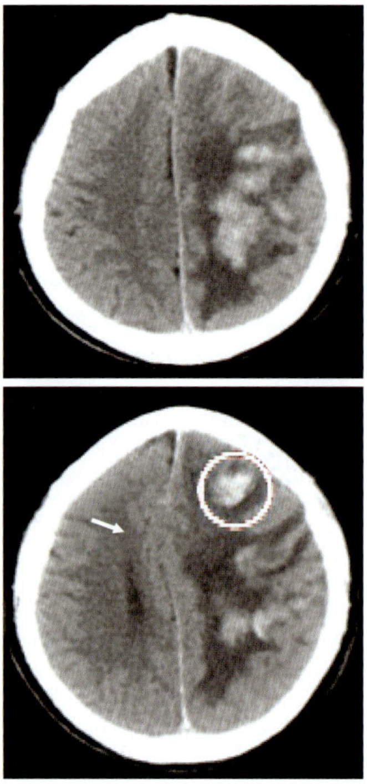

图 43-5 头 CT

注：可见脑疝形成，左侧额叶新发出血。

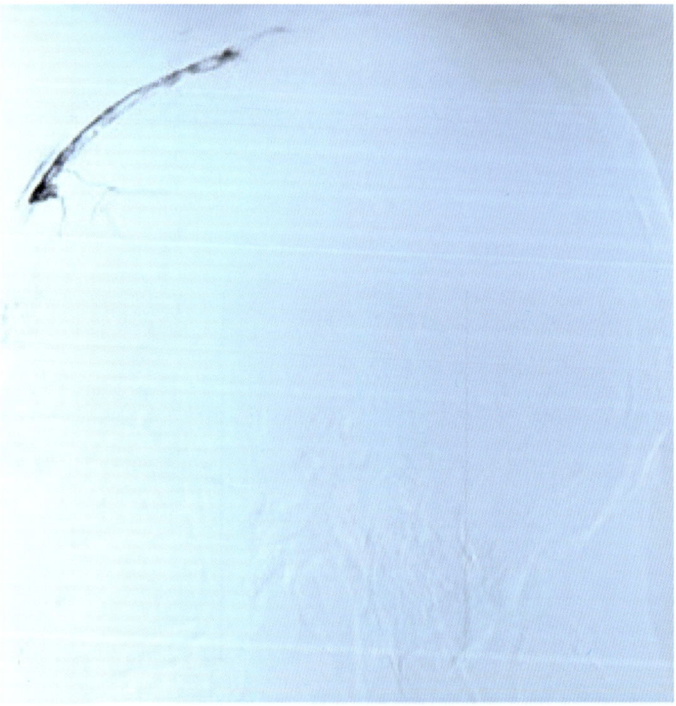

图 43-6 经上矢状窦微导管造影

注：可见静脉窦未完全再通。

■ 出院诊断

颅内静脉窦血栓形成

　　左侧额顶叶脑出血

　　症状性癫痫

颈静脉血栓形成（右侧）

抗磷脂综合征不除外

肝功能异常

脂肪肝

视盘水肿（双侧）

屈光不正（双侧）

白癜风

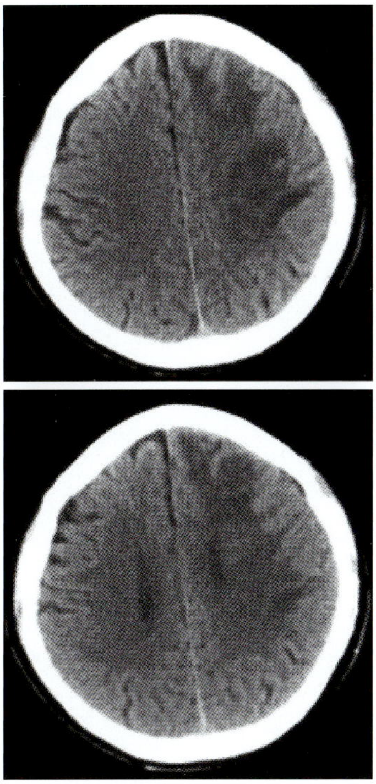

图 43-7　复查头 CT

注：出血明显吸收，水肿范围减小。

■ 出院随访

出院后持续口服华法林抗凝，症状稳定。完善家系验证，父亲携带 *F2* 基因 c.1787 G>A（p.R596Q）杂合突变。3 个月后复查抗磷脂抗体 ANXA2（–），复查头 MRV、头 CT 未见新发病变（图 43-8）。

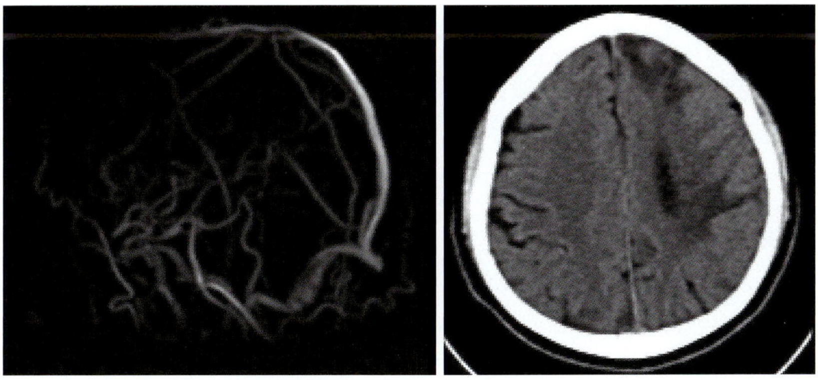

图 43-8　出院随访头 MRV、CT

注：未见新发病变。

（张宗慕雨）

病例 44

揭开"伪装大师"的面纱：系统性轻链型淀粉样变性肌病

病例简介

系统性轻链（amyloid ligtht chain，AL）型淀粉样变是单克隆免疫球蛋白轻链沉积在组织中导致器官功能障碍的克隆性浆细胞疾病，沉积可发生在任何器官和组织，累及神经系统时有感觉运动周围神经、自主神经及肌肉受累。其中肌肉受累罕见。梅奥诊所曾指出仅 1.5%（51/3434）存在肌活检确诊的淀粉样肌病。

本例患者临床上有肌肉、周围神经、皮肤多系统受累表现，突出主诉为显著的易疲劳现象，同时合并 M 蛋白血症，两者之间的关系不明确。入院后完善检查排除多个可能诊断，通过肌肉组织活检刚果红染色阳性，λ 轻链组化染色阳性，确诊 AL 型淀粉样变肌病，后续在血液科化疗。该病例启示 AL 型淀粉样变表现异质，神经科表现可为首发症状，可累及肌肉、周围神经，累及肌肉可有易疲劳现象，组织病理学协助诊断。关注 AL 型淀粉样变神经系统受累表现对避免延误诊治非常重要。

病例摘要

患者，男性，53 岁，因"肢体麻木 3 年，皮肤发黑、肢体无力 2 年余，声音嘶哑 1 年"于 2021-12 入院。

■ 入院情况

患者 2018 年出现双手尺侧（小指、无名指尺侧、尺侧手掌）及左前臂尺侧麻木，左手第一骨间肌萎缩，诊断"肘管综合征"行尺神经松解术后症状减轻。2019-05 至 2019-08，双眼周皮肤发黑，逐渐出现鼻唇沟、口周、颈部、腋下、腰部、大腿根部、足背皮肤发黑。2020-02 上楼时双大腿易困乏，严重时行走 50m 即感双大腿酸乏，持续 1 个月后症状自行减轻但未至正常，平地可行走 1000m。2020-12 至 2021-04 出现声音嘶哑，咀嚼费力，进食缓慢；双上肢抬举费力，洗脸时间长后双臂酸痛无力；双下肢无力加重，平地行走 100m 即感双髋、下肢困乏；双小腿皮疹，略带紫红、淤青，遗留色素沉着；左下肢活动时痉挛样疼痛；间断无力、气短；出汗增多；体重减轻 10kg。外院血液科：血清蛋白电泳 M 蛋白 6.25g/L↑；免疫固定电泳：IgG λ 型、游离 λ 条；sFLC：λ176.56mg/L↑；骨髓涂片示增生活跃，浆细胞比例增高，幼稚浆细胞 3.0%，成熟浆细胞 4.0%；唇腺、左下腹皮下脂肪刚果红染色（−）。我院血液科门诊考虑“意义未明单克隆丙种球蛋白血症，无明确其他浆细胞病证据”，收入我科病房。

既往史：高血压病史，双大腿前外侧麻木 9 年。

个人史：职业为驾校教练；大量吸烟、饮酒史。

■ 入院查体

神清，声音嘶哑。四肢近端肌力 5^-级，双手分并指肌力 4 级。双上肢、下肢疲劳试验（+）。双大腿前外侧、双手小指、无名指尺侧、尺侧手掌感觉过敏。深感觉正常。四肢腱反射未引出，病理征（−）。共济正常。直线行走尚可。Romberg 征（−）。脑膜刺激征（−）。内科查体：多发片状皮肤色素沉着；双小腿凹陷性水肿；四肢关节活动受限，左下肢膝关节明显。卧立位血压正常。

■ 辅助检查

M 蛋白方面基本同外院。血清蛋白电泳：M 蛋白 6.20g/L↑；血清免疫固定电泳+血轻链：IgGλ M 蛋白（+），sFLC-λ 447.5mg/L（5.7～26.3mg/L），sFLC-κ 9.3mg/L（3.3～19.6mg/L），sFLC-κ/λ 0.022（0.26～1.65）；尿免疫固定电泳：F-λ（+），F-κ（−），M 蛋白（−），尿轻链正常；β_2MG 2.5mg/L↑。常规、炎症、免疫、遗传、代谢、感染、肿瘤方面均正常：其中抗 AchR 抗体、MuSK 抗体（−）；VEGF（−）；抗 MAG 抗体（−）；酸性-α 葡萄糖苷酸酶-GAA、静息血乳酸水平正常，乳酸运动试验正常；*TTR* 基因检测（−）。腰椎穿刺：血和脑脊液均可见 M 蛋白，余均正常。心肺检查未见器官损害；腰椎 MRI、骨扫描、X 线未见骨质破坏。肌电图：上下肢周围神经源性损害；RNS 未见低频递减。双大腿 MRI：正常。神经超声：所检双侧正中上臂段 / 双侧 C_7 / 左侧 C_6 轻度增粗，左侧尺神经肘段增粗。病理：股四头肌病理示刚果红染色阳性，偏振光下可见苹果绿折光（图 44-1）；轻链免疫组化染色：λ 轻链和 κ 轻链在肌内膜和束膜的血管壁上均为阳性着色；免疫组化染色在荧光显微镜下观察同一视野：λ轻链血管管壁有激发出荧光，κ轻链无着色（图44-2）。腓肠神经病理：慢性轴索性周围神经病；刚果红染色阴性（图44-3）。皮肤病理：右侧腰部色素沉着处淀粉样物质沉积。

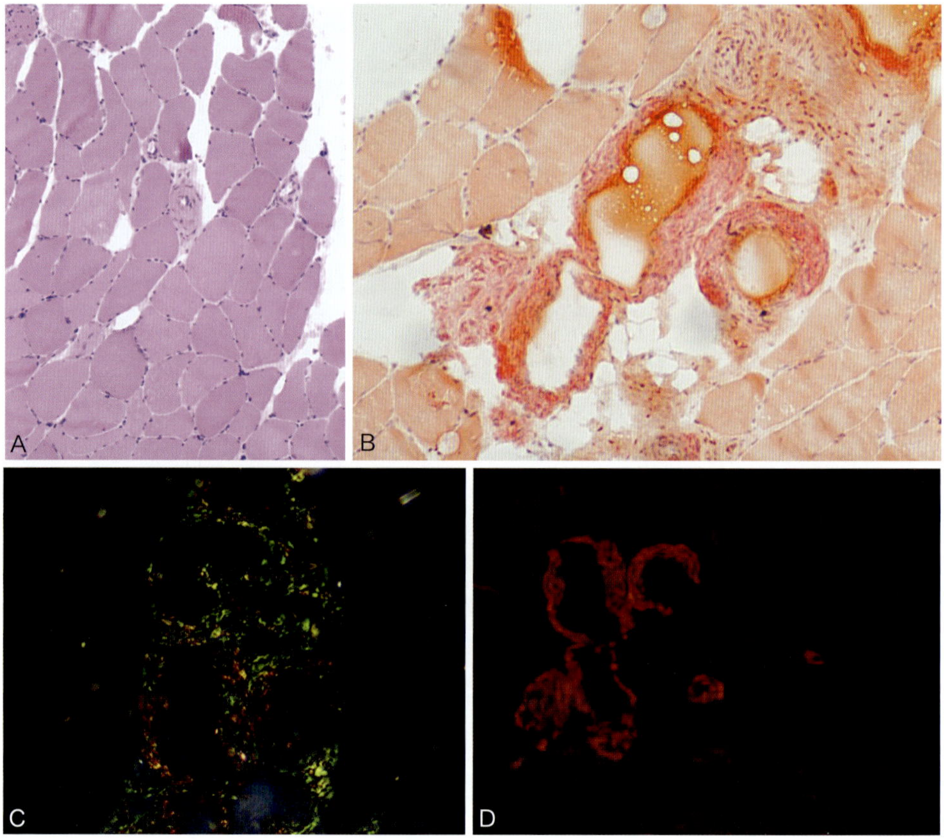

图44-1 股四头肌病理

注：A. HE染色，肌纤维大小不等，一些肌纤维中度或重度萎缩，未见肌纤维变性、坏死、吞噬，肌内膜血管管壁增厚，均质着色；B. 刚果红染色，肌束膜血管壁均质着色；C. 刚果红染色偏振光下可见苹果绿折光；D. 荧光显微镜下可见激发的红色荧光。

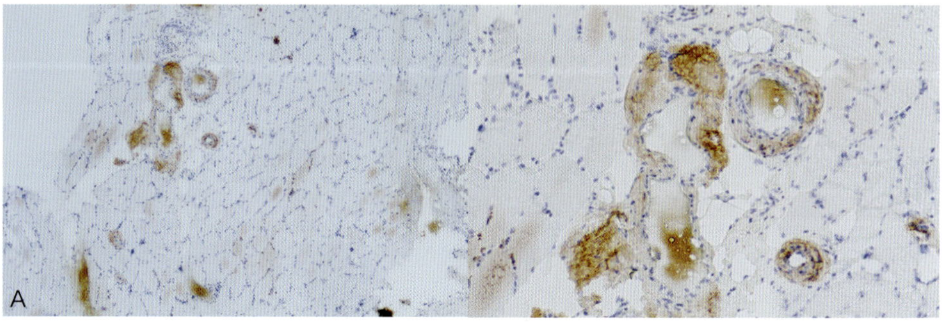

图44-2 轻链免疫组化染色

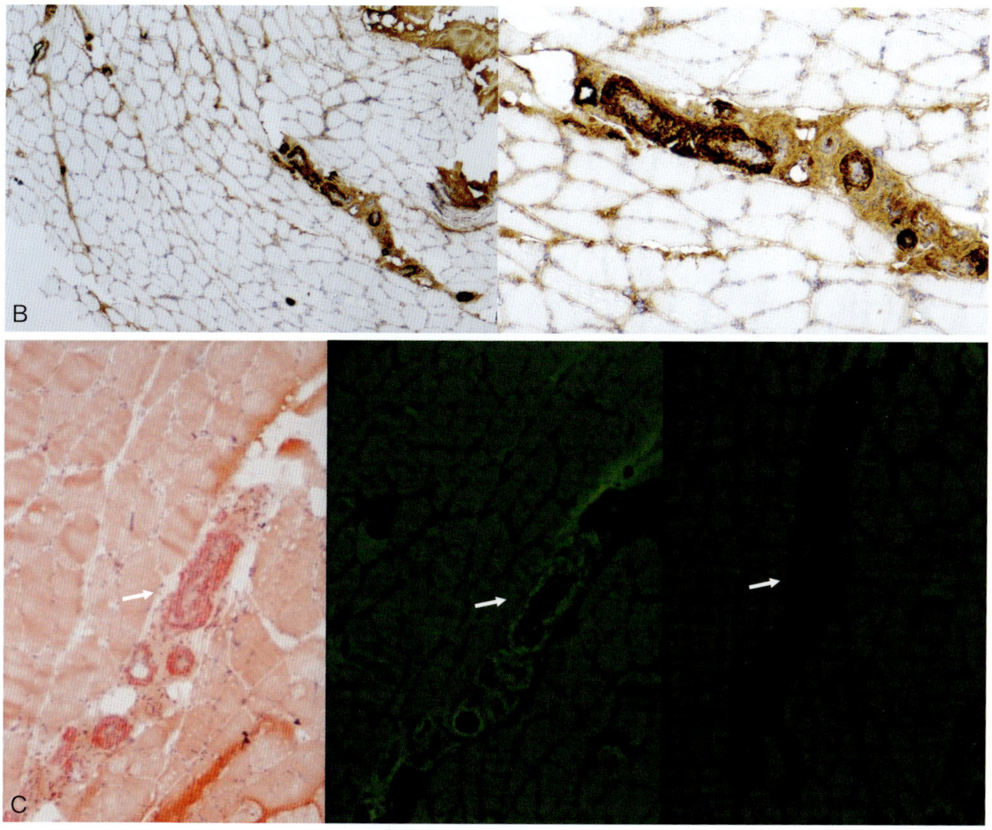

图 44-2 轻链免疫组化染色（续）

注：A. λ 轻链肌内膜和束膜的血管壁上均为阳性着色；B. κ 轻链肌内膜和束膜的血管壁上均为阳性着色；C. 免疫组化染色在荧光显微镜下观察同一视野，刚果红染色（左），λ 轻链血管管壁有激发出荧光（中），κ 轻链无着色（右）。

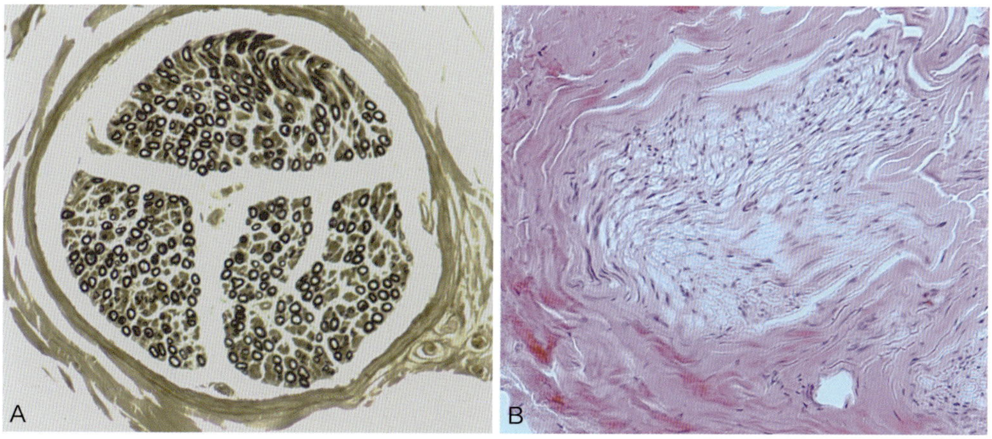

图 44-3 腓肠神经病理

注：A. 腓肠神经髓鞘染色，有髓神经纤维密度减低，未见再生纤维，提示慢性轴索性周围神经病；B. 刚果红染色阴性。

诊治经过

B 族维生素营养神经，加巴喷丁镇痛。明确诊断后转诊血液科。

出院诊断

系统性轻链型淀粉样变
　　淀粉样变性肌病
　　淀粉样变性周围神经病

出院随访

血液科化疗：BMD 治疗方案（硼替佐米 + 美法仑 + 地塞米松），肢体无力轻微好转。半年后出现骨痛，检查发现胸、腰、骶椎、双侧髂骨多发骨质破坏，血液科随诊完善各项检查诊断多发性骨髓瘤，调整化疗方案，目前症状稳定（行走 100 ~ 200m 感乏力，咀嚼费力好转）。

（王少英）